中医自学百日通

赵萌◎编著

天津出版传媒集团

天津科学技术出版社

本书具有让你"时间耗费少，养生知识掌握好"的方法

免费获取专属于你的
《中医自学百日通》阅读服务方案

循序渐进式阅读？省时高效式阅读？深入研究式阅读？由你选择！
建议配合二维码一起使用本书

微信扫描二维码
免费获取阅读方案

◆ **本书可免费获取三大个性化阅读服务方案**

1、**轻松阅读**：为你提供简单易懂的辅助阅读资源，每天读一点，简单了解本书知识；

2、**高效阅读**：为你提供高效阅读技巧，花少量时间掌握方法，专攻本书核心知识，快速掌握本书精华；

3、**深度阅读**：为你提供更全面、更深度的拓展阅读资源，辅助你对本书知识进行深入研究，透彻理解，牢固掌握本书知识。

◆ **个性化阅读服务方案三大亮点**

🕐 时间管理 | 科学时间计划   📖 阅读资料 | 精准资料匹配   💬 社群共读 | 阅读心得交流

★不论你只是想循序渐进，轻松阅读本书，还是想掌握方法，快速阅读本书，或者想获取丰富资料，对本书知识进行深入研究，都可以通过微信扫描【本页】的二维码，根据指引，选择你的阅读方式，免费获得专属于你的个性化读书方案，帮你时间花的少，阅读效果好。

图书在版编目（CIP）数据

中医自学百日通 / 赵萌编著 .--天津：天津科学
技术出版社，2020.5
　　ISBN 978-7-5576-5837-3

　　Ⅰ. ①中… Ⅱ. ①赵… Ⅲ. ①中医学–基本知识
Ⅳ. ①R2

　　中国版本图书馆 CIP 数据核字（2019）第 051573 号

中医自学百日通
ZHONGYIZIXUEBAIRITONG

责任编辑：孟祥刚

出　　版：天津出版传媒集团
　　　　　天津科学技术出版社
地　　址：天津市西康路 35 号
邮　　编：300051
电　　话：（022）23332390
网　　址：www.tjkjcbs.com.cn
发　　行：新华书店经销
印　　刷：三河市恒升印装有限公司

开本 670×960　1/16　印张 20　字数 500 000
2020 年 5 月第 1 版第 1 次印刷
定价：68.00 元

前　言

有病看医生总比自己乱吃药要好，现在很多医院都是以西医为主、中医为辅，引用西医的消炎镇痛等疗法可能药到病除，但有的疾病并不是因为身体机能的问题而是因为调养不足，这时就需要看中医了。以调养身体、提高身体免疫力为主的中医不仅可以治病，还可以调养人的"元气"，增强免疫力。平时学点中医，不仅在生病的时候能用，还可以起到良好的保健作用，远离疾病的干扰。

随着"中医热"的不断升温，想要学中医来养生的人越来越多，可是中医博大精深，很多人一看到中医的一些专业术语，读到中医里面的一些理论，不免望而却步，觉得枯燥、乏味，很难有信心、也很少人有恒心真正学下去。为了让更多的人能够认识中医、了解中医、学习中医，我们本着"深奥中医简单学，学过之后一定要有收获"的理念，将中医的一些基础知识融于日常生活中，力求将晦涩的中医理论用通俗易懂的语言呈现给大家，于是就有了这本《中医自学百日通》。

很多人可能会有以下的一些疑问：

1. 真的能够从生活中学习中医吗？

中医理论都不是凭空产生的，是古人在长期与疾病做斗争的过程中，不断积累临床的医疗经验所总结出的医学理论，是祖国传承千年的瑰宝。中医原本就从生活中来，又为什么不能从生活中学中医呢？

2. 中医与生活的有关系到底有多紧密？

望闻问切、四性五味、阴阳五行等深奥的中医学道理已成为大众常识，点穴、按摩、针灸、食疗等简便易行却疗效灵验的保健方法屡见不鲜，美容、养生、益寿等更是中医领域永恒的话题，早就无法与日常饮食、起居作息、心情起伏等生活常态剥离开来。所以，中医是一门学问，是关于如何生活得更好的学问。

3. 我们从生活中去学习中医，应该学习哪些内容呢？

（1）应该学习中医的一些基础理论，了解中医的核心思想，明白人体的阴阳平衡，知道人体的五脏六腑，学习一些人体经络的常识，从而认识到人体蕴含着什么样的巨大宝藏。

（2）从生活实际出发，学习一些关于穴位的知识，了解这些穴位对于我们人体有些什么作用。我们日常生活中可以利用这些穴位防治哪些疾病。

（3）应该学习一些简单实用的疾病自诊的方法，判断身体是否健康。力求做到未病先预防、有病早发现、大病早治疗。

（4）活学活用人体特效经络穴位，认识中医治疗疾病的一些常用方法，运用特有的针灸推拿、刮痧拔罐、穴位按摩等方法，防范疾病于未然，让身体更加健康。

学习中医，只要抓住"生活"这个关键词，边学边用，就能逐渐掌握基础的中医知识，形成良好的生活习惯。

4. 普通人能学会中医？

中医没有学习的门槛，不论性别，不论年龄，只要您对中医感兴趣就可以加入学习的队伍当中。将兴趣化为动力，让中医学习变得更加有趣。

想知道如何养生防病？想知道如何更健康、长寿？中医包罗万象，运用特有的望诊、针灸、刮痧、拉筋等方法，防范疾病于未然，让身体更加健康。中医养生并不是虚无缥缈，只要您走进中医的世界，健康之门将为您打开。

从"学"转变到"医"是中医学习一个质变的过程，"医"需要"学"的知识积累，本书结合诊断和治疗两方面的知识，从日常生活入手，由浅及深，循序渐进，让大家能够一看就懂，一学就会，一用就灵，易于操作，便于实践，让大家轻轻松松就能掌握中医知识，将中医运用到生活当中，从而使成功实现中医保健不再是件难事。

目　录

第一篇　中医入门，一学就会

第二篇　人体特效穴位养生

第三篇　中医望诊看重点

第四篇　灸除百病，艾灸是最古老的中医疗法

第五篇　刮痧保健——排出血毒，让疾病远离

第六篇　拉筋拍打，国人健康长寿的保健之法

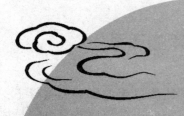

第一篇
中医入门，一学就会

第一章　中医其实不难学

中医，传承千年的瑰宝

中医学是在中国古代的唯物论和辩证法思想的影响和指导下，通过长期的医疗实践，不断积累，反复总结而逐渐形成的具有独特风格的传统医学科学，是中国人民长期同疾病做斗争的极为丰富的经验总结，具有数千年的悠久历史，是中国传统文化的重要组成部分。

中医学的理论体系

中医学是研究人体生理、病理以及疾病的诊断和防治等的一门科学，它有独特的理论体系和丰富的临床经验。中医学的理论体系是受到古代的唯物论和辩证法思想——阴阳五行学说的深刻影响，以整体观念为主导思想，以脏腑经络的生理、病理为基础，以辨证论治为诊疗特点的医学理论体系。

中医的基础理论是对人体生命活动和疾病变化规律的理论概括，它主要包括阴阳、五行、运气、脏象、经络等学说，包括病因、病机、诊法、辨证、治法、预防、养生等内容。

中医临床的诊断方法包括望诊、闻诊、问诊、切诊四种方法，称为四诊。四诊各有其独特作用，不能相互取代，在临床上必须综合运用，才能对病症做出正确的判断。

中医临床的治疗方法主要包括针灸疗法、刮痧疗法、推拿、拔罐疗法等。针灸疗法是指针刺或火灸人体穴位来治疗疾病；刮痧疗法是使体内的痧毒，即体内的病理产物得以外排，从而达到治愈痧证的目的；推拿是在人体经络腧穴及一定部位上施以特定的操作手法或肢体活动来防治疾病和保健强身的方法；拔罐则是能使施治部位造成充血现象，从而产生治疗作用的方法。

中医的起源与发展

中医有着悠久的历史。远古时代，我们的祖先在与大自然做斗争中就创造了原始医学。人们在寻找食物的过程中，发现某些食物能减轻或消除某些病症，这就是发现和应用中药的起源；在烘火取暖的基础上，发现用兽皮、树皮包上烧热的石块或沙土作局部取暖可消除某些病痛，通过反复实践和改进，逐渐产生了热熨法和灸法；在使用石器作为生产工具的过程中，发现人体某一部位受到刺伤后反能解除另一部位的病痛，从而创造了运用砭石、骨针治疗的方法，并在此基础上，逐渐发展为针刺疗法，进而形成了经络学说。

两千多年前，《黄帝内经》问世，是中国现存最早的中医理论专著。该书系统总结了在此之前的治疗经验和医学理论，结合当时的其他自然科学成就，对人体的解剖、生理、病理以及疾病的诊断、治疗与预防，做了比较全面的阐述，初步奠定了中医学的理论基础。

汉之前，相传秦越人编著成《难经》，是一部与《黄帝内经》相媲美的古典医籍，内容包括生理、病理、诊断、治疗等各方面，补充了《黄帝内经》之不足。

秦汉时期，广大劳动人民和医药学家经过探索实践，编著出《神农本草经》，是中国现存最早的药物学专著。它总结了汉以前人们的药物知识，载药 365 种，并记述了君、臣、佐、使、七情和合、四气五味等药物学理论。

公元 3 世纪，东汉著名医家张仲景著成《伤寒杂病论》。该书以六经辨伤寒，以脏腑辨杂病，确立了中医学辨证施治的理论体系与治疗原则，为临床医学的发展奠定了基础。

西晋医家皇甫谧（215—282）撰成《针灸甲乙经》。该书为中国现存最早的一部针灸专书，其内容包括脏腑、经络、腧穴、病机、诊断、针刺手法、刺禁、腧穴主治等。书中经过考查确定了当时的腧穴总数和穴位 349 个（包括单穴 49 个，双穴 300 个），论述了各部穴位的适应证与禁忌，总结了操作手法等，对世界针灸医学影响很大。

公元 610 年，巢元方等人集体编写了《诸病源候论》，是中国现存最早的病因症候学专著。该书分别论述了内、外、妇、儿、五官等各疾病的病因病理和症状。

公元 657 年，唐政府组织人集体编修《唐·新修本草》（又名《唐本草》）。这是中国古代由政府颁行的第一部药典，也是世界上最早的国家药典。它比欧洲纽伦堡政府公元 1542 年颁行的《纽伦堡药典》早883 年。

唐代医家孙思邈（581—682）集毕生之精力，著成《备急千金要方》《千金翼方》。二书对临床各科、针灸、食疗、预防、养生等均有论述。尤其在营养缺乏性疾病防治方面，成就突出。

公元 752 年，王焘著成《外台秘要》，全书共 40 卷，1104 门（据今核实为 1048 门），载方 6000 余首，可谓集唐以前方书之大成。

宋代，宋政府设立"太医局"，是培养中医人才的最高机构。教学方法也有很大改进，如针灸医官王唯一曾设计铸造铜人两具（1026年），精细刻制了十二经脉和 354 个穴位，作为针灸教学和考试医师之用。考试时，试官将铜人穴位注水，外用蜡封。受试者如取穴正确，可针进水出。是这中国医学教育事业的创举。

公元 1057 年，宋政府专设"校正医书局"，有计划地对历代重要医籍进行了搜集、整理、考证和校勘，目前我们所能读到的《素问》《伤寒论》《金匮要略》《针灸甲乙经》《诸病源候论》《千金要方》《千金翼方》和《外台秘要》等，都是经过此次校订、刊行后流传下来的。

公元 12 至 14 世纪的金元时代，中医学出现了许多各具特色的医学流派。其中具代表性的有四大家。

寒凉派。代表人物刘完素（1120—1200），认为伤寒（泛指发热性疾病）的各种症状多与"火热"有关，因而在治疗上多用寒凉药物。

攻下派。代表人物张从正（约公元 1156—1228），认为病由外邪侵入人体所生，一经致病，就应祛邪，故治疗多用汗、吐、下三法以攻邪。

补土派。代表人物李东垣（1180—1251），提出"内伤脾胃，百病由生"，治疗时重在温补脾胃，因脾在五行学说中属"土"，故被后世称之为"补土派"。

养阴派。代表人物朱震亨（1281—1358），认为人体常常阳气过盛，阴气不足，治疗疾病应以养阴降火为主。

明代医药学家李时珍（1518—1593）历时 27 年之久，写成了《本草纲目》，收载药物 1892 种，附方 10000 多个，对中国和世界药物学的发展做出了杰出的贡献。

大约在公元 11 世纪，中医即开始应用"人痘接种法"预防天花，成为世界医学免疫学的先驱。公元 17 至 19 世纪，由于传染病的不断流行，人们在同传染病做斗争的过程中，形成并发展了温病学派。如明代吴有性认为传染病的发生，"非风非寒，非暑非湿，乃天地间别有一种异气所感"，他称之为"戾气"。他指出"戾气"的传染途径是自口鼻而入，无论体质强弱，触之皆病。这就突破了中医学历来认为的病邪是由体表进入人体的传统理论，在细菌学尚未出现的 17 世纪中叶，这无疑是一伟大创举。

到了清代，中医在治疗温病（包括传染性和非传染性发热性疾病）方面的代表著作有叶桂的《温热论》、薛雪的《湿热条辨》、吴瑭的

《温病条辨》及王士雄的《温热经纬》等。

清代医家王清任（1768—1831）根据尸体解剖和临床经验写成《医林改错》，改正了古代医书在人体解剖方面的一些错误，强调了解剖知识对医生的重要性，并发展了瘀血致病理论与治疗方法。

近百年来，随着西医在中国广泛的传播，形成中医、西医、中西医结合并存的局面。一些医家逐渐认识到中西医各有所长，因此试图把两种学术加以汇通，逐渐形成了中西医汇通学派。其代表人物及其著作是：唐宗海（1862—1918）之《中西汇通医书五种》；朱沛文（约19世纪中叶）之《华洋脏腑图像合纂》；张锡纯（1860—1933）之《医学衷中参西录》等。

中医药学是中华民族灿烂文化的重要组成部分。几千年来为中华民族的繁荣昌盛做出了卓越的贡献，并以显著的疗效、浓郁的民族特色、独特的诊疗方法、系统的理论体系、浩瀚的文献史料，屹立于世界医学之林，成为人类医学宝库的共同财富。

学中医首先要打好基础

中医学是中国古代的一门比较系统的学科，在探索人体生命运动规律时，把当时先进的哲学理论和医学理论熔铸成为一个不可分割的整体，属于自然哲学形态。但中医学是在古代医学中远较古希腊古罗马医学理论完善且医术高超的自然哲学，它以气—元论、阴阳学说和五行学说为自己的哲学基础，运用综合思维方式分析和解决医学理论和医疗实践，体现出中国传统文化的特点。时至今日，还无法用分析手段使其脱离自然哲学而成为独立存在的实证医学。因此，要学习和研究中医学，就必须弄懂中医学中所包含的哲学内容。做到这一点，才能深刻理解中医学理论的本质和特点。

哲学是人们对于整个世界（自然、社会和思维）的根本观点和体系，即研究世界观的学问，是对自然知识和社会知识的概括和总结。

医学研究生命运动的特殊规律，而哲学则研究自然、社会和思维发展的普遍规律。要探索生命的奥秘和健康与疾病的运动规律，医学就必须以先进的哲学思想为建构自己理论体系的世界观和方法论。中医学属于中国古代自然科学范畴，以中国古代朴素的唯物论和自发的辩证法思想即气—元论、阴阳学说和五行学说为哲学基础，来建构理论体系，并使之成为中医学理论体系的重要组成部分。

1. 气—元论

关于气的文字记载，最早见于甲骨文，《说文解字·气部》说："气，云气也，象形。"可见，气的原意是对云气的表述。春秋战国时期，气作为哲学概念逐步形成。最初，以《管子内业》为代表的宋钘、尹文学派主张"精气学说"，认为"精者也，气之精者也"。当时，精、精气、气的概念基本相同。精气学说提出，气（精气）是物质，是构成天地万物的本原，即"气—元论"的思想。精气学说是气的学说的早期概念。作为中医学理论体系形成标志之一的《黄帝内经》，在其成书的时期正是精气学说风靡社会科学、自然科学领域的时代。因此，在中医学理论体系内，至今仍然或多或少地保留着精气学说的思想。

东汉时期，以王充为代表的古代哲学家继承"精气学说"，创立"元气学说"。《论衡·谈天》说："元气未分，混沌为一。"又在"言毒"篇说："万物之生，皆禀元气。"说明宇宙开始是一个混沌状态，气在宇宙巨变中产生，作为产生和构减宇宙万物的原始物质，由无形之气变化而生成有形之物。同时代的《难经》也相应地第一次使用"原（元）气"的概念。其后，唐、宋、明、清的哲学家几乎言必称气，例如，宋代张载《正蒙》等著作，提出"太虚即气"的学说，肯定气是构成万物的实体，由于气的聚散变化，形成各种事物现象。明清之际，方以智、顾炎武、王夫之和戴震等思想家进一步发展气—元论，使气成为中国古代哲学的最高范畴。

中国古代哲学气—元论学说是随着社会的发展而不断地完善、丰富和发展的。及至近代，鸦片战争之后，随着西学东进，中国哲学气范畴的发展表现出与古代不同的特色，气范畴被赋予了近现代科学的说明与规定，视气为光、电、质点、原子、量子、场等，现代理论物理学界更趋向以"场"释气。因此气由抽象的物质概念，越来越趋向于某种特定的具体存在，其抽象性、普遍性的程度越来越低。其所包含着的抽象性与具体性、普遍性与个别性的内在矛盾更加明显。这种变化反映在中医学中，气范畴的哲学功能不断地淡化，并倾向于被阴阳五行学说取而代之。

2. 阴阳学说

阴阳学说是在气—元论的基础上建立起来的中国古代的朴素的对立统一理论，属于中国古代唯物论和辩证法范畴，体现出中华民族辩证思维的特殊精神。

阴阳学说认为，世界是物质性的整体，世界本身是阴阳二气对立统一的结果。阴阳学说的基本内容包括阴阳对立、阴阳互根、阴阳消长和阴阳转化四个方面。

阴阳对立即指世间一切事物或现象都存在着相互对立的阴阳两个方面，如上与下、天与地、动与静、升与降等，其中上属阳，下属阴；天为阳，地为阴；动为阳，静为阴；升属阳，降属阴。而对立的阴阳双方又是互相依存的，任何一方都不能脱离另一方而单独存在。如上为阳，下为阴，而没有上也就无所谓下；热为阳，冷为阴，而没有冷同样就无所谓热。所以可以说，阳依存于阴，阴依存于阳，每一方都以其相对的另一方的存在为自己存在的条件。这就是阴阳互根。

阴阳之间的对立制约、互根互用并不是一成不变的，而是始终处于一种消长变化过程中的，阴阳在这种消长变化中达到动态的平衡。这种消长变化是绝对的，而动态平衡则是相对的。比如白天阳盛，人体的生理功能也以兴奋为主；而夜间阴盛，机体的生理功能相应的以抑制为主。从子夜到中午，阳气渐盛，人体的生理功能逐渐由抑制转向兴奋，即阴消阳长；而从中午到子夜，阳气渐衰，则人体的生理功能由兴奋渐变为抑制，这就是阳消阴长。

阴阳双方在一定的条件下还可以互相转化，即所谓物极必反。比如，某些急性温热病，由于热毒极重，大量耗伤机体元气，在持续高热的情况下，可突然出现体温下降、四肢厥冷、脉微欲绝等症状，就是由阳证转化为阴证的表现。可以说，阴阳消长是一个量变的过程，而阴阳转化则是质变的过程。阴阳消长是阴阳转化的前提，而阴阳转化则是阴阳消长发展的结果。

3. 五行学说

五行学说是中国古代的一种朴素的唯物主义哲学思想，属元素论的宇宙观，是一种朴素的普通系统论。五行学说认为：宇宙间的一切事物，都是由木、火、土、金、水五种物质元素所组成的，自然界各种事物和现象的发展变化，都是这五种物质不断运动和相互作用的结果。天地万物的运动秩序都要受五行生克制化法则的统一支配。五行学说用木、火、土、金、水五种物质来说明世界万物的起源和多样性的统一。自然界的一切事物和现象都可按照木、火、土、金、水的性质和特点归纳为五个系统。五个系统乃至每个系统之中的事物和现象都存在一定的内在关系，从而形成了一种复杂的网络状态，即所谓"五行大系"。五行大系还寻求和规定人与自然的对应关系，统摄自然与人事。人在天中，天在人中，你中有我，我中有你，天人交相生胜。五行学说认为大千世界是一个"变动不居"的变化世界，宇宙是一个动态的宇宙。

五行学说是说明世界永恒运动的一种观念。一方面认为世界万物由木、火、土、金、水五种基本物质所构成，对世界的本原做出了正确的回答；另一方面又认为任何事物都不是孤立的、静止的，而是在不断的相生、相克的运动之中维持着协调平衡。所以，五行学说不仅具有唯物观，而且含有丰富的辩证法思想，是中国古代用以认识宇宙，解释宇宙事物在发生发展过程中相互联系法则的一种学说。

4. 气—元论、阴阳学说、五行学说的关系

气、阴阳和五行，均为中国古代唯物主义哲学关于世界的物质构成的哲学范畴，属于世界本原的物质概念。气—元论、阴阳学说和五行学说是中国朴素的唯物论和辩证法，是中国传统文化认识世界的根本观点和方法，体现了中华民族 特有的智慧和才能。

气—元论、阴阳五行学说渗透到医学领域后，促进了中医学理论体系的形成和发展，并贯彻中医学理论体系的各个方面。其中，气—元论作为一种自然观，奠定了中医学理论体系的基石，如果说中医学理论体系的全部学说都是建立在气—元论基础之上的，也并不为过。而阴阳学说和五行学说作为方法论，则构筑了中医学理论体系的基本框架。气—元论、阴阳学说和五行学说，既各有所指和特点，又相互关联。

（1）气—元论

气—元论认为，气是不断地运动着的物质实体，是世界万事万物的本原（或本体），为宇宙天体和天地万物统一的物质基础。运动是气的根本特性，阴阳是气的固有属性，气是阴阳的矛盾统一体，气的胜复作用即阴阳的矛盾运动是物质世界运动变化的根源，气聚而成形，散而为气，形（有形）与气（无形）及其相互转化是物质世界存在和运动的基本形式。物质世界是一个不断地发生着气的升降出入的气化运动的世界。气分而为阴阳，阴阳合而生五行，而五行之中复有阴阳。

就世界的本原而言，作为一种自然观，气—元论是阴阳学说和五行学说的基础。"人以天地之气生，四时之法成"，人是天地自然之气合乎规律的产物。人体就是一个不断地发生着升降出入的气化运动的机体。人体的气可分为阴气和阳气两类。阴阳匀平，命曰平人。生命过程就是阴阳二气对立统一运动的结果。人体的脏腑、形体、官窍等各个部分，又可按五行分为心、肺、脾、肝、肾五个系统。五行之中复有阴阳和五行。机体就是这样联系密切、错综复杂的巨系统。

（2）阴阳学说

阴阳是在气—元论的物质概念基础上发展起来的，具有深刻辩证性质的气本体论的概念。阴阳学说对世界本原的认识从属于气—元论，不仅具有自然观的特征，而且更具有方法论的性质。气—元论注重分析世界万物产生的本原，认为气是天地万物的无限多样性的统一的物

质基础，以气之聚散来说明有形与无形之间的内在联系，强调事物的产生和消灭只是气的存在形式的转化，坚持了宇宙万物的形态多样性和物质统一性，着重回答哲学"本体论"的问题。而阴阳学说则注重研究气自身运动的根源和规律，认为气，一物两体，是阴阳矛盾的统一体。阴阳二气的相互作用是气自身运动的根源和一切事物运动变化的根本原因。用"一分为二"的辩证观点阐述相关事物或事物内部两个方面存在着的相互对立互根、消长转化和协调平衡。

在气一元论基础上，体现了朴素的对立统一观念，认为整个宇宙是一个阴阳相反相成的对立统一体，阴阳的对立统一是天地万物运动变化的总规律。人体内部以及人与自然也是一个阴阳对立统一体。阴阳对立理论用来分析人体健康和疾病的矛盾，阐明生命运动的根本规律。阴阳学说在本体论上虽根源于气一元论，但在方法论上更具辩证法思想，进一步发展了中国传统哲学。气的观念和阴阳矛盾的观念有机地结合，从而建立起对立统一的气一元论物质概念。

（3）五行学说

五行学说对世界本原的认识也从属于气一元论，不仅具有自然观的特征，更具有朴素的普遍系统论性质。五行学说对宇宙本原的认识侧重于世界的物质构成，认为木、火、土、金、水是构成世界万物的物质元素，与气一元论主要说明世界的物质本原不同。五行学说用五行的生克制化、乘侮胜复规律，来说明自然界万事万物整体动态平衡性，视五行为宇宙的普遍规律，以五行为基础阐述事物之间生克制化、乘侮胜复的相互关系。由气而生成的天地万物，是由木、火、土、金、水五行结构系统所组成的整体，赖五行结构系统之间的生克制化、乘侮胜复机制，维持自然界的整体动态平衡。

人体是一个以五脏为中心的五行结构系统所组成的有机整体。人与环境也是一个有机整体。中医学应用五行学说，从系统结构观点分析了人体局部与局部、局部与整体之间的有机联系，以及人体与外界的统一，论证了人体是一个统一整体的整体观念。五行生克制化、乘侮胜复的调节机制，是人体脏腑经络结构系统保持相对稳定和动态平衡的原因。故曰："造化之机，不可无生，亦不可无制。无生则发育无由，无制则亢而为害。"（《类经图翼·运气》）必须生中有制，制中有生，才能运行不息，相反相成。"气有余，则制己所胜而侮所不胜。其不及，则己所不胜，侮而乘之；己所胜，轻而侮之。"（《素问·五运行大论》）"有胜之气，其必来复也。"（《素问·至真要大论》）"微者复微，甚者复甚，气之常也。"（《素问·五常政大论》）气有阴阳，阴阳合而生五行，五行和阴阳结合而化生万物。五行系统结构的矛盾运动是宇宙的普遍规律，也是生命运动的普遍规律。阴阳五行的矛盾运动是人体之气运动的具体表现，是人体脏腑经络的运动规律，是生命运动的普遍规律。

总之，气—元论与阴阳五行学说相比较，更具"本体论"性质，旨在说明天地万物的物质统一性，人之生死，全在乎气。阴阳五行学说更具方法论特征。

阴阳学说和五行学说相比较，阴阳学说旨在说明一切生命现象都包含着阴阳两个矛盾方面。就人体而言，"人生有形，不离阴阳"（《素问·宝命全形论》），"生之本，本于阴阳"（《素问·生气通天论》），"阴阳者，一分为二也"（《类经·阴阳类》），从而揭示了生命运动的动因、源泉和最一般最普遍的联系和形式。而五行学说则具体地说明了人体脏腑经络的结构关系及其调节方式，即人体整体动态平衡的特殊规律。所以，中医学言脏腑必及阴阳而寓五行，论脏腑的生克制化又必赅阴阳。健康的本质是机体内部，以及机体与外界环境的动态平衡，而平衡的破坏则导致疾病。调节阴阳，以求得机体整体平衡是中医治疗疾病的根本原则，所谓"治病必求其本"，"本者，本于阴阳也"。而五行相生相胜的多路调节则是调节阴阳的具体化。

阴阳言气的矛盾对立，五行说明气有生克，两者相互渗透，相互包含，"举阴阳则赅五行，阴阳各具五行也；举五行即赅阴阳，五行各具阴阳也"（戴震《孟子字义疏证·天道》）。"五行，即阴阳之质；阴阳，即五行之气。气非质不立，质非气不行。行也者，所以引阴阳之气也。"（《类经图翼·运气》）气化流行，生生不息。气化是一个自然过程，气运动变化的根本原因，在于其自身内部的阴阳五行的矛盾运动。阴阳有动静，五行有生克，于是形成了气的运动变化。

总之，中医学按着气—阴阳—五行的逻辑结构，从气—阴阳—五行的矛盾运动，阐述了生命运动的基本规律，构筑了中医学的理论体系。

气—元论、阴阳学说和五行学说是中国古代朴素的自然观和方法论。中医学在哲学与自然科学尚未彻底分开的古代，把当时先进的气—元论、阴阳学说和五行学说与医学理论熔铸成一个不可分割的整体。用哲学概念说明医学中的问题，同时又在医学理论的基础上，丰富和发展了哲学思想。哲学帮助了医学，医学丰富了哲学，相辅相成，相得益彰。但是，在气—元论、阴阳学说和五行学说基础上的中医学理论，也不可能从根本上超出朴素直观的水平。

因此，我们应当站在现代最先进的认识水平上，从现代科学和哲学的最新成就中去寻找与中医学有联系的东西，从中发现可以使中医学迅速走向现代化的最适合的方法与工具，让中医学在现代开出更鲜艳的花朵，结出更丰硕的果实。

第二章　阴阳平衡百病消

中医与阴阳的关系

中医认为，治病的目的就在于通过调节人体的阴阳，使其达到平衡状态。这样一来，了解阴阳学说的内容对于理解中医来说，就有着至关重要的帮助。阴阳学说的基本内容包括以下几个方面。

1. 阴阳是对立制约的

对立，就是说双方性质相反，是死对头，如天为阳、地为阴；白天为阳、黑夜为阴；上为阳、下为阴；热为阳、寒为阴等。任何事物，都是对立存在宇宙间的，但是，事物的阴阳属性不是绝对的，而是相对的，必须根据互相比较的条件而定。就人体而言，体表为阳，内脏为阴；就内脏而言，六腑属阳，五脏属阴；就五脏而言，心肺在上属阳、肝肾在下属阴；就肾而言，肾所藏之"精"为阴，肾的"命门之火"属阳。由此可见，事物的阴阳属性是相对的。

制约，就是说由于两方对立，就可以牵制、约束对方。就像草原上的兔子，如果没有狼来制约，那么兔子无限繁殖下去，迟早要把草给吃光的，没有兔子，狼也就不能活下来。

2. 阴阳存在消长和平衡

阴阳双方是在永恒地运动变化着，双方的力量不可能是每时每刻都完全对等，会不断出现"阴消阳长"与"阳消阴长"的现象，这是一切事物运动发展和变化的过程。例如，四季气候变化，从冬至春至夏，由寒逐渐变热，是一个"阴消阳长"的过程；由夏至秋至冬，由热逐渐变寒，又是一个"阳消阴长"的过程。由于四季气候阴阳消长，所以才有寒热温凉的变化，万物才能生长收藏。如果气候失去了常度，出现了反常变化，就会产生灾害。

平衡，是说以上的这种你消我长，在全过程来看，总体上是力量平衡的。比如一个昼夜，在正午时分，太阳当空，是光明（阳）的成分最多而黑暗（阴）的成分最少的时候，但正午一过，黑暗的成分就开始慢慢增长，而光明的成分慢慢减少，等到黄昏太阳西斜，则黑暗和光明的成分基本相当了，再往后夜晚降临，黑暗处于优势，到子夜黑暗的成分到达顶点，而光明的成分降到最低；但随后，光明的成分开始增长而黑暗的成分开始减退，到早晨光明又超过了黑暗：一整天，光明和黑暗就是在这样一种你消我长的过程中，但总体来看，二者的力量是基本相当的，也就是说是平衡的。

阴阳平衡是五行和谐的基础

我们在很多中医著作中经常会看到"四时五行"，我们知道四时指的是四季，那么五行指的是什么呢？《说文解字》中说："行，道也。"这里的"行"暗指着4个方向、4种行动的意思。如果说一个人站在这个"行"字的中央，也就相当于站在十字路口，这时面临着5种选择：前进、后退、左拐、右行、不选择。从字面上看，"行"字本身就是4种行动方向的象形，当然同时也就包括了那个无形的"中"。五行与"金、木、水、火、土"有什么关系呢？中医典籍《黄帝内经》中说：凡是天地之间，四方上下之内的一切事物，无论是地上划分的九州，或者是人体中的九窍、五脏、十二关节，都是与自然界阴阳之气相互贯通的。由自然界阴阳之气变化而产生了金、木、水、火、土五行，并且可以根据五行的性质，将一切事物加以概括和分类。《黄帝内经》又说："东方生风，风生木""南方生热，热生火""中央生湿，湿生土""西方生燥，燥生金""北方生寒，寒生水"。这样，五行便演变成了我们所说的"金、木、水、火、土"。从中医观点来看，阴阳平衡是五行和谐的基础。五行之间同样保持着阴阳消长转化的关系，其中，金、木、水、火、土又分阴阳。中医认为，只有阴阳保持平衡，五行之间才能保持和谐。

"金曰从革"：从者，顺存，革者，变革，指金有克刚、清润、变革之特性，凡具有清润、敛降特性者统属"金"。

"木曰曲直"：指树木生长的状态，有升发、向上、向外、舒展等特性，凡具有升发、向上、向外、舒畅之特性的事物均属"木"。"水曰润下"：指水有滋润或向下的特性，凡具有寒凉、滋润、向下特性的事物统属为"水"。

"火曰炎上"：炎上指火具有温热、上升之特性，凡具有温热、升腾、向上之特性的事物均属"火"。

"土曰稼穑"：稼者，育种；穑者、收获，指土有播种和收获的作用，凡具有生化、承载、受纳特性的事物均属"土"。

五行相生相克：即五行顺位相生，金生水、水生木、木生火、火生土、土生金；五行相克，五行隔位相克，金克木、木克土、土克水、水克火、火克金。五行相生相克，有利于保持阴阳的相对平衡。生与克是紧密联系、相互依存的。无生，就不足以保持旺盛的生命力；无克，就不足以保持平衡，形成紊乱。中医有"虚则补其母，实则泻其子"的治疗方法，根治的办法常常是治母也治子。有一位针灸医师曾为一位患者治疗腰痛病，扎针 20 天之后，患者的腰痛渐渐痊愈，甚至连原本的咳嗽也好了很多。这是由于金生水，肺金是肾之母，因此治其子竟将母病也治好了。值得一提的是，不一定所有人都适合这个方法，因为人体是复杂的。

如果想要五行和谐，就一定要注重食补。《黄帝内经》认为：黑色食品入肾和膀胱；红色食品入心和小肠；白色食品入肺和大肠；黄色食品入脾、胃；绿色食品入肝、胆。所以说，肾虚者宜多吃黑芝麻、黑木耳之类黑色食品；肝病者要多吃青菜和水果；脾胃病、肺病患者宜吃黄色与白色食品，如胡萝卜、黄豆、百合、银耳、莲子等；心脏病患者宜吃荔枝（壳红）、红皮花生米等。不过，这些只是一般规律，生活中选择进食时要注意因人而异，补也要补得适当，要注意饮食多样化，不宜挑食、偏食、滥食，否则人体会发生紊乱，造成阴阳失衡，疾病也就会紧随而至了。

阴阳是中医八纲辨证中的总纲

近年来，在中国、在西方，甚至在全世界，中医的地位逐渐上升，这是为什么呢？因为中医自身存在着不可磨灭的生命力，这种生命力是它在治病救人方面的功绩。阴阳学说是中医理论的核心，也是中医理论的根本。我国古代医学家，在长期医疗实践的基础上，将阴阳学说广泛地运用于医学领域，用以说明人类生命起源、生理现象、病理变化，指导着临床的诊断和防治，成为中医理论的重要组成部分，对中医学理论体系的形成和发展，都有着极为深远的影响。可以说，没有阴阳学说就没有我们现在的中医。

《素问·阴阳应象大论》中这样说："阴阳者，天地之道也，万物之纲纪，变化之父母，生杀之本始，神明之府也，治病必求于本。"什么是"本"？这里的"本"指的就是阴阳。而所谓的天地之道，就是探讨宇宙万物生生变化的自然规律，应用到我们人体就是阴阳两纲，并在此基础上引申出的表、里、虚、实、寒、热六要，至此为中医中的八纲辨证。

我们研究中医时，离不开天地，而阴阳是天地之道，是万物的纲纪，没有什么东西可以离得开阴阳。阴阳是变化的根本，一切事物的变化都离不开阴阳。阴阳是中医认识疾病的总纲。中医对人体的结构、功能、人体的病理变化，都是用阴阳理论进行解释的。而且中医诊断中的八纲辨证最后还是要归到阴阳这个根本上来。"六要"可分属于阴阳，所以八纲应以阴阳为总纲，如阳证可概括表证、热证、实证，多见于正邪两旺，抗病力强或疾病初期；阴证可概括里证、寒证、虚证，多见于正邪两衰，抗病力低或疾病的后期。

中医诊病治病之根本，全在阴阳辨证，而后是虚实、表里、寒热。明代名医张景岳说："凡诊病施治，必须先审阴阳，乃为医道之纲领，阴阳无谬，治焉有差。医道虽繁，而可一言蔽之者，曰阴阳而已。"所以中医在临床诊病中之首务，在于辨明是阴证还是阳证，如果失去这个前提，后面的事情也许全是错误，因为失去了根本。一个中医水平的高低，也就是鉴别病因和病机是属阴还是属阳的能力。

中医几千年前的法则为什么还可以治今天的病？它的真正精髓就在于——辨证论治。人们在诊断病情时，如说话声音比正常洪亮者属阳，声音低微者则属阴；面部色泽比正常人偏鲜明者通常属阳，面色晦暗者则属阴；如果脉搏跳动比平时速度更快、位置更表浅、力量更大的属阳，相反脉搏跳动更慢、更深、力量更小的则属阴等。

中医通过这些内容辨证施治，就可以逐步辨清疾病的部位、性质、程度以及病理变化趋势等，从而进一步区分整个疾病的阴阳属性。如疾病的位置在人体的浅表，疾病是由于人体阴阳物质或功能比正常偏多引起的（中医称为实证），病人体温升高或自己感到身体发热（称为热证）之类的疾病属阳；而相反，病位更深、虚证、寒证则属阴。

既然疾病是由于阴阳失去平衡引起的，那么治疗疾病也围绕调整阴阳来进行，目标是恢复阴阳的平衡协调。因此，如果是寒病（阴），就用可以发热的药（阳）来平衡；反之热病用寒药来治；如果是阴阳某方面绝对过剩，就用有驱除作用的药，把多出来的部分"泻"掉；如果是阴阳某方面相对不足，就用有补益作用的药来补足……这些都是中医"热者寒之""寒者热之""实者泻之""虚者补之"等治疗原则，这些原则也是根据阴阳关系而确定的。即使治疗疾病所用的药物，也要分阴阳属性，如寒凉性药物属阴，温热性药物属阳等。

阴阳学说贯穿了中医学理论的各个方面，是中医学最基本的概念和思维方式。阴阳的概念在现代人眼中也显得有点太玄妙神秘，似乎很难理解，但其实只要了解了中国古代哲学的独特思考方式和思考角度，理解阴阳概念其实并不难。

判断身体阴阳的简单方法

有这样一名女性患者，更年期症状十分明显，时有多汗、烦躁、心情不佳、头晕等症状。有人告诉她，这是肾亏的表现，应当适当进补，她就根据别人的建议服用桂圆、大枣、核桃等，而是越补汗越多，心情也没有好转迹象，反而越来越烦躁不安，后来还出现了血压偏高等症状。为什么会这样呢？这是因为她没有弄清楚自己体质阴阳失衡的性质和程度。她的一系列病症属于"肾亏"，但是在中医看来"肾亏"分肾阴不足与肾阳不足，即所谓的"肾阴虚"和"肾阳虚"，这两者是有本质区别的。

一般更年期女性多为"肾阴不足"，阴不足则见"虚火"之象，出现汗多、烦躁、心慌等症状。既然有"虚火"，就不可再用温热之性的食物，只可食用莲子、百合、绿豆等性凉的食物，所谓"以水（寒）灭火"。也有一些更年期女性是肾阳不足，成为实火，就需要清热解毒。为了便于理解，下面介绍一些简单的方法来帮助大家判别自己的体质是偏阴还是偏阳。

1. 阴性体质

（1）畏寒怕冷，喜暖喜热。

（2）皮肤较白，欠光泽或略显苍白。

（3）说话语速慢，声音小，易沙哑。

（4）尿液颜色浅而透明，量多。

（5）四肢不温，手掌、手指细长绵软。

（6）体形肥胖或是细瘦高挑。

（7）身体僵硬、缺乏柔韧性。

（8）性情温驯，不爱说话。

（9）行动缓慢，不爱活动。

（10）不爱喝水或只爱喝热水。

（11）运动时不流汗或少流汗。

（12）肌肉松弛、虚胖。

（13）皮肤温度较低，爱洗热水澡。

（14）感冒时很少出现发热。

（15）发质干、早生白发。

2. 阳性体质

（1）喜冷喜寒，不耐热暑。

（2）皮肤颜色发红而滋润或多油脂。

（3）语速较快，声音洪亮且富有激情。

（4）尿液颜色深而黄，量少。

（5）四肢温暖，手掌方正厚实有力。

（6）五短身材，肌肉丰满、结实。

（7）身体柔软，屈曲性佳。

（8）活泼乐观，急躁易怒。

（9）行动快而矫健，喜爱运动。

（10）喜爱喝水，爱喝凉茶、吃冷饮。

（11）容易发热流汗，体味较重。

（12）肌肉丰满，胖而且结实。

（13）皮肤温度较高，爱洗温水、冷水澡。

（14）一旦感冒就会发热。

（15）头发油脂多，脱发早。

说明：上述阳性体质和阴性体质特征各 15 个，选择一下，看你哪一类的特征比较多。哪一类吻合较多，就属于哪类体质。当然，也有一些人并不严格属于这两类体质之一，而属介于两类体质之间的平和体质。

第三章　五脏六腑你知多少

藏象说来很简单

"藏象"二字首先见于《素闻·六节藏象论》。"藏"，是指藏于体内的内脏。"象"，是指表现于外的生理、病理现象。藏象学说，即是通过对人体生理、病理现象的观察，研究人体各个脏腑的生理功能、病理变化及其相互关系的学说。它是历代医家在医疗实践的基础上，在阴阳五行学说的指导下，概括总结而成的，是中医学理论体系中极其重要的组成部分，对于阐明人体的生理和病理，指导临床实践具有普遍的意义。

藏象学说以脏腑为基础，脏腑是内脏的总称。按脏腑生理功能特点，可分为脏、腑、奇恒之腑三类：心、肝、脾、肾、肺合称为五脏；胆、胃、小肠、大肠、膀胱、三焦称为六腑；奇恒六腑即脑、髓、骨、脉、胆、女子胞（子宫）。

五脏共同生理特点是化生和贮藏精气；六腑共同生理特点则是受盛和传化水谷。奇恒之腑，就是说这一类腑的形态及其生理功能均有异于"六腑"，不与水谷直接接触，而是一个相对密闭的组织器官，而且还具有类似于脏的贮藏精气的作用，因而称为奇恒之腑。

藏象学说的形成，主要有三个方面。一是古代的解剖知识，如《灵枢·经水》说："夫八尺之士，皮肉在此，外可度量切循而得之，其死，可解剖而视之。其脏之坚脆，腑之小大，谷之多少，脉之长短，血之清浊……皆有大数。"脏腑学说的形成，在形态学方面奠定了基础。二是长期来对人体生理、病理现象的观察，例如，皮肤受凉而感冒，会出现鼻塞、流涕、咳嗽等症状，因而认识了皮毛、鼻和肺之间存在着密切的联系。三是反复的医疗实践，从病理现象和治疗效应来分析和反证机体的某些生理功能，例如，许多眼疾，从肝着手治疗而获愈，久之，便得出了"肝开窍于目"的理论；再如，在使用某些补肾药物后，可以加速骨折的愈合，因而认识到肾的精气有促进骨骼生长的作用，从而产生"肾主骨"之说。

藏象学说的基本观点是认为人是以五脏为中心的统一体并与自然界保持着统一，体现了中医学所具有的整体观的特点。在人的生命活动中，心、肝、脾、肺、肾五脏是中心，每脏都配以相应的腑：心配小肠，肝配胆，脾配胃，肺配大肠，肾配膀胱，脏对相配之腑的功能起主导与决定作用。其他形体官窍、四肢百骸均与五脏相关：心与血脉、舌、面，肝与筋、目、爪，脾与肉、口、唇，肺与皮毛、鼻，肾与骨、髓、耳、发等均具有特殊的联系。

气、血、精、津液既是脏腑功能活动的物质基础，又是脏腑功能的产物，它们与五脏关系密切：肾藏精，肝藏血，脾藏营，肺主气，心主血。津液的生成、输布与排泄，则主要是肺、脾、肾三脏协调完成的。人的精神情志活动称为"七情"（喜、怒、忧、思、悲、恐、惊）或"五志"（喜、怒、思、悲、恐）。"五志"归属五脏：心在志为喜，肝在志为怒，脾在志为思，肺在志为忧（或悲），肾在志为恐，但这不是机械的划分。作为人体机能活动表现的情志，是以五脏精气作为物质基础的，脏气失调会引起异常的情志，而异常的情志同样会影响脏腑的功能。将五志分属五脏，也是脏腑学说中以五脏为中心的内在统一性的体现。人与自然界季节变化有密切的关系，心气通于夏，肝气通于春，脾气通于夏，肺气通于秋，肾气通于冬。而昼夜阴阳的变化亦与四时特点相类似，如《灵枢·顺气一日分为四时》："以一日分为四时，朝则为春，日中为夏，日入为秋，夜半为冬。"人体的阴阳消长亦与之相适应，保持着与外界环境的统一。

阴阳五行学说对脏腑的功能、特性、相互关系作了深刻的揭示。就阴阳而言，脏属阴主里，腑属阳主表，肾与膀胱、肺与大肠等都具有阴阳表里的配合关系。五脏的主要功能是"藏精气而不泻"（《素问·五脏别论》），即贮藏精气，勿使外泄；六腑的主要功能是"传化物而不藏"（《素问·五脏别论》），即受盛和传化水谷，排出糟粕。就五行而言，金、木、水、火、土归属五脏，如根据木性能曲能直，喜升发，而肝藏血，主疏泄，喜条达，恶郁滞，类比推理出肝属木。同样的道理，推演出心属火，肺属金，肾属水，脾属土。根据五行相生相克的规律，五脏的相生为肝生心，心生脾，脾生肺，肺生肾，肾生肝；五脏的相克为心克肺，肺克肝，肝克脾，脾克肾，肾克心。生克正常为生理现象，反常则为病理现象。藏象的阴阳五行模式，绝不是玄虚臆测的理论，而是为历代医家反复实践所证实了的，因此具有科学的内涵。

应当指出的是，中医学里的脏腑，除了指解剖的实质脏器官，更重要的是对人体生理功能和病理变化的概括。因此虽然与现代医学里的脏器名称大多相同，但其概念、功能却不完全一致，所以不能把两者等同起来。中医藏象学说中一个脏腑的生理功能，可能包含着现代解剖生理学中几个脏器的生理功能；而现代解剖生理学中的一个脏器的生理功能，亦可能分散在藏象学说的某几个脏腑的生理功能之中。

心为君主之官，君安人体才健康

《黄帝内经》对心是这样描述的："心者，君主之官。神明出焉。故主明则下安，主不明，则十二官危。"君主，是古代国家元首的称谓，有统帅、高于一切的意思，是一个国家的最高统治者，是全体国民的主宰者。把心称为君主，就是肯定了心在五脏六腑中的重要性。

现代医学认为，人的精神、意识、思维活动属于大脑的生理功能，是大脑对外界客观事物的反映。但是，中医学从整体观念出发，认为人体的精神、意识、思维活动是各脏腑生理活动的反映，因此把神分为5个方面，分别与五脏相应。故《素问》说："心藏神、肺藏魄、肝藏魂、脾藏意、肾藏志。"人体的精神、意识、思维活动，虽然与五脏都有关系，但主要还是归属于心的生理功能。

所谓"心藏神"，是指精神、思维、意识活动及这些活动所反映的聪明智慧，它们都是由心所主持的。心主神明的功能正常，则精神健旺，神志清楚；反之，则神志异常，出现惊悸、健忘、失眠、癫狂等症候，也可引起其他脏腑的功能紊乱。另外，心主神明还说明，心是人的生命活动的主宰，统帅各个脏器，使之相互协调，共同完成各种复杂的生理活动，以维持人的生命活动，如果心发生病变，则其他脏腑的生理活动也会出现紊乱而产生各种疾病。因此，以君主之官比喻心的重要作用与地位是一点儿也不为过的。

心的第二大功能就是主管血脉，它包括主血和主脉两个方面。全身的血，都在脉中运行，依赖于心脏的推动作用而输送到全身。脉，即血脉，是气血流行的通道，又称为"血之府"。心脏是血液循环的动力器官，它推动血液在脉管内按一定方向流动，从而运行周身，维持各脏腑组织器官的正常生理活动。中医学把心脏的正常搏动、推动血液循环的动力和物质，称之为心气。另外，心与血脉相连，心脏所主之血，称之为心血，心血除参与血液循环、营养各脏腑组织器官之外，又为神志活动提供物质能量，同时贯注到心脏本身的脉管，维持心脏的功能活动。因此，心气旺盛、心血充盈、脉道通利，心主血脉的功能才能正常，血液才能在脉管内正常运行。

在生活中，人们常用"心腹之患"形容问题的严重性，却不明白为什么古人要将心与腹部联系起来。所谓"心"，即指心脏，对应手少阴心经，属里；"腹"就是指小肠，为腑，对应手太阳小肠经，属表。"心腹之患"就是说，互为表里的小肠经与心经，它们都是一个整体，谁出现了问题都是很严重的。

总之，在中医理论中，心对于人体，就如同君主在国中处于主宰地位，如果心能保持正常，身体其他器官也就能有条不紊地发挥其作用；如果心里充满着各种嗜欲杂念，身体的其他器官也要受影响，各个器官也就会失去各自应有的作用。因此，我们一定要好好保护心脏。

肝为将军之官，藏血疏泄都靠它

肝为将军之官，对人体健康具有总领全局的重要意义，我们要呵护好自己的肝脏，切勿因一些不良生活习惯，使肝脏成为最大的受害者。在保养肝脏之前，我们不妨先来认识一下人体内的这位"将军之官"。

肝脏的位置是在东边，就像春天，所以肝脏主生发。中医理论认为，肝主要有两大功能，即主藏血和主疏泄。

1. 肝主藏血

肝藏血，一部分是滋养肝脏自身，一部分是调节全身血量。血液分布全身，肝脏自身功能的发挥，也要有充足的血液滋养。如果滋养肝脏的血液不足，人就会感觉头晕目眩、视力减退。另外，肝脉与冲脉相连，冲为血海，主月经，当肝血不足时，冲脉就会受损，于是女性容易出现月经不准、经血量少、色淡，甚至闭经的情况。另外，肝调节血量的功能主要体现在：肝根据人体的不同状态，分配全身血液。当人从安静状态转为活动状态时，肝就会将更多的血液运送到全身各组织器官，以供所需。当肝的藏血功能出现问题时，则可能导致血液逆流外溢，并出现呕血、衄血、月经过多、崩漏等病症。

2. 肝主疏泄

疏泄，即传输、疏通、发泄。肝脏属木，主生发。它把人体内部的气机生发、疏泄出来，使气息畅通无阻。气机如果得不到疏泄，就是"气闭"，气闭就会引起很多的病理变化，譬如出现水肿、淤血、女性闭经等。肝就是起到疏泄气机的功能。如果肝气郁结，全身各组织器官必然长期供血不足，影响其生长和营运功能，这样，体内毒素和产生的废物不能排出，长期堆积在体内，就会发展成恶性肿瘤，也就是我们闻之色变的"癌"。

此外，肝还有疏泄情志的功能。人都有七情六欲、七情五志，也就是喜、怒、哀、乐这些情绪。这些情志的抒发也靠肝脏。假如一个人怒气冲天，实际上就是肝的功能失调。谋略、理智全没了，全靠情绪去做事，这就会造成很多严重的后果。所以，我们在这里要强调的是：要想发挥聪明才智，最重要的是保证肝的功能正常。

脾为谏议之官，主管统血和肌肉

脾在人体中的地位非常重要。《黄帝内经·素问》的遗篇《刺法论》中说："脾者，谏议之官，知周出焉。"意思是说，脾能够知道方方面面的问题都出在哪儿，即"知周"，然后通过自己的作用改善这个问题。脾在中央，所以它的主要服务对象是心肺。如果对照现代社会，谏议之官就相当于检察院系统，负责看各方出现什么问题，然后再把这些问题传达给中央。

另外，中医还认为："脾为后天之本。"我们怎么理解这个"后天之本"呢？你不妨想一想土地。虽然现在人们的生活水平提高了，有汽车、电脑、高楼等，但是这些不是人类生存所必需的，没有这些人类照样生活了几千年，那么什么才是人类不可或缺的呢？那就是土地，离开了土地，人类将面临毁灭。在中医理论中，脾属土，它就是人的后天之本，是人体存活下去的根本。

脾的功能主要在4个方面：主运化，主升清，主统血，主肌肉。

1. 脾主运化

脾的最大功能是主运化，相当于"后勤部长"，即脾可以运化水液，运化水谷，把吃进去的粮食、水谷精微营养的物质以及水液输送给其他的脏器，起到一个传输官的作用。脾的这种传输作用对生命来说至关重要，这也是中医把它称为后天之本的原因。

2. 脾主升清

脾把胃里的食物进行消化，其中的精华通过脾的"升清"送到心肺而转输到全身，糟粕则被排出。脾和胃是互为表里的，"脾胃和"，脾可以把清气往上升，而跟脾相对应的是胃，胃主降，脾主升。两者共同起着运化升清、降浊的作用。如果升清的功能减弱了，那脾气就会往下降，就会导致胃脏的下垂或脱肛。

3. 脾主统血

肝藏血，心主血，而脾统血。血和这三脏的关系最为密切，脾在中间起统领的作用。如果脾统血功能不足，就会导致诸如血崩、血漏或尿血等疾病的发生。

4. 脾主肌肉

肌肉是归脾来主管的，肌肉的营养是从脾的运化吸收而来的。一般而言，脾气健运，营养充足，则肌肉丰盈。如果脾有病，消化吸收发生障碍，人往往就会逐渐消瘦。

综上所述，养护我们的脾应从日常保健的重点来抓。尤其是多注意饮食和运动。多运动对人体来说非常重要，因为脾主运化，也就是干活的，如果你不让脾干活了，反而会对它的损害更大，吃好睡好运动好是养脾最好的方法。

肺为相傅之官，脏腑情况它全知

肺在五脏六腑的地位很高，《黄帝内经》中说："肺者，相傅之官，治节出焉。"也就是说，肺相当于一个王朝的宰相，一人之下，万人之上。宰相的职责是什么？他了解百官、协调百官，事无巨细都要管。肺是人体内的宰相，它必须了解五脏六腑的情况，所以《黄帝内经》中有"肺朝百脉"，就是说全身各部的血脉都直接或间接地会聚于肺，然后敷布全身。因此，各脏腑的盛衰情况，必然在肺经上有所反映，中医通过观察肺经上的"寸口"就能了解全身的状况。寸口在两手桡骨内侧，手太阴肺经的经渠、太渊二穴就处在这个位置，是桡动脉的搏动处，中医号脉其实就是在观察肺经。

肺主要有以下三大功能，即肺主气，主肃降，主皮毛。

1. 肺主气

肺主全身之气，它不仅是呼吸器官，还可以把呼吸之气转化为全身的一种正气、清气而输布到全身。《黄帝内经》提到"肺朝百脉，主治节"。百脉都朝向于肺，因为肺是皇帝之下，万人之上，它是通过气来调节治理全身的。

2. 肺主肃降

肺居在西边，就像秋天。秋风扫落叶，落叶簌簌而下。因此，肺在人身当中，起到肃降的作用，即可以肃降人的气机。肺是肺循环的重要场所，它可以把人的气机肃降到全身，也可以把人体内的体液肃降和宣发到全身各处，肺气的肃降是跟它的宣发功能结合在一起的，所以它又能通调水道，起到肺循环的作用。

3. 肺主皮毛

人全身表皮都有毛孔，毛孔又叫气门，是气出入的地方，都由肺直接来主管。呼吸主要是通过鼻子，所以肺又开窍于鼻。

因此，肺的三大功能决定了它在身体中的地位是宰相。那么该如何养护我们的肺呢？

中医提出"笑能清肺"，笑能使胸廓扩张，肺活量增大，胸肌伸展，笑能宣发肺气、调节人体气机的升降、消除疲劳、驱除抑郁、解除胸闷、恢复体力，使肺气下降、与肾气相通，并增加食欲。清晨锻炼，若能开怀大笑，可使肺吸入足量的大自然中的"清气"，呼出废气，加快血液循环，从而达到心肺气血调和的作用，保持人的情绪稳定。

注重饮食，饮食养肺还应多吃玉米、黄豆、黑豆、冬瓜、番茄、藕、甘薯、猪皮、贝、梨等，但要按照个人体质、肠胃功能酌量选用。此外，养肺要少抽烟，注意作息，保持洁净的居室环境等。

另外，还有一点就是保持周围空气的清新，因为肺的主要生理功能是进行体内外气体交换，吸清呼浊，即吸入氧气，呼出二氧化碳，保证机体对氧的需求，所以日常生活中肺的养生保健最重要的是周围空气的清新，所以不管是家里还是单位，多开窗通风，保持干净，不要让垃圾长时间在屋里滞留。

肾为作强之官，藏精纳气要靠它

《黄帝内经》说："肾者，作强之官，技巧出焉。"这就是在肯定肾功能强大，能使人强壮。我们知道，"强"从弓，就是弓箭，要拉弓箭首先要有力气。"强"就是特别有力，也就是肾气足的表现，其实我们的力量都是从肾来，肾气足是人体力量的来源。那么，"技巧出焉"是什么意思呢？技巧，就是父精母血运化胎儿，这个技巧是你无法想象的，是由父精母血来决定的，是天地造化而来的。

肾的功能主要有 3 个方面：主藏精，主纳气，主骨生髓。

1. 肾主藏精

中医认为，精可分为先天之精和后天之精。肾主要是藏先天的精气。精是什么？精是维持生命的最基本的物质。这种物质基本上呈液态，所以精为水，肾精又叫肾水。肾还主管一个人的生殖之精，是主生殖能力和生育能力的，肾气的强盛可以决定生殖能力的强弱，所以养肾是生命的根本。同时，肾主水，各种液体、水的东西都储藏于肾，都由肾升发、运载。

2. 肾主纳气

纳气，也就是接收气。气是从口鼻吸入到肺，所以肺主气。肺主的是呼气，肾主的是纳气，肺所接收的气最后都要下达到肾。

3. 肾主骨生髓

肾主管骨头的生长，生的是髓，《黄帝内经》中髓主要有 3 种：脑髓、骨髓、脊髓。因此牙齿也是一种骨头，肾还主管牙齿，《黄帝内经》有一句话是"齿为骨之余"，如果肾虚则会导致牙齿早早掉落。脑髓不足、骨髓不足都属于肾精不足，肾气不足，所以养肾是非常重要的。

胃为仓廪之官，为人体提供能源

《素问·刺法论》曰："胃为仓廪之官，五味出焉。"仓廪：仓，谷藏也；廪，发放。仓廪，即管理财物并按时发放的官员，人体所需要的能量都来源于胃的摄取。

胃上承食道，下接十二指肠，是一个中空的由肌肉组成的容器。金朝医学家说："胃者，脾之腑也……人之根本。胃气壮则五脏六腑皆壮也。"胃为水谷之海，其主要生理功能是受纳腐熟水谷、主通降，以降为和。由于胃在食物消化过程中起着极其重要的作用，与脾一起被称为"后天之本"，故有"五脏六腑皆禀气于胃"之说，胃气强则五脏功能旺盛。因此，历代医家都把固护胃气当作重要的养生和治疗原则。

所谓"胃气"，在中医理论中泛指以胃肠为主的消化功能。在中医经典著作《黄帝内经》中有这样的记载："有胃气则生，无胃气则死。"

也就是说，胃气决定着人的生与死。对正常人来说，胃气充足是机体健康的体现；对病人而言，胃气则影响康复能力。

那么，如何判断一个人有无胃气呢？这就要看一个人是否有饥饿感。

婴儿饿了，就哇哇地哭，这就是饥饿感；小孩子饿了，就闹着要吃饭，这就是饥饿感；成年人早晨起来想吃东西，这就是饥饿感；病人病好点了，就有吃东西的欲望，这就是饥饿感。人能有饥饿感，就说明这个人是正常人、健康人，这也说明此人的胃气很好。

胃气是人赖以生存的根气，只可养，不可伤。因此在诊断上要审察胃气，在治疗上要顾盼胃气，在养生上要调摄胃气。胃气强壮，则气血冲旺、五脏和调、精力充沛，病邪难侵，可祛病延年。

中医认为，胃以降为顺，就是胃在人体中具有肃降的功能。胃气是应该往下行、往下降的，如果胃气不往下降，就会影响睡眠，导致失眠，这就叫做"胃不和则卧不安"。与此同时，胃还有一个重要的功能——生血。"血变于胃"，胃将人体吸纳的精华变成血，母亲的乳汁其实就是血的变现，血是由食物的精华变成的，在抚养孩子的时候，母亲的血又变成了乳汁。

另外，胃还和我们的情绪关系密切。虽然我们看不见自己的胃，但它每时每刻都反映着我们的情绪变化。当你处于兴奋、愉悦、高兴的情绪状态时，胃的各种功能发挥正常甚至超常，消化液分泌增加、胃肠运动加强、食欲大增。如果你处于生气、忧伤、精神压力很大的消极情绪状态，就会使胃液酸度和胃蛋白酶含量增高，胃黏膜充血、糜烂并形成溃疡。在你悲伤或恐惧的时刻，胃的情形更糟——胃黏膜会变白、胃液分泌量会减少、胃液酸度和胃蛋白酶含量会下降，导致消化不良。因此，我们要想养护我们的胃，最好先从情绪开始。

胆为中正之官，是阳气生发的原动力

《黄帝内经》里说："胆者，中正之官，决断出焉。凡十一脏，取决于胆也。"什么是"中正"呢？中正就是不偏不倚，符合规矩，上下通彻。决断这两个字用在胆的职能上，是非常贴切的。决断含义主要有两个：一是拿主意做决定；二是决定事情的魄力。胆不像其他脏腑的功能显而易见，如胃化食，小肠分清浊，大肠吸收水分。胆只是一个装着绿色胆汁的囊。可是它的职能是诚实专一的，就是决断事物。比如说左是阴右是阳，胆就在中间，它就是交通阴阳的枢纽，让两边都不出现问题。另外，胆是少阳之气，胆又是春木，是人体一天的阳气生发的起点和动力。

那么，为什么说"凡十一脏，取决于胆"呢？为什么不取决于心，取决于肺，取决于肝、肾、脾？有关这个问题有许多争论，也有许多解释，更有众多的怀疑。按一般人的想法应该是心脏第一，而《黄帝内经》为什么把胆提到那么高的位置？

人要生存下去，首先必须有足够养分。没有养分小孩无法成长，没有养分成人活不下去，没有养分人体生命需要的血就造不出来，没有血人体的五脏六腑的气机不能升腾，甚至无法维持。养分的来源主要就是人们每天的进食。人们吃了足够的食物，虽然有牙齿的帮助、胃肠的蠕动，如果没有胆囊疏泄的胆汁参与或胆汁分泌疏泄不足，我们人体是吸收不到足够的养分的。胆的好坏影响到胆汁的分泌疏泄，而胆汁的分泌疏泄又会影响到食物的分解，食物分解的好坏影响到食物营养成分的吸收与转化，而营养成分的吸收转化又直接影响到人体能量的补充供给，能量补充供给又影响到其他脏腑的能量需求（五谷、五味、五畜、五禽、五色等入五脏）。也就是说，气血上来以后，机体会根据所需造血原料的缺乏而选择食物的种类。比如这一段时间喜欢吃甜食，过一段时间又想吃酸的，这一段时间喜欢吃肉类，过一段时间又想吃水果。这时我们可以适当多吃点想吃的，想吃就吃，因为机体需要这种东西，脏器如果没有足够的能量补给就会出现问题。所以就有了"凡十一脏，取决于胆"的说法。

小肠为受盛之官，担任吸收精微之职

小肠是食物消化吸收的主要场所，盘曲于腹腔内，上连胃幽门，下接盲肠，全长 3—5 米，分为十二指肠、空肠和回肠三部分。十二指肠位于腹腔的后上部，全长 25 厘米。它的上部（又称球部）连接胃幽门，是溃疡的好发部位。肝脏分泌的胆汁和胰腺分泌的胰液，通过胆总管和胰腺管在十二指肠上的开口，排泄到十二指肠内以消化食物。空肠连接十二指肠，占小肠全长的 2/5，位于腹腔的左上部。回肠位于右下腹，占小肠全长的 3/5。空肠和回肠之间没有明显的分界线。

《素问·灵兰秘典论》曰："小肠者，受盛之官，化物出焉。"受盛就是"承受和兴盛"，就是小肠接受由胃传送下来的水谷，将其解析变化成精微物质，并大量吸收，使体内的精微物质非常富足，故称"兴盛"。这些精微物质就是"精"，精就是能兴盛人体脏腑功能和真阳元气的最基本的物质。

小肠将经过进一步消化后的食物，分为水谷精微和食物残渣两部分，前者上输于脾，后者下注于大肠。同时，也吸收大量的水液，而无用的水液则渗入于膀胱排出体外。因而，小肠辨别清浊的功能，还和大便、小便的质量有关。如小肠辨别清浊的功能正常，则二便正常；反之，则大便稀薄而小便短少。

小肠与心相表里。受盛之官与君主之官互为表里，可见小肠地位非同小可。小肠正常与否，直接关系贵为君主的心的安康。所以，我们要学会保养小肠。

大肠为传道之官，负责传化糟粕

大肠居于腹中，上口在阑尾处与小肠相接，下口紧接肛门。其上中部绕行于腹部的左右，先升后降，所以古人称为"回肠"；下部管腔扩大，沿脊椎的下部下行到魄门（即肛门），所以古人称为"广肠"。回肠相当于现代解剖学之结肠、盲肠，广肠即直肠。与小肠相对来说，大肠较短而宽大，全长约 1.5 米。结肠依次又分为升结肠、横结肠、降结肠和乙状结肠四部分。

《素问·灵兰秘典论》曰："大肠者，传道之官，变化出焉。"大肠的这一功能是胃的降浊功能的延伸，同时与肺的肃降有关。水谷化为血，血里边更加精致的东西一旦被吸收就成为津液。液不一定在脾胃处被彻底消化吸收，有一部分要经过大肠和小肠的进一步吸收和分泌，分出清和浊，清为液，由小肠吸收，浊为糟粕，由大肠传导出去。把精华的液渗透出来，就是"津"。大肠就像管理道路运输一样，能够传达糟粕，也能传达津液，所以称之为"传道之官"。

大肠的功能，是将体内的垃圾排出体外。如果大肠在排出垃圾的过程中，不能充分发挥自己的功能，那么滞留在肠内的垃圾就会在肠内腐烂、发臭，制造出大量的有害物与有害气体和毒素。

一般来讲，现代人的饮食纤维素不足，因此大大减少了肠的蠕动，使肠运动低下，生出便秘。如果体内产生毒素物质，就会在大肠壁上引发大肠炎等各种疾病。另外，由于现代人的饮食在加工过程中，营养大量流失，使得机体免疫力下降，有害细菌、病毒等就会感染大肠，也会引发肠炎、肠无力等各种疾病。

因此，我们要想维护身体健康，少生疾病，维护大肠生理机能也是非常关键的。

膀胱为州都之官，是身体的排毒通道

《素问·灵兰秘典论》曰："膀胱者，州都之官，津液藏焉，气化则能出矣。"膀胱的特点有三：其一，与肾相表里，肾为先天之根，故为都；其二，人体水分泻下之前停留于此，水来土囤，故有州意；其三，人体水分由火之气化于此，如同大地清气上升为云，云遇寒降下为水，完成天地相交。

膀胱位于小腹中，与尿道相通，主要功能是将多余的水液、有害物质转化为尿。人体内的水分以及许多有害物质在肾脏的作用下，进入膀胱转化为尿，最后再由尿道排出体外。膀胱将多余的水液、有害物质转化为尿，离不开肾的大力协助，单靠膀胱"单打独斗"，此过程根本无法顺利进行。

中医指出，肾与膀胱相表里。肾是作强之官，肾精充盛则身体强壮，精力旺盛；膀胱是州都之官，负责贮藏水液和排尿。它们一阴一阳，一表一里，相互影响。所以说，如果排尿有问题，就是肾的毛病。另外，生活中我们经常会说有的人因为惊吓小便失禁，其实这就是"恐伤肾"，恐惧对肾脏造成了伤害，而肾脏受到的伤害又通过膀胱表现出来了。

同样，肾的病变也会导致膀胱的气化失调，引起尿量、排尿次数及排尿时间的改变，而膀胱经的病变也常常会转入肾经。"风厥"多是由于膀胱经的病症转入了肾经所致。《黄帝内经》中说："巨阳主气，故先受邪，少阴与其表里也，得热则上从之，从之则厥也。"足太阳膀胱经统领人体阳气，为一身之表，外界的风邪首先侵袭足太阳膀胱经，膀胱与肾相表里，膀胱经的热邪影响到肾经，肾经的气机逆而上冲便形成了"风厥"。

另外，膀胱还是人体最大的排毒通道，而其他诸如大肠排便、毛孔发汗、脚气排湿毒、气管排痰浊，以及涕泪、痘疹、呕秽等虽也是排毒的途径，但都是局部分段而行，最后也要并归膀胱。所以，要想祛除体内之毒，膀胱必须畅通无阻。

三焦为决渎之官，负责调动运化元气

《素问·灵兰秘典论》曰："三焦者，决渎之官，水道出焉。"决渎：决，行流也；渎，沟渠也。决渎指通调水道。

　　三焦就是装载全部脏腑的大容器，也就是整个人的体腔。古人将三焦分为三部分：上焦、中焦、下焦。上焦是指横膈以上的部位，包括胸、头部、上肢和心肺两脏，是以心肺之气的"开发"和"宣化"，将气、血、津液和水谷精微等"若雾露之溉"布散于全身，为其主要生理特点，故称"上焦如雾"。中焦是指横膈以下、脐以上的上腹部，是以脾胃的运化水谷、化生精微，"泌糟粕，蒸津液"为其主要生理特点，故称"中焦如沤"。下焦是脐以下的部位和有关脏器，如小肠、大肠、肾和膀胱等，其主要生理特点是传化糟粕和尿液，故称"下焦如渎"。

　　三焦就像是一场婚礼的司仪，一台晚会的导演，一个协会的秘书长，一个工程的总指挥，它使得各个脏腑间能够相互合作，步调一致，同心同德去为身体服务。对于它的具体形状，现代有的医学家把它等同于淋巴系统、内分泌系统，以及组织间隙、微循环等，但都不能涵盖三焦实际的功用。按中医经典《黄帝内经》的解释，三焦是调动运化人体元气的器官，这时它更像是一个财务总管，负责合理分配全身的气血和能量。简而言之，三焦有两大主要功用：通调水道和运化水谷。

　　所以，要想身体健康，三焦就一定要保持通畅。如果三焦不通了，人就会生病，而一旦三焦都病了的话，那就很危险了。

第四章 了解经络，治病更容易

经络总系统：经脉和络脉

经络实际上是"内连五脏六腑，外连筋骨皮毛"，在人体中纵横交错地形成了一个有机的整体，而身体的气血精微都运行于经络当中。它就像人体内的河流，从大河到小溪，分布于身体不同的位置，所有的脏腑和器官都通过它相互联系。

按照中医的解释，经络实际上分别指两种系统，其中大的为经脉，就像人体内的环路，连接重要的部位；小的叫络脉，仿佛主路旁的辅路，既是对主路的补充，又可以增加细微之处的联系。

经脉又有"正经"和"奇经"之分，正经有十二条，包括手三阴经（手太阴肺经、手厥阴心包经、手少阴心经）、手三阳经（手阳明大肠经、手少阳三焦经、手太阳小肠经）、足三阳经（足阳明胃经、足少阳胆经、足太阳膀胱经）、足三阴经（足太阴脾经、足厥阴肝经、足少阴肾经）。奇经有八条，即任脉、督脉、冲脉、带脉、阴跷脉、阳跷脉、阴维脉、阳维脉，通常称作"奇经八脉"。在奇经八脉中，只有任脉和督脉有独立所属腧穴，其他六脉皆与十二正经共用腧穴，故有人又将任、督二脉与十二经合称为"十四经"。

十二正经、奇经八脉是经络系统的两大重要支柱。古人把十二正经比喻成奔流不息的江河，把奇经八脉比喻成湖泊。这样的比喻恰如其分，平时十二正经的气和血奔流不息时，奇经八脉也会很平静地正常运行，而一旦十二正经气血不足流动无力时，奇经八脉这个湖泊储存的"水"就会补充到江河中；反之，十二正经里的气血太多、太汹涌了，湖泊也会增大储备，使气血流动过来，只有这样，人的身体正常功能才会平衡。从医学上来说，奇经八脉对全身经脉实际上起着联络和调节气血盛衰的作用。奇经八脉和十二正经就是要相互间调节、相互配合，才能保证身体的平安无事，就像土地跟大自然的降雨配合才能保证庄稼的收成。

络脉是经脉的分支，有别络、浮络和孙络之分，起着人体气血输布的作用。别络是其中最大的部分，别络的名称来源于本经别走邻经之意，十二经脉和任、督二脉各自别出一络，加上脾之大络，共计15条，称为十五络脉，分别以十五络所发出的腧穴命名。具有沟通表里经脉之间的联系，统率浮络、孙络，灌渗气血以濡养全身的作用。从别络分出最细小的分支称为"孙络"，它的作用同浮络一样输布气血，濡养全身。在全身络脉中，浮行于浅表部位的称为"浮络"，它分布在皮肤表面。主要作用是输布气血以濡养全身。

这样一分析，人体经络运行图仿佛一张城市道路交通图一样，循行全身。有了这些主干和分支，当然气血就在这些道路上有机地往复循行。一旦经络出现问题，不通畅了，身体里的气血就会出现堵车，再严重的话，整个交通也就瘫痪了，人体也就生病了。所以平时我们一定要保持这些道路的通畅，只有这样才能保持健康。

十二正经：流动在身体中的河流

人体的十二经脉又被称为"十二正经"，可以说是经络的主干线，它就像人体中的河流，连接着五脏六腑，并滋养着全身。十二经脉对称地分布于人体的两侧，并分别循行于上肢或下肢的内侧或外侧。每一条经脉分别归于一个脏或一个腑。故十二经脉的名称包括三部分，即手或足经、阴或阳经、脏或腑经，如手太阴肺经。一般来说，手经行于上肢，足经行于下肢；阴经行于四肢内侧而属脏，阳经行于四肢外侧而属腑。下面，我们就从十二经脉在体表的分布开始，对它的方方面面进行详细的了解。

1. 十二经脉的分布规律

头面分布：阳明经行于面部、额部；太阳经行于面颊、头顶及后头部；少阳经行于头侧部。

躯干分布：手三阳经行于肩胛部；足三阳经则足阳明经行于前（即胸腹面）、足太阳经行于后背、足少阳经行于身侧面；手三阴经均从腋下走出；足三阴经则均行于腹面。循行于腹面的经脉，其排列顺序，自内向外为足少阴经、足阳明经、足太阴经、足厥阴经。

四肢分布：四肢内侧为阴，外侧为阳，各分三阴三阳。上肢内侧面前缘及大指桡侧端，为手太阴，内侧面中间及中指端，为手厥阴；内侧面后缘及小指桡侧端，为手少阴。次指桡侧端至上肢外侧前缘，为手阳明；无名指侧端至上肢外侧面中间，为手少阳，小指尺侧端至上肢外侧后缘，为手太阳。下肢外侧前缘及次趾外侧端，为足阳明；外侧中间及第四趾外侧端为足少阳，外侧后缘及小趾外侧端，为足太阳。大趾内侧端及下肢内侧中间转至前缘，为足太阴；大趾外侧端及下肢内侧前缘转至中间，为足厥阴；小趾下经足心至下肢内侧后缘，为足少阴。

十二经脉的流注次序表

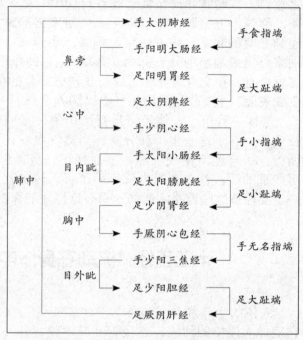

2. 十二经脉的表里属络关系

十二经脉在体内与脏腑相连属，其中阴经属脏络腑，阳经属腑络脏，一脏配一腑，一阴配一阳，形成了脏腑阴阳表里属络关系，即手足太阳与少阴为表里、手足少阳与厥阴为表里、手足阳明与太阴为表里。相为表里的两条经脉，都在四肢末端交接，并分别循行于四肢内外两个侧面的相对位置。相为表里的经脉分别络属于相为表里的脏腑，如手太阴属肺络大肠，手阳明属大肠络肺；足少阴属肾络膀胱，足太阳属膀胱络肾等。

3. 十二经脉的流注次序

十二经脉的流注是从手太阴肺经开始，阴阳相贯，首尾相接，逐经相传，到肝经为止，从而构成了周而复始、如环无休的流注系统。将气血周流全身，起到濡养的作用。其次序是手太阴肺经在食指端流注于手阳明大肠经，并依次为：经鼻翼旁流注于足阳明胃经，经足大趾端流注于足太阴脾经，经心中流注于手少阴心经，经小指端流注于手太阳小肠经，经目内眦流注于足太阳膀胱经，经足小趾端流注于足少阴肾经，经胸中流注于手厥阴心包经，经无名指端流注于手少阳三焦经，经目外眦流注于足少阳胆经，经足大趾流注于足厥阴肝经，经肺中则流注于手太阴肺经，完成一个循环。

奇经八脉：人体中的湖泊

奇经八脉与十二正经不同，既不直属脏腑，又无表里配合关系，其循行别道奇行，故称奇经。奇经八脉互相交错地循行，对于十二经脉就好像一个湖泊，分别统摄有关经脉气血、协调阴阳。当十二经脉及脏腑气血旺盛时，奇经八脉就能够蓄积多余的气血；人体功能活动需要时，奇经八脉可以渗灌供应气血。

奇经八脉分别为督脉、任脉、冲脉、带脉、阴维脉、阳维脉、阴跷脉、阳跷脉。其中，督脉、任脉、冲脉这三条经脉，同是起源在人体的胞中，就像三胞胎一样，所以叫"一源三歧"。但是这个三胞胎各自延伸，每条经脉走行的方向都完全不一样，督脉行于腰背正中，上抵头面；任脉行于胸腹正中，上至颏部；冲脉与十二正经的足少阴肾经一同上行，最后环绕口唇。

除此之外，带脉是所有经脉中最特殊的一个，人体的其他经脉都是纵向的，唯独带脉起于胁下，横向环行腰间一周。阴维脉起于小腿内侧，沿着腿股内侧上行，到咽喉与任脉会合。阳维脉起于足跗外侧，沿着腿膝外侧上行，至颈部后面与督脉会合。阴跷脉起于足跟内侧，随着足少阴等经上行，到目内眦与阳跷脉会合。阳跷脉起于足跟外侧，随着足太阳等经上行，到目内眦与阴跷脉会合，沿着足太阳经上额，到颈后与足少阳经会合。

在奇经八脉中，冲脉、带脉、阴维脉、阳维脉、阴跷脉、阳跷脉六脉腧穴，都寄附于十二经与任脉、督脉之中，只有任、督二脉各有其所属腧穴，因此又与十二经相提并论，合称为"十四经"。

督脉，"督"有总管、统率的意思，督脉总管人体一身的阳气，人体的六条阳经都交会于此，而督脉又有调节全身阳经气血的作用，所以督脉被称为"阳脉之海"。

督脉起于胞中，下出会阴，主干主要循行在人体后背正中线和头正中线，就是顺着脊梁骨从下往上走，一直到嘴，与脑和脊髓都有密切联系。"脑为髓海"，"头为诸阳之会"，"背为阳"，督脉的循行特点决定了它对全身阳气具有统率、督领作用。平时要是能抬头挺胸，就能激发督脉的经气，使人看上去很有精、气、神。比如说大椎是手足三阳经和督脉交会的地方，因此，也被称为"诸阳之会"，可以用来治疗各种热病。督脉腧穴随其分布部位的不同，可以疗治各种脏腑疾病，如肛门部、阴器、肠腑、腰部、胞宫、膀胱、背部、胃、肺、心、头项部、鼻面部等病症。

督脉总督六条阳经，阳气有卫外的作用，也就是说可以保护我们的身体，因此，疏通督脉可以增强我们的抵抗力，不容易生病。

任脉为阴脉之海，可濡养周身，又由于任脉跟女子的生育功能有关，有调节月经、孕育胎儿的作用，是人体的生养之本。

任脉是人体奇经八脉之一，任脉的"任"字，有担任、妊养的含义。任脉循行于人的前正中线，凡精血、津液均为任脉所司，也就是说，任脉对全身阴经脉气有总揽的作用。如足三阴与任脉交会于中极、关元，阴维与任脉交会于天突、廉泉，冲脉与任脉交会于阴交，足三阴经脉上交于手三阴经脉。任脉的循行路线和人体的生殖系统相对应，而且从古至今这条经的穴位都是要穴，比如关元和气海，不仅能够强身健体，还能调节人的性激素的分泌，促进性功能的发达。

任脉不仅对诸多女性生殖系统疾病有治疗作用，还与人的衰老有密切的联系，在日常生活中注意保养任脉，疏通了任脉就达到了缓解衰老的神奇功效。这种说法并不是在夸大经络的作用。

十二经别：江河中别行的水道

如果说十二经脉是人体经络河流的主干，那么经别就是主要干道分出去的岔道，但相比于络脉来说，它仍然属于主要干道。十二正经，每条分出一条循行在身体较深部的经脉干线，于是便形成了十二经别。十二经别的循行方式主要是从正经经脉分出后经过躯干、脏腑、头顶等处，最后仍流回到正经经脉中，在循行过程中除了六阳经的经别均流回原来的阳经之外，六阴经的经别也均流入与其相表里的阳经，因此十二经别的主要作用，不仅是作为正经经脉循行的补充径路，而且还可以加强沟通互为表里的阴经与阳经的联系。

十二经别的循行特点，可以用"离、合、出、入"四个字来概括。十二经别多从四肢肘膝关节以上的正经别出（离），经过躯干深入体腔与相关的脏腑联系（入），再浅出体表上行头项部（出），在头项部，阳经经别合于本经的经脉，阴经的经别合于其表里的阳经经脉（合），由此将十二经别汇合成6组，称为"六合"。

一合：足太阳与足少阴经别

（1）足太阳经别：从足太阳经脉的腘窝部分出，其中一条支脉在骶骨下五寸处别行进入肛门，上行归属膀胱，散布联络肾脏，沿脊柱两旁的肌肉到心脏后散布于心脏内；直行的一条支脉，从脊柱两旁的肌肉处继续上行，浅出项部，脉气仍注入足太阳本经。

（2）足少阴经别：从足少阴经脉的腘窝部分出，与足太阳的经别相合并行，上至肾，在十四椎（第二腰）处分出，归属带脉；直行的一条继续上行，系舌根，再浅出项部，脉气注入足太阳的经别。

二合：足少阳与足厥阴经别

（1）足少阳经别：从足少阳经脉在大腿外侧循行部位分出，绕过大腿前侧，进入毛际，同足厥阴的经别会合，上行进入季胁之间，沿胸腔里，归属于胆，散布而上达肝脏，通过心脏，挟食道上行，浅出下颌、口旁，散布在面部，系目系，当目外眦部，脉气仍注入足少阳经。

（2）足厥阴经别：从足厥阴经脉的足背上处分出，上行至毛际，与足少阳的经别会合并行。

三合：足阳明与足太阳经别

（1）足阳明经别：从足阳明经脉的大腿前面处分出，进入腹腔里面，归属于胃，散布到脾脏，向上通过心脏，沿食道浅出口腔，上达鼻根及目眶下，回过来联系目系，脉气仍注入足阳明本经。

（2）足太阴经别：从足太阴经脉的股内侧分出后到大腿前面，同足阳明的经别相合并行，向上结于咽，贯通舌中。

四合：手太阳与手少阴经别

（1）手太阳经别：从手太阳经脉的肩关节部分出，向下入于腋窝，行向心脏，联系小肠。

（2）手少阴经别：从手少阴经脉的腋窝两筋之间分出后，进入胸腔，归属于心脏，向上走到喉咙，浅出面部，在目内眦与手太阳经相合。

经别离入出合表

	经别	别，入	胸腹部	出（颈项穴）	合（阳经）
一合	足太阳	入腘中，入肛（承扶）	属膀胱，之肾，散心	出于项（天柱）	足太阳
	足少阴	至腘中，合太阳	至肾，系舌本至14椎出属带脉		

	经别	别，入	胸腹部	出（颈项穴）	合（阳经）
二合	足少阳	入毛际（维道），入季肋间	属胆，上肝，贯心，挟咽与别俱行	出颐颌中（天容）	足少阳
	足厥阴	至毛际，合少阳三合			
三合	足阳明	至髀，入腹里（气冲）	属胃，散脾，通心，循咽与别俱行，络咽，贯舌本	出于口（人迎）	足阳明
	足太阴	至髀，合阳明四合			
四合	手太阳	入腋	走心，系小肠	出于面（天窗）	手太阳
	手少阴	入腋（极泉）	属心，走喉咙		
五合	手少阳	入缺盆	走三焦，散胸中	出耳后（天牖）	手少阳
	手厥阴	下腋三寸入胸中（天池）	属三焦，循喉咙		
六合	手阳明	入柱骨	走大肠，属肺，循喉咙	出缺盆（扶突）	手阳明
	手太阴	入腋（中府）	入走肺，散大肠		

五合：手少阳与手厥阴经别

（1）手少阳经别：从手少阳经脉的头顶部分出，向下进入锁骨上窝。经过上、中、下三焦，散布于胸中。

（2）手厥阴经别：从手厥阴经脉的腋下三寸处分出，进入胸腔，分别归属于上、中、下三焦，向上沿着喉咙，浅出于耳后，于乳突下同手少阳经会合。

六合：手阳明与手太阴经别

（1）手阳明经别：手阳明经别：从手阳明经脉的肩髃穴分出，进入项后柱骨，向下者走向大肠，归属于肺；向上者，沿喉咙，浅出于锁骨上窝。脉气仍归属于手阳明本经。

（2）手太阴经别：从手太阴经脉的渊腋处分出，行于手少阴经别之前，进入胸腔，走向肺脏，散布于大肠，向上浅出锁骨上窝，沿喉咙，合于手阳明的经别。

十二皮部：抵御外邪的森林

十二经脉在体表有一定的循行分布范围，与之相应，全身的皮肤也被划分为十二个部分，称为"十二皮部"。故《素问·皮部论》中说："欲知皮部，以经脉为纪考，诸经皆然。"同时，皮部不仅是经脉的分区，也是别络的分区，它同别络，特别是浮络有着密切的关系。所以《素问·皮部论》又说："凡十二经络脉者，皮之部也。"

皮部作为十二经脉的体表分区，与经脉和络脉的不同之处在于：经脉呈线状分布；络脉呈网状分布；而皮部则着重于面的划分。其分布之范围大致上属于该经络循行的部位，且比经络更为广泛。皮部在体表的分布如下。

手太阴肺经皮部：循手太阴肺经分布于足部、下肢、腹部。

手厥阴心包经皮部：循手厥阴心包经分布于手部、上肢。

手少阴心经皮部：循手少阴心经分布于手部、上肢。

手阳明大肠经皮部：循手阳明大肠经分布于手部、上肢、颈部、足部。

手少阳三焦经皮部：循手少阳三焦经分布于手部、上肢、肩部、颈部。

手太阳小肠经皮部：循手太阳小肠经分布于手部、上肢、肩部。

足阳明胃经皮部：循足阳明胃经分布于足部、胸腹部、颈部、面部。

足少阳胆经皮部：循足少阳胆经分布于足部、下肢、颈部、头部。

足太阳膀胱经皮部：循足太阳膀胱经分布于足部、下肢、腰背部、头部。

足太阴脾经皮部：循足太阴脾经分布于胸腹部、股部、足部。

足厥阴肝经皮部：循足厥阴肝经分布于足部、胸腹部。

足少阴肾经皮部：循足少阴肾经分布于足部、下肢、腹部。

皮部位居人体最外层，是机体的卫外屏障，当外邪侵犯时，皮部就像森林抵御风沙一样，发挥其保卫机体、抗御外邪的功能。当机体卫外功能失常时，病邪可通过皮部深入络脉、经脉以至脏腑。正如《素问·皮部论》所说："邪客于皮则腠理开，开则邪入客于络脉，络脉满则注入经脉，经脉满则入合于脏腑也。"反之，当机体内脏有病时，亦可通过经脉、络脉而反映于皮部，根据皮部的病理反应而推断脏腑病证，所以皮部又有反映病候的作用。

除此之外，还可以根据皮部理论来确定治疗原则和方法，达到治病效果。比如，外感疾病多为六淫邪气侵犯肌表，表邪不解则由表入里，同样里证也可出表。根据皮部理论，邪在表当发汗，以防病邪沿经络传变入里，发展为里证。若邪已入里，则亦可由里达表，使其通过皮部而解。在临床上，常见的某些皮肤疾患如疹、斑等的外病内治，即是皮部理论在临床上的应用。中医针灸临床常用的皮肤针（七星针、梅花针）、皮内针、穴位贴药治疗等均是通过皮部与经脉络脉乃至脏腑气血的沟通和内在联系而发挥作用的。

由于手三阴三阳皮部与络脉在上肢，足三阴三阳皮部与络脉在下肢，而在临床实践中进行望色及切肤时，上下同名经络皮部是相通的，故称作"上下同法"，所以十二皮部归为六经皮部，并专门加以命名。《素问·皮部论》云："阴阳之阳，名曰害蜚，上下同法，视其部中有浮络者，皆阳阴之络也。"其他经皮部皆以此论述。少阳经皮部名枢持；阳明经皮部名害蜚；太阳经皮部名关枢；厥阴经皮部名害肩；太阴经皮部名关蛰；少阴经皮部名枢儒。此六经皮部名称和理论与经络根结终始理论相关，从而形成关、阖、枢理论。

六经皮部名称对应表

六经	太阳	阳明	少阳	太阴	少阴	厥阴
皮部名	关枢	害蜚	枢持	关蛰	枢儒	害肩

在临床治疗中，除用药物贴敷等方法治疗皮肤病外，主要是在针灸、按摩治疗中，通过皮部、经脉的接受力学和热学的轻微物理性刺激，从而激发人体经络系统协调阴阳、调整虚实的作用而治疗疾病。无论体针、耳针、足针、面针、头皮针、皮肤针，或者艾灸、拔罐、挑刺、割治、药熨、水浴、蜡疗、泥疗等，都是首先作用于皮部的理疗方法。现代的一些治疗仪也是如此。

十二经筋：被河流滋养的土地

何谓经筋？"经"即十二经脉，"筋"为肌肉的总称。十二经筋是十二经脉之气濡养筋肉骨节的体系，是十二经脉的外周连属部分。经筋具有约束骨骼、屈伸关节、维持人体正常运动功能的作用，正如《素问·痿论》所说："宗筋主束骨而利机关也。"如果说十二经脉似地上的十二条河流，那么十二经筋就是被河流滋养的土地。

经筋分布于外周，不入脏腑，有"起"有"结"，数筋结于一处为"聚"，散布成片称"布"。十二经筋各起于四肢末端，结聚于关节和骨骼，分布部位与十二经脉的外行部分相类。阳经之筋分布在肢体的外侧，分为手足三阳；阴经之筋分布在肢体的内侧，并进入胸腹腔，但是不联络脏腑，不像经脉有脏腑络属关系，因此，经筋的命名只分手足阴阳而不连缀脏腑名称。其中，手三阳之筋结于头脚，手三阴之筋结于胸膈，足三阳之筋结于目周围，足三阴之筋结聚于阴器。

经筋的分布，同十二经脉在体表的循行部位基本上是一致的，但其循行走向不尽相同。经筋的分布，一般都在浅部，从四肢末端走向头身，多结聚于关节和骨骼附近，有的进入胸腹腔，但不属络脏腑。其具体分布如下。

1. 足太阳经筋

起于足小趾，向上结于外踝，斜上结于膝部，在下者沿外踝结于足跟，向上沿跟腱结于腘部，其分支结于小腿肚（腨外），上向腘内侧，与腘部另支合并上行结于臀部，向上挟脊到达项部；分支入结入舌根；直行者结于枕骨，上行至头顶，从额部下，结于鼻；分支形成"目上网"（即上睑），向下结于鼻旁，背部的分支从腋行外侧结于肩髃；一支进入腋下，向上从缺盆出，上方结于耳行乳突（完骨）。又有分支从缺盆出，斜上结于鼻旁。

2. 足少阳经筋

起于第四趾，向上结于外踝，上行沿胫外侧缘，结于膝外侧；其分支起于腓骨部。上走大腿外侧，前边结于"伏兔"，后边结于骶部。直行者，经季胁，上走腋前缘，系于胸侧和乳部，结于缺盆。直行者，上出腋部，通过缺盆，行于太阳筋的前方，沿耳后，上额角，交会于头顶，向下走向下颌，上结于鼻旁。分支结于目外眦，成"外维"。

3. 足阳明经筋

起于第二、三、四趾，结于足背；斜向外上盖于腓骨，上结于膝外侧，直上结于髀枢（大转子部），向上沿胁肋，连属脊椎。直行者，上沿胫骨，结于膝部。分支结于腓骨部，并合足少阳的经筋。直行者，沿伏兔向上，结于股骨前，聚集于阴部，向上分布于腹部，结于缺盆，上颈部，挟口旁，会合于鼻旁，上方合于足太阳经筋——太阳为"目上网"（下睑）。其中分支从面颊结于耳前。

4. 足太阳经筋

起于大足趾内侧端，向上结于内踝；直行者，络于膝内辅骨（胫骨内踝部），向上沿大腿内侧，结于股骨前，聚集于阴部，上向腹部，结于脐，沿腹内，结于肋骨，散布于胸中；其在里的，附着于脊椎。

5. 足少阳经筋

起于足小趾的下边，同足太阳经筋并斜行内踝下方，结于足跟，与足太阳经筋会合，向上结于胫骨内踝下，同足太阴经筋一起向上，沿大腿内侧，结于阴部，沿脊里，挟膂，向上至项，结于枕骨，与足太阳经会合。

6. 足厥阴经筋

起于足大趾上边向上结于内踝之前。沿胫骨向上结于胫骨内踝之上，向上沿大腿内侧，结于阴部，联络各经筋。

7. 手太阳经筋

起于手小指上边，结于腕背，向上沿前臂内侧缘，结于肘内锐骨（肱骨内上踝）的后面，进入并结于腋下，其分支向后走腋后侧缘，向上绕肩胛，沿颈旁出走足太阳经筋的前方，结于耳后乳突；分支进入耳中；直行者，出耳上，向下结于下额，上方连属目外眦。还有一条支筋从颔部分出，上下颌角部，沿耳前，连属目眦，上额，结于额角。

8. 手太阳经筋

起于无名指末端，结于腕背，向上沿前臂结于肘部，上绕上臂外侧缘上肩，走向颈部，合于手太阳经筋。其分支从下额角处进入，联系舌根；另一支从下颌角上行，沿耳前，连属目眦，上额，结于额角。

9. 手少阳经筋

起于食指末端，结于腕背，向上沿前臂外侧，结于肩髃；其分支，绕肩胛，挟脊旁；直行者，从肩髃部上颈；分支上面颊，结于鼻旁；直行的上出手太阳经筋的前方，上额角，络头部，下向对侧下额。

10. 手太阳经筋

起于手大拇指上，结于鱼际后，行于寸口动脉外侧，上沿前臂，结于肘中；再向上沿上臂内侧，进入腋下，出缺盆，结于肩髃前方，上面结于缺盆，下面结于胸里，分散通过膈部，到达季胁。

11. 手少阳经筋

起于手中指，与手太阴经筋并行，结于肘内侧，上经上臂内侧，结于腋下，向下散布于胁的前后；其分支进入腋内，散布于胸中，结于膈。

12. 手少阳经筋

起于手小指内侧，结于腕后锐骨（豆骨），向上结于肘内侧，再向上进入腋内，交手太阴经筋，行于乳里，结于胸中，沿膈向下，系于脐部。

十五络脉：流在山谷中的溪水

络脉是由经脉分出行于浅层的支脉，络脉的主干脉被称为别络，共有15条，由手足三阴三阳经在腕踝关节上下各分出一支络脉，加上躯干部任脉之络、督脉之络及脾之大络所组成，故又称十五别络、十五络脉。从别络往下，还会分出许多细小的络脉，被称为孙络，即《灵枢》中所谓的"络之别者为孙"。另外，在全身络脉中，浮行于浅表部位的称为"浮络"，它分布在皮肤表面，其主要作用是输布气血以濡养全身。

十五别络分别以十五络所发出的腧穴命名，其中十二经的别络均从本经四肢肘膝关节以下的络穴分出，走向其相表里的经脉，即阴经别走于阳经，阳经别走于阴经，加强了十二经中表里两经的联系，沟通了表里两经的经气，补充了十二经脉循行的不足。任脉、督脉的别络以及脾之大络主要分布在头身部。任脉的别脉从鸠尾分出后散布于腹部；督脉的别络从长强分出后散布于头，左右别走足太阳经；脾之大络从大包分出后散布于胸胁，分别沟通了腹、背和全身经气。

1. 手太阴络——列缺

起始于手腕上部列缺穴两肌肉分歧处，与手太阴经相并而行，散布于手大鱼的边缘部（鱼际），由腕后一寸半（即列缺）处走向手阳明经。此络脉病候分为虚实两证：实证为手掌热；虚证为呵欠，气短，或尿频、遗尿等。

2. 手少阴络——通里

起始于腕横纹后一寸半（通里）处，由此向上与手少阴经并行于浅层，沿经脉而进入心中，联系舌根部，又联属于眼睛的根部；在掌后一寸半（通里）处走向手太阳小肠经。此络脉病候分为虚实两证：实证为胸胁及膈上撑胀不舒；虚证为不能言。

3. 手厥阴络脉——内关

在腕横纹后两寸（内关）处，于掌长伸肌腱与拇长伸肌腱之间分出，然后沿着手厥阴经循行部之浅层上行，联系心包络。此络脉病候分为虚实两证：实证为心痛；虚证为头项强直。

4. 手太阳络——支正

于腕横纹上五寸（支正）处出来后向内注入于手少阴经；另一支沿手太阳经之浅层上行至肘关节部，再上行络于肩髃穴处。此络脉病候分为虚实两证：实证为肘关节弛缓而不得屈伸，肘关节痿废；虚证为皮肤生赘疣，小的如同指间生的疥结痂。

5. 手阳明络——偏历

在腕横纹上三寸（偏历）处分出来后进入手太阴肺经；另一支沿上肢行于手阳明经浅层，上行至肩髃穴处，然后上行至面部颊侧屈曲处，即下颌角部，遍布于下齿中；另一支则入于耳中会合聚集于耳的宗脉。此络脉病候分为虚实两证：实证为龋齿、耳聋；虚证为牙齿寒凉、胸膈气塞不畅等。

6. 手少阳络——外关

在腕横纹上两寸（外关）处分出来后向上绕过前臂外侧上行，注入于胸中会合手厥阴经至心包络。此络脉病候分为虚实两证：实证为肘关节部痉挛；虚证为肘关节部纵缓不收，即不能屈。

7. 足太阳络——飞扬

在踝关节上七寸（飞扬）处分出后走向足少阴经。此络脉病候分为虚实两证：实证为鼻塞流涕，头背疼痛；虚证为鼻流清涕和鼻出血。

8. 足少阳络——光明

在踝关节以上五寸（光明）处分出后走向足厥阴经脉，向下络于足背部。此络脉病候分为虚实两证：实证为厥冷；虚证为痿躄，即筋肉萎缩或萎软无力，坐而不能站起。

9. 足阳明络——丰隆

在踝关节上八寸（丰隆）处分出后走向足太阴经脉；另一支沿胫骨外缘上行于同名经脉之浅层，直达头项部，会合诸经脉之气，向下络于喉部。此络脉病候分为气逆及虚实证：气逆，指本络脉之气上逆则喉痹，卒瘖，即喉部诸疾引起气塞不通之症，故常突然音哑；实证为狂证和癫证；虚证为足胫屈伸不得，胫部肌肉枯萎。

10. 足太阴络——公孙

在第一跖趾关节后一寸（公孙）处分出后走向足阳明经脉；另一支则沿同名经脉浅层上行直络于肠胃。此络脉病候分气逆及虚实证：气逆，即本络脉厥气上逆时则病发霍乱；实证为肠中切切而痛；虚证则腹部鼓胀。

11. 足少阴络——大钟

从大钟穴由足少阴经脉分出，在踝关节后面绕过足跟后走向足太阳经脉。另一支则与足少阴经相并行于浅层，上行走于心包之下，向外则贯穿腰脊部。此络脉病候分为气逆及虚实证：气逆证则心烦胸闷不舒；实证则小便不通或淋漓不尽；虚证为腰痛。

12. 足厥阴络——蠡沟

在踝关节内侧以上五寸（蠡沟）处分出后走向足少阳经脉；另一支沿着同名经脉的浅层经过胫骨内侧上行至睾丸处，结聚于阴茎。此络脉病候分为气逆及虚实证：气逆证为睾丸肿大，猝然发生疝气病；实证为阴器挺长不收；虚证为阴囊突然瘙痒。当取蠡沟穴治之。

13. 任脉之络——尾翳

由任脉之鸠尾穴上面分出后下行至鸠尾穴后再散络于腹部。此络脉病候分为虚实两证：实证为腹壁皮肤疼痛；虚证为腹壁皮肤瘙痒。

14. 督脉之络——长强

从长强穴处由督脉分出，然后在脊柱两旁肌肉边上上行，直达项部，散络于头上。下面则在肩胛部左右有分支走向足太阳经脉，穿入于脊柱两旁肌肉之内。此络脉病候分为虚实两证：实证为脊柱强直；虚证为头部沉重。

15. 脾之大络——大包

在腋窝部下三寸的渊腋穴（足少阳）下方三寸处分出后散布于胁肋及胸侧。此络脉病候分为虚实两证：实证为全身疼痛；虚证为各关节皆弛缓。

腧穴：运输气血的中转站

腧穴是人体输注气血、反映病候、防治疾病的重要部位。"腧"就是传输的意思，"穴"说明这个部位存在着空隙，所以一般都用"穴位"来称呼。实际上，穴位就是每条经络上最突出的地方，穴位对经络的重要就如同经络对于人体的重要。它位于经脉之上，而经脉又和脏腑相连，穴位、经脉和脏腑之间就形成了立体的联系。当然，穴位就成了这个相互联系的体系中最直接的因素，通过穴位来发现身体存在的问题，更可以利用它们来治疗疾病，保持身体的健康。

按照中医基础理论，人体穴位主要有四大作用，首先它是经络之气输注于体表的部位；其次它还是疾病反映于体表的部位，当人体生理功能失调的时候，穴位局部可能会发生一些变化，比如说颜色的变红或者变暗，或者局部摸起来有硬结或者条索状的东西等等；再者我们可以借助这些变化来推断身体到底是什么部位出了问题，从而协助诊断；最后，当人体出现疾病的时候，这些穴位还是针灸、推拿、气功等疗法的刺激部位，当然我们也可以用这些穴位来预防疾病的发生。

有专家说，正是由于腧穴的发现，才最终确立了经络学说，这种说法是有一定道理的。在远古时代，没有医生，没有医院，没有先进的设备，更没有灵丹妙药，当我们的祖先身体不舒服的时候，发现在病痛的局部按按揉揉，或者用小石头刺刺，小木棍扎扎，就能减轻或者消除病痛。其实这种"以痛为腧"的取穴方式，就是腧穴的原型。后来通过实践活动，古代人对腧穴有了进一步的认识，知道了按压哪个位置能起到什么样的治疗作用，为了便于记忆，便于交流，还给它们起了名字。在公元前 1 世纪的时候，有名字的穴位大概有 160 个。

随着对穴位主治功能认识的不断积累，古代医家发现这些穴位不是孤立的，这些穴位位于"经络"——能量的通路上，通过经络与脏腑相通。历代医家不断整理，到了清代，有名的穴位一共有 361 个，包括 52 个单穴，309 个双穴。这 361 个穴位位于十二经和任、督二脉之上，有固定的名称和固定的位置。这也是我们现代人常说的"经穴"，或者"十四经穴"。

在这 361 处经穴中，有 108 个要害穴。要害穴中有 72 个穴一般采用按摩手法点、按、揉等不至于伤害人体，其余 36 个穴是致命穴，就是我们俗称的"死穴"。严格地说这 36 个致命穴，平常按摩不会有任何不良影响。所谓致命是指超乎正常的意外重力，造成了极大的打击。

死穴又分为软麻、昏眩、轻和重四穴，每类都有9个穴。一共是36个致命穴。有些文学作品中甚至说，在生死搏斗中为"杀手"使用，还有歌诀做了描述："百会倒在地，尾闾不还乡；章门被击中，十人九人亡；太阳和哑门，必然见阎王；断脊无接骨，膝下急亡身。"

还有一些穴位，也有自己的名字，有固定的位置，但是却不属于十四经，它们属于另外一个系统，那就是"经外奇穴"，简称"奇穴"，其中也包括许多近代发现并获得认可的新穴，比如说四缝、八风、十宣、定喘等。常用的奇穴有40个左右。

其实还有一类穴位，没有固定的名字，也没有固定的位置，这就是"阿是穴"。相传在古时有中医为病人治病，但一直不得其法。有一次无意中按到病者某处，病者的痛症得到舒缓。医者于是在该处周围摸索，病者呼喊："啊……是这里，是这里了。"医者加以针灸，果然使疾病好转。于是把这一个特别的穴位命名为"阿是穴"，其实就是病痛局部的压痛点或者敏感点，这种叫法最早见于唐代。

可以看出，人们对腧穴的认识是不断发展的，关于究竟有多少穴位这个问题，也是在不同时代有着不同的答案。

特定穴：特殊职能的气血运行枢纽

在十四经穴中，有一部分腧穴被称之为"特定穴"，它们除具有经穴的共同主治特点外，还有其特殊的性能和治疗作用。根据其不同的分布特点、含义和治疗作用，将特定穴分为"五输穴""原穴""络穴""郄穴""下合穴""背腧穴""募穴""八会穴""八脉交会穴"和"交会穴"十类。特定穴其实是最常用的经穴，掌握特定穴的有关知识，对发生疾病时选穴具有很重要的指导意义。

1. 五输穴

古代医家认为，经脉之中气血的流注运行就好像自然界之水流一样，由小到大、由浅入深，注于江河，汇于海洋。古人以此为依据，将"井、荥、输、经、合"五个名称分别冠之于五个特定穴，即组成了五输穴。

五输穴从四肢末端向肘膝方向依次排列。井穴分布在指或趾末端，为经气所出，就像是水的源头。荥穴分布于掌指或跖趾关节之前，为经气开始流动，像刚出的泉水微流；输穴分布于掌指或跖趾关节之后，其经气渐盛，喻水流由小到大，由浅渐深；经穴多位于前臂、胫部，其经气盛大流行如水流宽大，通畅无阻；合穴多位于肘膝关节附近，其经气充盛且入合于脏腑，喻江河之水汇合入湖海。五输穴与五行相配，故又有"五行输"之称。

五输穴表

经脉名称	井（木）	荥（火）	输（土）	经（金）	合（水）
手太阴肺经	中府	鱼际	太渊	经渠	尺泽
手厥阴心包经	中冲	劳宫	大陵	间使	曲泽
手少阴心经	少冲	少府	神门	灵道	少海
足太阴脾经	隐白	大都	太白	商丘	阴陵泉
足厥阴肝经	涌泉	然谷	太溪	复溜	阴谷
足少阴肾经	大敦	行间	太冲	中封	曲泉
手阳明大肠经	商阳	二间	三间	阳溪	曲池
手少阳三焦经	关冲	液门	中渚	支沟	天井
手太阳小肠经	少泽	前谷	后溪	阳谷	小海
足阳明胃经	厉兑	内庭	陷谷	解溪	足三里
足少阳胆经	足窍阴	侠溪	足临泣	阳辅	阳陵泉
足太阳膀胱经	至阴	通谷	束骨	昆仑	委中

2. 原穴、络穴

原穴是脏腑原气（即元气）经过和留止于四肢的穴位。脏腑的原气源于肾间动气，是人体生命活动的原动力，通过三焦运行于五脏六腑，通达头身四肢，是十二经脉维持正常生理功能的根本。十二经脉在腕、踝关节附近各有一个原穴，合为十二原穴。十五络脉从经脉分出处各有一腧穴，称之为络穴，又称"十五络穴"。"络"，有联络、散布之意。十二经脉各有一络脉分出，故各有一络穴。原穴和络穴既可单独应用，也能配合使用，中医称之为"原络配穴"。

十二经原穴、络穴表

经脉	原穴	络穴
手太阴肺经	太渊	列缺
手厥阴心包经	大陵	内关
手少阴心经	神门	通里
手阳明大肠经	合谷	偏历

手少阳三焦经	阳池	外关
手太阳小肠经	腕骨	支正
足太阴脾经	太白	公孙
足厥阴肝经	太冲	蠡沟
足少阴肾经	太溪	大钟
足阳明胃经	冲阳	丰隆
足少阳胆经	丘墟	光明
足太阳膀胱经	京骨	飞扬

3. 郄穴

"郄"有孔隙之意。郄穴是指经脉之气深深藏聚部位的腧穴。十二经脉和奇经八脉中的阴跷、阳跷、阴维、阳维脉各有 1 个郄穴，共有 16 个。根据古代文献记载，阴经郄穴多用于治疗出血，阳经的郄穴多用于治疗急性疼痛。比如说我们前臂上的孔最穴就是手太阴肺经的郄穴，而肺与大肠相表里，所以孔最就有了这个作用。

十六郄穴表

经脉	郄穴	经脉	郄穴	经脉	郄穴
手太阴肺经	孔最	手阳明大肠经	温溜	足太阳膀胱经	金门
手厥阴心包经	郄门	手少阳三焦经	会宗	阴维脉	筑宾
手少阴心经	阴郄	手太阳小肠经	养老	阳维脉	阳交
足太阴脾经	地机	足阳明胃经	梁丘	阴跷脉	交信
足厥阴肝经	中都	足少阳胆经	外丘	阳跷脉	跗阳
足少阴肾经	水泉				

4. 腧穴、募穴

脏腑之气输注于背腰部的腧穴，称为"腧穴"，又称为"背腧穴"。"腧"，有转输、输注之意。腧穴一共有 12 个，都位于背腰部足太阳膀胱经第一侧线上，大体依脏腑位置的高低而上下排列，并分别冠以脏腑之名。

脏腑之气汇聚于胸腹部的腧穴，称为"募穴"，又称为"腹募穴"。"募"，有聚集、汇合之意。募穴也有 12 个，都位于胸腹部有关经脉上，其位置与其相关脏腑所处部位相近。

腧穴和募穴既可以单独使用，也可以配合使用。一般而言，脏病和虚证多取腧穴，腑病和实证多用募穴。

十二脏腑腧穴、募穴

	肺	心包	心	肝	脾	肾	胃	胆	膀胱	大肠	三焦	小肠
腧穴	肺腧	厥阴腧	心腧	肝腧	脾腧	肾腧	胃腧	胆腧	膀胱腧	大肠腧	三焦腧	小肠腧
募穴	中府	膻中	巨阙	期门	章门	京门	中脘	日月	中极	天枢	石门	关元

5. 下合穴

六腑之气下合于足三阳经的腧穴，称为"下合穴"，又称"六腑下合穴"。下合穴共有6个，其中胃、胆、膀胱的下合穴位于本经，大肠、小肠的下合穴同位于胃经，三焦的下合穴位于膀胱经。

下合穴可用于治疗相应的腑的病症。比如，胆的下合穴是阳陵泉，如果胆出现问题，就可以用阳陵泉来治疗。胃的下合穴是足三里，所以足三里可以治疗各种胃炎、胃溃疡、消化不良等这些和胃有关的疾病。膀胱的下合穴是委中，委中可以用来治疗尿频、尿急、尿痛、尿血、尿潴留、遗尿等各种和膀胱有关的问题。大肠的下合穴是上巨虚，和大肠有关的便秘、腹泻、痔疮、便血等都可以用上巨虚来治疗。三焦的下合穴是委阳穴，这个穴位可以用来治疗水肿、肾炎、膀胱炎等和三焦有关的疾病。小肠的下合穴是下巨虚，因此，下巨虚可以用来治疗和小肠相关的疾病，比如说急慢性肠炎、消化不良等。

6. 八会穴

八会穴是指脏、腑、气、血、筋、脉、骨、髓等精气聚会的八个腧穴。具体来讲，脏会章门，腑会中脘，气会膻中，血会膈俞，筋会阳陵泉，脉会太渊，骨会大杼，髓会绝骨。八会穴分散在躯干部和四肢部，其中脏、腑、气、血、骨之会穴位于躯干部；筋、脉、髓之会穴位于四肢部。

这八个穴位虽然分别属于不同的经脉，但对各自相对应的脏腑、组织的病症具有特殊的治疗作用。比如背部的膈俞穴是血会，也就是血汇聚的地方，当身体任何地方出现有出血、血亏或者血瘀等情况，都可以用这个穴位来治疗。再比如说任脉上的中脘穴是腑会，所以中脘不仅仅可以治疗和任脉相关的疾病，还可以用来治疗和六腑相关的疾病，尤其是经常用它来治疗胃的各种病症。

7. 交会穴

两经或数经相交会的腧穴，称为"交会穴"。交会穴多分布于头面、躯干部。这样的穴位有很多，它们既可以治疗本经的病症，也可以治疗相交会的经脉的病症。比如说三阴交，它既是足太阴脾经的腧穴，又是足三阴交会穴，所以，可以用它来治疗脾经病证，也可以治疗足厥阴肝经、足少阴肾经的病证。由于这样的穴位实在是太多了，在这里我们就不一一介绍了。

8. 八脉交会穴

十二经脉与奇经八脉相通的八个腧穴，称为"八脉交会穴"，又称"交经八穴"。八脉交会穴均位于腕踝部的上下。

八脉交会穴具有治疗奇经病症的作用，比如说后背部脊柱的疼痛、僵硬，这属于督脉的病症，我们就可以用通于督脉的后溪穴来治疗，而后溪穴本身是属于手太阳小肠经的穴位。公孙穴通冲脉，内关穴通阴维脉，这两个穴位配合使用，可以用来治疗心、胸、胃的疾病。后溪通督脉，申脉通阳跷脉，这两个穴位一起配合可以治疗眼内角、颈项、耳朵以及肩部的疾病。足临泣通带脉，外关通阳维脉，这两个穴位配合可以治疗眼内角、耳后、脸颊、颈肩部的相关疾病。列缺通任脉，照海通阴跷脉，这两个穴位配合起来，可以治疗肺、咽喉、胸膈的疾病。

八脉交会穴表

穴名	所属经脉	所通经脉	所合部位	主治范围
列缺照海	手太阴肺经	任脉	肺系，咽喉，胸膈	肺系，咽喉，胸膈病证
	足少阴肾经	阴跷脉		
后溪申脉	手太阳小肠经	督脉	目内眦、颈项、耳、肩	耳、目内眦、头颈项、肩胛、腰背病证
	足太阳膀胱经	阳跷脉		
公孙内关	足太阴脾经	冲脉	心、胸、胃	心、胸、胃病证
	手少阴心经	阴维脉		
足临泣外关	足少阳胆经	带脉	目内眦、耳后、颊、颈肩	耳、目锐眦、侧头、颈肩、胸胁病证
	手少阳三焦经	阳维脉		

第五章 一学就会的经络养生操

捏脊：增强免疫力的经络保健法

《黄帝内经》里说，督脉是诸阳之会，人体阳气借此宣发，它是元气的通道。我们经常会说"挺直你的脊梁"，就是因为那里最能够展现人的精气神，所以，打通督脉，是可以增强体质，祛除许多疾病的。不过要怎么去打通它呢？捏脊就是一个非常不错的方法。捏脊能够很好地调节脏腑的生理功能，特别是对胃肠功能具有非常好的调节作用，可以有效地提高身体的抵抗力。但是在实际操作的时候，捏脊是需要得到家庭当中其他成员的帮助的。具体的操作方法如下：

取俯卧位，然后让家人用双手的拇指、中指和食指指腹，捏起你脊柱上面的皮肤，然后轻轻提起，从龟尾穴开始，一边捻动一边向上走，直至大椎穴为止。从下向上做，单方向进行，一般捏3—5遍，以皮肤微微发红为度。

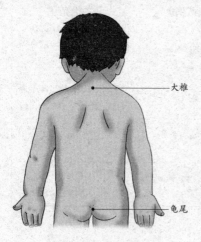

大椎穴、龟尾穴

在为家人捏脊的时候，一定要注意以下几点：

（1）应该沿着直线捏，不要歪斜。

（2）捏拿肌肤时要注意松紧适宜。

（3）应该避免肌肤从手指间滑脱。

除此之外，还有一个打通督脉的方法就是暖脊功，这其实是瑜伽的一种功法，在这里可以借用一下。很简单，就是抱成团，在地上打滚。不是真的滚，而是脊椎受力，以头臀为两头，像小船似的两边摇，这个方法非常有效，大家可以试一下。另外要在地板上做这个动作效果才会好，在床上，特别是在床垫上做则没有什么效果。

甩手功：气血通畅，告别慢性病

"甩手疗法"又称"甩手功"，是由古代的"达摩易筋经"演变而来。"易筋"的意思就是使微病之筋变为强壮之筋，使有病的人慢慢痊愈，无病的人体质健壮。甩手功可以活动手指、手掌、手腕、足趾、足跟、膝部的 12 条筋脉，使气血良好地循环，很多病也就不治而愈了。

甩手动作相当简单，身体站直，双腿分开，与肩同宽，双脚稳稳站立，然后，两臂以相同的方向前后摇甩，向后甩的时候要用点力气，诀窍就是用三分力量向前甩，用七分力量向后甩。练功时，要轻松自然，速度不要过快，刚开始可以练得少一些，然后慢慢增加次数，否则一下子就会产生厌倦感。

这种甩手功会牵动整个身体运动起来，从而促进血液循环，虽然做起来有些枯燥，但是，健康的身体恰恰来源于每天的坚持。

1. 甩手治癌

中医认为癌与瘤都是气血结聚、经络阻塞不通的结果，经常甩手有利于吐故纳新、补气益血，从而防治癌症。

每天上午、下午和晚上各甩 2000 下，不间断地甩 5 个月，有利于肺癌的治疗。

患关节炎、大便后流血者，练习甩手后两种病可见好。

若患食道癌，可逐步改善情况。

颈部生淋巴癌，每日甩手 2000 下，便可胃口大增，辅助治疗淋巴癌。

甩手时，眼睛向前看，心中不怀邪念，只默数数字，开始可先做两三百下，逐渐增多，做到每次一千多至两千多下，约半小时。

2. 甩手治眼病

《内经》中说"目受血而视"，所以眼睛的问题其实就是血的问题，气血如果不能到达眼睛，必然会引发各种病变。甩手功就是要让气血流动起来，到达身体各个部位，以供正常生命活动所需。

若患高血压影响了眼睛，经过甩手后，血压恢复正常，眼镜也可以不用戴。

患白内障者，每日甩两次，早甩 800 下，晚甩 1000 下，4 周以后可以见疗效。

眼睛有沙眼、有色盲、眼皮上生小瘤，甩手后体质增强，也能促进眼疾康复。

3. 甩手治半身不遂

半身不遂和中风、高血压、关节炎往往联系在一起，这是因为身体内部气血不平衡，影响分布，使经络、肌肉、骨节起了变化。

高血压的特点是两边脉压不一样，一边高（多），一边低（少），有的每分钟相差20跳、10跳，往往一边手脚有酸、痛、麻木的反应。实质上，上下往往也有问题，上边是充血，下边是血气走不到。甩手对此病有特效，还可以防止中风的前兆。

甩手功对半身不遂有特效，因为半身不遂是头重脚轻即上实下虚，而甩手可以平衡体内气血分布，从而对半身不遂产生特效。

练甩手功一段时间后，会出现流汗、打嗝及放屁等现象，这就表明体内的气已经通了，气通了，身体自然就轻松了。

甩手功动作并不难，难的是坚持。如果工作比较繁忙，可以在每天晚饭前的几分钟甩一甩手，工作的间隙也可以做一做，如果每天能坚持做10分钟，效果会更好。常练甩手功，能甩掉亚健康，甩出好身体，让你神清气爽、身心通透、容光焕发。

揉腹：润肠通便，告别亚健康

有些上班族的精神状态很不好，天天无精打采，头昏脑涨，食欲不振，还总是失眠，导致工作业绩严重下滑，领导很不满意。去医院检查也查不出什么结果，可就是不舒服，总感觉身心疲惫。其实，这些都是身体处于亚健康状态的临床表现。

亚健康，即指非病非健康状态，是介于健康与疾病之间的状态，如果把健康和疾病看做是生命过程的两端的话，那么它就像一个两头尖的橄榄，中间凸出的一大块，正是处于健康与有病两者之间的过渡状态。亚健康状态也是很多疾病的前期征兆，如肝炎、心脑血管疾病、代谢性疾病等。亚健康人群普遍存在"六高一低"，即高负荷（心理和体力）、高血压、高脂血、高血糖、高体重、高血黏度、免疫功能低。

现在国际公认应对亚健康最好的办法是中国的经络按摩法，它无创伤性、无痛苦、无副作用，安全可靠，集保健、医疗于一体。而腹部按摩则可以治愈消化不良、月经不调、习惯性便秘等常见病，还能振奋精神，调整睡眠状态等。

专家认为，腹部是许多重要经脉循行和会聚之所，是人体气血循环、阴阳升降之通道。通过对腹部的按摩，除了可以塑身，还可以防治五脏六腑的病变，并保持十二经脉的气血旺盛、循行畅通，减少废物的滞留，从而对人体各部分起到治疗和调整的作用。主要穴位有中脘、建里、天枢、气海、关元、章门等。

腹部按摩最常见的手法是"二指叠按法"，即两拇指重叠，按的轻重以手下有脉搏跳动和不感觉痛为最佳；另外一法是"波浪式推压法"，即两手指并拢，继而左掌用力向后压，一推一回，由上而下慢慢移动，好像水中的浪花。

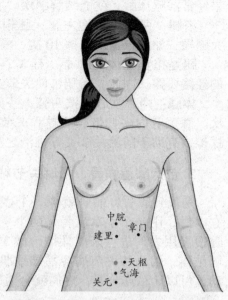

中脘穴、章门穴、建里穴、天枢穴、气海穴、关元穴

处于亚健康状态的人，除了疲劳和不适，不会有生命危险。但如果碰到高度刺激，如熬夜、发脾气等应激状态下，很容易出现猝死，就是"过劳死"。可见，亚健康对上班族的危害是十分严重的，我们应及时树立健康观念，拥有强烈的自我保健意识，还要注意平衡膳食、坚持运动，以杜绝亚健康。

揉膝：减缓膝关节退化，告别风湿病

揉膝疗法源于古老的导引术，是一种实用的自我医疗保健外治手法。具体指的是采取站立、高坐、盘坐、深蹲或者仰卧的姿势，两手掌含虚，紧贴在两膝部位，做圆周揉摩。其手法属于传统按摩手法中的揉法，动作简洁，易于练习。揉膝疗法源于古老的导引术，是一种非常实用的自我医疗保健外治手法，在《武当太极揉膝功》《达摩秘功》等著作中均有记载，用以舒缓和放松，治疗腿膝疼痛无力，有强膝和健步的功效。

1. 浴腿揉膝治腿疼

俗话说："人老先老腿。"很多老年人都有不同程度的腿部疾病，如果经常浴腿揉膝，就能缓解腿疾。

浴腿：两手先紧抱左腿大腿根，用力向下擦到足踝，然后再擦回大腿根。如此上下来回擦 10 次，右腿也擦 10 次。

腿是担负上体的骨干，有 3 个关节，而且是足三阳经和足三阴经的经络要路。因此，浴腿可使关节灵活，腿肌增强，有助于防治腿疾。

揉膝：两手掌心紧按两膝，一齐先向左旋转 10 次，再向右旋转 10 次。膝关节内多韧带、肌腱和关节囊，所以恶湿怕寒。如能经常左右揉擦，有助于防治关节炎等难治之症。

2. 包揉膝盖髌骨，松解关节粘连

先找到髌骨，髌骨就像一个壶盖，扣在人们的膝关节上面。找到它以后，用一个手掌或者是两个手掌包压在髌骨的上方，然后由轻到重慢慢用力，进行来回揉擦，做 3 分钟左右就可以了。此手法可以松解粘连，因为膝关节病容易导致肌肉之间或者韧带之间粘连，通过揉动，可以让粘连分开，疼痛就会消失。

3. 过力揉膝不可取

很多老人都认为猛揉膝盖能减少摩擦感，减轻疼痛，其实，这种做法是没有科学依据的。把双手放在双膝上轻轻揉动，力度轻而柔，像是抚摩，这是一种反射性的保护，会使膝盖感到温暖，消除疲劳，还可增加局部血液循环，对膝关节的确有益。但是，用力过大的按揉则是错误的，这样的动作很可能会加重软骨的损伤，把已经产生病变的软骨磨得更糟，甚至影响软骨下面的骨质，导致疼痛更加严重。所以，由于力量不好把握，老人用力揉膝盖的做法不可取。

送髋：减缓腰背肌肉紧张，通达躯干经络

将双脚自然分开，与肩同宽，挺胸收腹，将髋部微微向前挺，膝关节稍微弯曲，假想会阴部的中点，正好对着两脚心（涌泉穴）连线的中点，这是本套经络保健操的一个特殊动作。

这个动作是这套动作中所独有的，它确实藏有新意，藏有玄机。通过练习这个动作可以减缓腰背部肌肉的紧张性，使脊柱放松，从而有助于躯干经络变得更加通达。

除此之外，将舌尖微微顶住上腭，颈部肌肉保持放松，面带微笑状，这样可以使面部的肌肉处于松弛的状态，双手自然下垂。闭眼，

保持起势 1—2 分钟，并进行平静的呼吸。这样有助于肢体、头面部经络的通畅，也有助于心态的调整和放松，从而有利于进入下面的练功状态。

踮脚法：活动手脚，增强气血活动

这套动作尤其适合高血压、糖尿病和轻度冠心病患者进行练习。

保持起势的姿势，将双手前甩过头顶，同时深吸气，接着自然从胸前沿体侧将手向后尽量甩动，双脚同时踮起（提踵），同时呼气，反复进行 50—100 次。

在进行这套动作的时候，调息是非常重要的，由于上下肢的大肌群均要参加运动，并且还要有深呼吸进行配合，使气血活动增强，经络也自然贯通。

这套动作，尤其适合高血压、糖尿病以及轻度冠心病患者练习。这些慢性病综合治疗的理念主张让大肌群进行小强度、较长时间的运动，从而有利于增强心肌泵力、增加回心血量；有利于扩张外周血管、改善微循环、增加热量的消耗，同时还有利于增加机体的平衡性以及协调性，增加上下肢的肌力。对于高血压、糖尿病以及轻度冠心病等慢性病病情的稳定或是缓解，均具有较好的辅助效果。

堵耳朵：改善肾亏症状，促进内耳血液循环

堵耳朵，是在长期流传于民间的一种行之有效的健身方法，俗称"鸣天鼓"的基础上，经过稍加发展演变而来的，有利于改善因肾亏所引起的耳鸣、头痛、头晕、眩晕和健忘。

具体操作方法为：

（1）用双掌心相向压住双耳郭，将耳郭先摩擦 20—30 次。

（2）摩擦完双耳郭之后再将其压紧，用双手食指与中指交叉后发力，快速对后脑勺进行弹击，共击 10 下，以自己可以听见"砰砰"的响声为宜。

（3）接下来双掌交替进行按压—松开的动作，共进行 20 下，最后一次按压的时间要稍重稍长，并且按完之后快速打开双掌，同时可以听见"嗡"的一响。

其实，这一系列动作就是让耳道反复从密闭的状态突然间变成开放的状态，进而产生气压的快速变化。进行这个练习的时候，巧妙地运用了声音传导和气压的变化，促使内耳血液循环得到改善，对养益听力十分有利。

耳郭上分布着丰富的耳穴，它们是和体内脏腑以及四肢百骸相通的，是机体各种生理或者病理变化的一处重要窗口，而对耳穴进行按摩，也已经成为了中医的一种治疗或者是保健的方法。

通过以上这种按摩耳郭和双掌交替对耳郭进行按压—松开的动作，可以使耳穴得到尽可能的机械按摩，也能够使内耳得到气压按摩，对于改善机体的脏腑功能是非常有利的，长期坚持练习的话，对于因肾亏所引起的耳鸣、头痛、头晕、眩晕、失眠、记忆力减退、健忘和思维能力减退等症都具有一定的疗效，能够收到不错的健身效果。

上下转动：通达气血，保健全身

所谓的上下转动，指的就是转动全身的各个部位，从眼球开始，自上而下直至脚踝，在转动的过程当中，各个部位转动的幅度都要从小逐渐增大，并且要缓慢，方向左右交替，故而转转停停，能够令气血贯穿上下、通达全身。这套动作自上而下刚好要转动六个部位，即包含转眼、转颈、转肩、转腰、转胯和转膝踝6个动作。

1. 转眼

转眼可以缓解眼部疲劳。在做这个动作的时候，一定要尽量睁大双眼平视前方，以能够看到远处的绿树最好，维持10秒钟，头身保持不动，开始按照"左—上—右—下—左"的顺序缓慢转动，并逐渐将转动的幅度放大，正反方向各转3圈后，停下来闭眼休息5秒钟，再按照上述过程重复一遍。这个动作可以活动眼部肌肉，加快气血流通，既可以缓解眼睛疲劳，又具有明目的效果。

2. 转颈

转颈能够防治颈椎病。双脚自然分开，与肩同宽，挺胸收腹，双手自然下垂，身体保持不动，开始按照"左—后—前—左"的顺序缓慢转动颈部10圈，并逐渐放大转动的幅度，结束时，在后仰位静止5-10秒钟，手后伸。再按照上述过程的反方向重复一遍。这个动作可以活动颈部肌肉，加快气血流通，缓慢牵拉颈肌，从而缓解颈肌疲劳，有助于防治颈椎病。

3. 转肩

转肩可以疏通肩颈部经络，防治颈椎病和肩周炎。双脚自然分开，与肩同宽，挺胸收腹，双掌始终自然贴住大腿外侧，在上下滑动的同时，按照"上—前—下—后—上"的顺序缓慢做耸肩和转肩的旋转运动 10 圈，结束时，双手贴住大腿外侧不动，同时用力挺胸并向前探头，维持这个姿势 10 秒钟，再按照上述过程的反方向，即"上—后—下—前—上"的顺序重复一遍。结束时，仍然需要双手贴住大腿外侧不动，同时用力挺胸并向前探头，维持这个姿势 10 秒钟。这个练习能充分运动和牵拉肩颈部肌肉，令肩颈部经络畅通，防治颈椎病和肩周炎。

4. 转腰

转腰能够防治慢性腰腿痛。双腿分开与肩同宽，缓慢转动腰部，先顺时针，后逆时针，各转 20 圈。在转腰的过程当中，要始终将双手背放在腰部，握拳，并用指掌关节顶住腰骶部脊柱两侧，让腰部产生的旋转力，与双拳指掌关节一直处于按摩状态。每一个方向转腰练习结束时，均需保持双拳顶住腰部前挺、颈部后仰的姿势 10 秒钟，进一步增强腰肌的力量。这个练习可以充分活动和牵拉腰骶部的肌肉韧带，同时对腰骶都的经络进行按摩，有利于经络畅通，对腰肌劳损等慢性腰腿痛的防治具有积极效果。

5. 转胯

转胯可以令泌尿生殖系统变得强壮。双腿分开与肩同宽，膝关节微微弯曲，双手叉髋转动胯部，先顺时针，后逆时针。注意左旋转时，同时提肛，腰部以上要尽量保持正直，基本上只旋转胯部，每个方向转 20 圈。结束时，均需要保持胯部前挺 10 秒钟。这个练习可以充分活动、牵拉会阴部和髋部的肌肉韧带，对泌尿生殖系统的功能产生有益影响。

6. 转膝踝

转膝踝可以疏通下肢经络，预防关节疼痛。双腿分开与肩同宽，膝关节微曲，用两个手掌轻按于两侧膝盖，同时向里、外或者是同方向转动膝踝关节，每个方向转 20 圈。在结束时，双掌要保持稍用力后压的状态，使膝关节尽量保持 10 秒钟伸直状态。这个练习能够令膝踝关节得到活动，令下肢后群肌肉得到牵拉，有利于畅通下肢经络，提高膝踝关节灵活性。

掐揉头部：疏通头部经络，防治头晕头痛

掐揉头部，顾名思义，需要又掐又揉，这是一种防治头晕头痛的有效方式，能够很好地疏通头部经络。

这套动作的具体做法为：

（1）将双手五指尖平放在双眉尖至太阳穴一线，轻轻掐揉印堂穴（两眉连线的中点）、攒竹穴（在眉毛内侧端、眼眶边缘处）、丝竹空穴（眉梢处凹陷中）、太阳穴（眉外梢与外眼角之间向后约1寸处凹陷中）等穴位20—30次。

（2）在上述动作的基础上，将两手五指的位置逐渐平行向上，沿额部→顶部→枕部的方向一点点推进，每换一个部位，都需要同时用两手五指尖轻轻掐

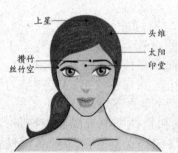

印堂穴、攒竹穴、丝竹空穴、太阳穴、上星穴、头维穴

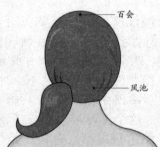

风池穴、百会穴

揉20—30次。此外，还要兼顾到加力掐揉上星穴（前发际正中直上1寸）、头维穴（额角发际之上0.5寸）、百会穴（两耳尖直上、头顶正中），推进到枕部后，用双手拇指加力掐揉风池穴（项后、大筋两侧的凹陷中、紧挨着露骨下缘处）20—30次。

这个练习对疏通头部经络对一般的头痛、头晕，眩晕、失眠、记忆力减退、健忘、思维能力减退等症都有一定的疗效。

梳头功：简单的梳理头发动作，蕴藏多种保健功效

这是一个类似于梳理头发的动作，在这个简单的动作当中蕴藏着许多种保健功效。它具有护发、提神、醒脑和明目的作用。

具体的操作方法是：将双手五指微微张开，从前向后对头发进行

100 次的梳理。

梳理过程中，应指掌并用，连梳带刮，有意让指力经过印堂穴（两眉连线的中点）、上星穴（前发际正中直上 1 寸）、头维穴（额角发际之上 0.5 寸）、百会穴（两耳尖直上，头顶正中）、风池穴（项后，大筋两侧的凹陷中，紧挨着颅骨下缘处）等穴，尤其是梳理到头顶往后下方向时，即改用双掌小鱼际沿耳后，稍加力一直刮向颈根部，其中刮到的穴位包括翳风穴（耳垂后方，下颌角与乳突之间凹陷中）、翳明穴（在翳风穴后 1 寸）、风池穴（项后，大筋两侧的凹陷中）等。

通过对头颈部的梳梳刮刮，使头颈部产生发热的感觉，使头颈部气血畅通，进而使得头颈部交汇的多条经络贯通，增加了对头颈部的供血量，起到了护发、提神、醒脑、明目的功效，也可缓解因一些慢性病引起的头痛症状。

推搓门脸：养益五官，改善各系统功能

推搓门脸具体来说包括推搓脸和胸腹部。这套动作通过揉通前部经络，能够养益五官，令各个系统得到强健。

在做这套动作的时候，一般都会先从推搓面部开始做起。

1. 推搓面部

推搓面部的主要作用为美容颜，养益五官。这个动作要借助于双手的中指，用指腹推搓的手法对面部进行梳理，在梳理的过程中，要先沿眉毛上缘向外推压至太阳穴，重复进行 20—30 次。

然后再按照印堂—发际—眼圈—鼻翼两侧—口角—再回到印堂的顺序，推搓梳理面部皮肤，在推搓的过程当中，应该有意识地对印堂穴、睛明穴、四白穴、迎香穴和地仓穴等穴加力。

在中指进行推搓的同时，大拇指则需要始终随同沿着脸部外侧，也就是沿着耳前下关穴、耳门穴、听宫穴、听会穴到颊车穴等穴一线来回推搓 20—30 次。

这个推推搓搓的练习可以改善面部气血运行，因此会对美容、调节五官的功能以及增强上呼吸道的抗病能力等具有积极的作用。

2. 推搓胸腹部

推搓胸腹部可以改善各系统的功能。推搓胸腹部的时候，要用双掌沿着胸腹的正中线稍微用力，自上而下不断地向左右画圆圈，当双掌向上的时候需要吸气，双掌向下的时候则需要呼气。这套动作实际上就是对胸腹部的穴位进行自我按摩。

其中按摩过程中所涉及的穴位包括：乳中穴、乳根穴、章门穴、膻中穴、上脘穴、中脘穴、神阙穴、气海穴、天枢穴等穴。

推搓胸腹部对于胸腹部脏器的功能性疾患，比如说胸闷、冠心病的缓解期、气短、胃脘痛、腹痛、便秘、腹泻和消化不良等都具有一定的疗效。就上、中、下三焦而言，上焦心、肺主升发，中焦脾、胃、肝主运化，下焦肾主阴阳之本。上、中、下三焦调和能保证全身气化的正常。从虚实的角度来看，脏腹的功能性疾病是分虚证与实证的，实证宜通，虚证宜补。不管是虚证还是实证，都可以通过推搓胸腹部来起到一定的调节作用。所以说，经常推搓胸腹部能够改善心血管系统、呼吸系统、消化系统和泌尿生殖系统的功能。

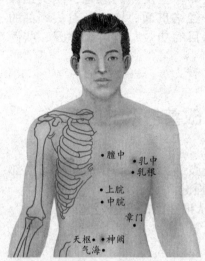

膻中穴、乳中穴、乳根穴、上脘穴、中脘穴、章门穴、天枢穴、神阙穴、气海穴

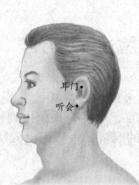

耳门穴、听会穴

拉扯疗法：补肾强身，通经活血

拉扯的力量可以对耳郭、颈肌进行刺激，同时还可以增加肢体关节的柔韧性，最终能够起到舒筋活络的作用，进而达到相应的保健效果，平时可以坚持练习，会收到明显的效果，特别是在"补肾"、颈部和肩部的保健方面，效果会更加明显。具体来说，这式动作共包括提耳、横拉颈部和背后"握手言活"3个动作，具体操作方法为：

1. 提耳

这个动作可以补肾强身，抵抗衰老。是民间流传下来的一种古老的健身方法。将一侧手臂经过头顶，捏住对侧的耳朵，慢慢向上提拉耳郭，在持续使劲的同时，突然松手，每侧反复进行 30 次。

传统中医学学认为耳朵是全身经络汇集的地方，联系全身各脏腑的穴位都在耳朵上有所分布，而耳又是肾之外窍，肾开窍于耳，主骨，通髓。在练习提耳的动作时，一般用一侧手臂绕过头顶，捏住对侧耳朵的部位都正好是耳轮的"三角窝"，这一区域对应着人体的生殖功能，对三角窝耳轮内侧缘的中点进行刺激，可以治疗女性月经不调，以及男性遗精、阳痿等症。

所以，以提耳时的爆发力，反复刺激"三角窝"等部位，就产生了相当于耳针刺激的效果，可以补肾强身、抗衰老。

2. 横拉颈部

横拉颈部可以防治颈椎病。将头向左转，右手从右方放于颈后直至左下颌，用整个手掌将颈部捏紧，然后稍用力往回拉，头同时慢慢向右转动，连续进行 20 次，换左手以相反方向再做 20 次。

实际上，这个练习是使颈肌受到横向的按压和牵拉，能够明显改善颈部肌肉的血液循环，对于由于颈椎病等引起的颈部气血不通而形成的筋膜炎、筋膜结节等病变，有帮助软化消散的作用，所以能够明显辅助防治颈椎病。

3. 背后"握手言活"

这个做法之所以被称为"握手言活"，是因为通过"握手"的动作可以达到舒筋活络、通气血的功效。

比如说，在冷天的时候，人们都会下意识地捏捏手或者搓搓手，这样便能够令分布于手部丰富的经脉活跃起来，从而令气血不足的肢端得到改观，加快微循环，从而令人感觉到暖意。而背后握手这个动作，经过改良，比起一般搓手的效果要好很多。

这种握手的方法共有两种。其中一种是双手从身体两侧后伸相握，在向后抻拉的同时往上抬，尽量收腹挺胸，头向后仰，并坚持 5—10 秒钟。

第二种则是一只手绕肩，另外一只手后背，两手上下相握，在收腹挺胸，头向后仰的同时，尽量用力拉紧，这个动作也需要坚持 5—10 秒钟。

这两种练习方法，均会起到明显的通经脉、活气血的作用，所以这个练习非常有助于防治颈椎病、肩周炎、肩背筋膜炎以及腰背肌劳损等症，特别适合那些久坐办公室埋头书案和长时间使用电脑的人们。

每隔 40—50 分钟，认真将背后"握手言活"的两种方法做一次，不管是对于消除疲劳，还是对于防治颈椎病、肩周炎、肩背筋膜炎和腰背肌劳损等都具有很好的效果。

拍打周身：疏通全身经脉

"拍打周身"指的是对肢体主要穴位的拍打为主，同时兼顾对经络循行部位进行拍打的方法。具体指的是采用手掌、手背或用拳的不同部位拍打全身各处。拍打周身是经络保健操中比较核心、重要的一节，同时也是最为集中的直接刺激穴位的练习，做这节动作的时候要求具有更多的腧穴知识，这样才能够获得更好的保健功效。

在拍打的过程当中，手的不同部位会与被拍打的部位相互作用，这就会刺激到包括手足三阴经、三阳经、任脉、督脉等十四经脉上的穴位。《灵枢·逆顺肥瘦》篇曰："手之三阴从脏走手，手之三阳从手走头，足之三阳从头走足，足之三阴从足走腹。"故而循行联系规律为阳阳经衔接于四肢、阳阳经交汇于头面、阴阴经交接于胸部，所以只要拍打得当，在拍打时尽可能拍准穴位或者是经络循行的部位，便可以起到疏通全身经脉的效果。

另外，在拍打的过程当中还应该注意用腰身的自然扭转去带动双手发力，而且要用爆发力，力度要以穴位部位产生酸疼感为宜，每个部位最少需要拍打 20—30 次。

除此之外，拍打时还要注意呼吸的配合，一般都要求拍打前吸气，拍打到身体的那一刻，要呼气，绝不能憋气。由于每个人的健康状态都不相同，可以进行拍打的穴位和部位很多，下面仅选择一些常用的穴位或部位进行介绍。

1. 拍打上肢

拍打上肢能够使气血通达、阴阳调和。这个动作需要用掌进行。由于上肢内外侧，按照前、中、后三条线分布有手三阴经和手三阳经，且相互连接。所以我们拍打时，只需要遵循这些经络的走向，上下拍打 20—30 次，然后再左右交换。在拍打合谷穴、内关穴、外关穴、曲池穴等主要穴位时，可以加力多拍。

2. 拍打肩髃穴和肩关节周围

这个动作有助于防治肩周炎，要通过手掌来进行。对臂外侧三角

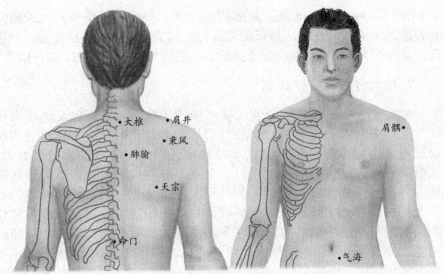

肩井穴、秉风穴 、肺腧穴、大椎穴、　　　气海穴、肩髃穴
天宗穴、命门穴

肌正中的肩髃穴和肩关节周围丰富的腧穴进行左右交替的拍打，各进行 20—30 次。

3. 拍打肩井穴和秉风穴

这个动作需要用掌进行，可以防治肩背和肩颈疼痛。在拍打的过程当中，肩井穴、秉风穴左右交替，各拍打 20—30 次。

4. 拍打肺腧穴和大椎穴

拍打这两个穴位可以使气机通畅，有利于增加上呼吸道的抗病能力。用掌对肺腧穴和大椎穴进行拍打，左右交替进行，各拍打 20—30 次。

5. 拍打天宗穴

拍打天宗穴可以治疗肩背痛。用掌对天宗穴进行拍打，左右交替，各拍打 20—30 次。如果拍打到位，又有力度的话，会感觉整个肩背部及上肢都产生了串麻感。

6. 拍打气海穴、命门穴

拍打这两个穴位可以调节消化系统、泌尿生殖系统及内分泌系统的功能。

两掌相向于腹部与腰部正中，同时发力拍打，除主要拍击到气海穴和命门穴外，还应该兼顾腹部的神阙穴、关元穴、中极穴、天枢穴和腰部的阳关穴。在每次拍打的刹那，尤其要注意呼气，这样做，既可以预防内脏震伤，又可以明显增强舒筋活络的效果。持续拍打 30—40 次。

7. 拍打脊柱与脊柱两侧

在拍打脊柱与脊柱两侧的时候要使用手背，这样可以疏通全身阳气。在用手背左右交替拍打脊柱与脊柱两侧部位时，应特别注意要扭动腰身来带动双臂，拍打时，双臂要抡开，一定要有较大的爆发力。从骶部开始，依次逐渐向上拍打，上至不能再向上为止，然后依次逐渐向下拍打，慢慢回到骶部。如此反复上下来回拍打 10—20 次来回。整个拍打过程，实际上是刺激督脉与足太阳膀胱经分布在脊柱与脊柱两侧的所有道络脏腑的腧穴，这个动作除去具有全面调节各个脏腑的功能之外，还可以防治肩周炎、腰肌劳损、腰腿疼痛以及颈椎病。

8. 拍打臀部和大小腿外侧

用拳的掌侧面对臀部和大小腿外侧进行有爆发力的拍击，这样可以明显缓解腰腿痛。按照前、中、后的位置，足三阳经脉都分布在人体大、小腿的外侧面，其中足阳明胃经在前，足少阳胆经居中，足太阳膀胱经行后。

在对这些部位进行拍击时，双侧要同时进行，以拍打环跳穴开始，从上自下，再从下自上依次从小腿外侧面的前、中、后位置进行循环拍打。将这些部位挨着拍打一遍即可。

9. 拍打大、小腿内侧

通过对大、小腿内侧进行拍打，可以防治腰腿痛、健脾胃、补肝肾。

在拍打这些部位的时候要用拳的小鱼际部进行。人体大、小腿内侧按照前、中、后位置，分布有足三阴经脉，足太阳脾经在前，足厥阴肝经居中，足少阴肾经行后。拍击时，双侧同时进行，以拍打箕门穴开始，从上而下，再从下而上依次从小腿内侧面的前、中、后位置循环拍打。

10. 拍打前胸

通过对前胸进行拍打，可以一吐郁闷，令心情变得愉快。

拍打左侧前胸用右掌，拍打右侧前胸用左掌。拍打之前先深深吸气，然后自上而下用稍快的节奏进行拍打，同时还要发出"啊"的声音并且深呼气。

第二篇
人体特效穴位养生

第一章　健康的头部最重要

百会穴：养胃降压找百会

中医认为：头为精明之府、百脉之宗，人体的十二经脉都汇聚在此，是全身的主宰。百会穴位于头顶部正中央，有"三阳五会"之称（即足三阳与督脉、足厥阴肝经的交会穴），是人体众多经脉汇聚的地方，是头部保健的重要大穴，它能够通达全身的阴阳脉络，连贯所有的大小经穴，是人体阳气汇聚的地方，有开窍醒脑、固阳固脱、升阳举陷的功效。

可以说，百会穴既是长寿穴又是保健穴，此穴经过锻炼，可开发人体潜能，增加体内的真气，调节心脑血管系统功能，益智开慧，澄心明性，轻身延年，现代临床上常用于治疗休克、遗尿、神经衰弱、抑郁症、竞技综合征、眼睑下垂、舞蹈病、精神分裂症、鼻炎、鼻窦炎、脚气等。

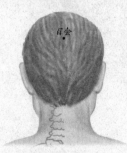

百会穴

百会穴有一个很特别的作用就是可以治疗胃下垂，每天用手指在百会穴上旋转按摩30—50下，就可以很好地提升胃气，防治胃下垂。在按摩的时候可以微微闭上眼睛，慢慢感觉，随着按摩的时间加长，会感到头顶处微微发胀。按摩结束之后，睁开眼睛，会感到眼睛很明亮舒适。

百会穴还有一些妙用，首先是降血压。手掌紧贴百会穴呈顺时针旋转，每次做36圈，可以宁神清脑，降低血压。其次为美发。用食指或中指按压百会穴，逐渐用力深压捻动，然后用空拳轻轻叩击百会穴，每次进行3分钟。这样可以促进血液循环，增强头皮的抵抗力，从而减少脱发断发。它和正确的疏通方式一样关键，比如梳头时应顺着毛囊和毛发的自然生长方向，切忌胡乱用力拉扯。因为头部有督脉、膀胱经、胆经等多条经脉循行，所以最好顺着经络的循行梳头，这样轻而易举就能调理多条经脉了。

在日常生活中，百会穴的保健方法主要有以下四种：

（1）按摩法：睡前端坐，用掌指来回摩擦百会至发热为度，每次108下。

（2）叩击法：用右空心掌轻轻叩击百会穴，每次108下。

（3）意守法：两眼微闭，全身放松，心意注于百会穴并守住，意守时以此穴出现跳动和温热感为有效，时间约10分钟。

（4）采气法：站坐均可，全身放松，意想自己的百会穴打开，宇宙中的真气能量和阳光清气源源不断地通过百会进入体内，时间约10分钟。

【教你快速找穴位】

百会穴很容易就能找到，将双耳向前对折，取两个耳朵最高点连线的中点，即前后正中线的交点就是。或者将大拇指插进耳洞中，两手的中指朝头顶伸直，然后就是环抱头顶似的，两手指按住头部。此时两手中指尖相触之处，就是百会穴。用指施压，会感到轻微的疼痛。

攒竹穴：随身携带止嗝穴

攒竹穴，别名眉本、眉头、员在、始光、夜光、明光、光明穴、员柱、矢光、眉柱、始元、小竹、眉中穴，隶属足太阳膀胱经。攒，聚集也。竹，山林之竹也。该穴名意指膀胱经湿冷水汽由此吸热上行。本穴物质是睛明穴上传而来的水湿之气，因其性寒而为吸热上行，与睛明穴内提供的水湿之气相比，由本穴上行的水湿之气量小，如同捆扎聚集的竹竿小头一般（小头为上部、为去部，大头为下部、为来部），故名攒竹。

攒竹位于面部，当眉头陷中，眶上切迹处。其气血循膀胱经上行，其气血温度比睛明穴的要高，但比头面其他经脉穴位中的气血温度要低，主治头痛，口眼歪斜，目视不明，流泪，目赤肿痛，眼睑瞤动，眉棱骨痛，眼睑下垂，以及迎风流泪、眼睛充血、眼睛疲劳、眼部常见疾病、假性近视等。在学生的眼保健操中，其中有一节就是指压按摩此穴，可见其保健效果非同一般。

其实，攒竹穴还有一个非常重要的作用，那就是止嗝。打嗝的时候，用双手大拇指直接按压双侧的眉头，使劲一点，按压下去几秒钟，再松开。然后再按压，再松开。这样反复几次，打嗝就可以停止了，比起喝凉水等办法来说，更加健康，也更加方便。

【教你快速找穴位】

攒竹穴在面部，当眉头陷中，眶上切迹处。正坐仰靠或仰卧位，在眉毛内侧端，眶上切迹处取穴。

睛明穴：防治眼病第一穴

睛明穴，别名目内眦、泪孔穴、泪空穴、泪腔穴、目眦外，隶属足太阳膀胱经，为手足太阳、足阳明、阳跷、阴跷五脉之会穴。睛，

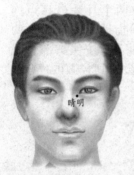

睛明穴

指穴所在部位及穴内气血的主要作用对象为眼睛也。明，光明穴之意。睛明名意指眼睛接受膀胱经的气血而变得光明穴。本穴为太阳穴膀胱经之第一穴，其气血来源为体内膀胱经的上行气血，乃体内膀胱经吸热上行的气态物所化之液，亦即是血。膀胱经之血由本穴提供于眼睛，眼睛受血而能视，变得明亮清澈，故名睛明。

睛明穴最早出自《针灸甲乙经》，主治：迎风流泪，胬肉攀睛，内外翳障，雀目，青盲，夜盲，色盲，近视，及急、慢性结膜炎，泪囊炎，角膜炎，电光性眼炎，视神经炎等。可以说，该穴是防治眼睛疾病的第一大要穴。"睛明"二字便是指五脏六腑之精气，皆上注于目。

我们平时用眼过度，感觉到眼疲劳的时候一定要及时地停下手头的工作，好好地揉按几分钟睛明穴。按此穴时，最好指甲剪平了，先用两手大拇指指肚夹住鼻根，因为这个穴特别小，如果你很随意地去揉，很容易就杵到眼睛，而且还可能把旁边的皮也杵破了，只有这样按起来才能安全，而且对眼睛的诸多疾病都有效果。

我们知道，睛明穴与脑、膀胱、督脉经气相连。同时，睛明穴与脑还有更直接的联系。正如《黄帝内经·灵枢·寒热病》所言"其足太阳有通项入于脑者，正属目本，名曰眼系……乃别阴跷、阳跷，阴阳相交，阳入阴，阴出阳，交于目内眦（睛明穴）"，此眼系即睛后与脑相连的组织，而且眼系通项入于脑，所以睛明穴通过眼系通项入脑。经络所通，主治所及，所以深刺睛明穴还可治因脑神失用，膀胱失摄

之尿失禁，以及落枕、急性腰扭伤，头痛等痛证属督脉、太阳经病变者、中风急症等。

值得注意的是，在按摩攒竹穴时，用力不宜重，宜缓不宜急，两手用力及速度均匀对称，而且这个穴位不适宜灸。

【教你快速找穴位】

睛明穴在面部，目内眦角稍上方凹陷处。正坐或仰卧位，在目内眦的外上方陷中取穴。

承泣穴：明眸亮眼揉承泣

承泣。承，受也。泣，泪也、水液也。承泣名意指胃经体内经脉气血物质由本穴而出。眼泪流出来的时候，受到重力因素的影响，最先流到眼眶下面承泣穴的部位，所以人们就把这个穴位叫做"承泣穴"。

承泣是胃经上比较重要的穴位。胃经多气多血，而承泣穴是胃经最靠近眼睛的穴位，中医里讲"穴位所在，主治所及"，所以经常揉一揉这个穴位，会使眼部气血旺盛，眼睛得到足够的血液滋养。而目得血能视，它有了血才能看东西。经常揉这个穴位，可预防近视眼，缓解眼部疲劳。若能配上四白穴一起按摩，则效果更好。

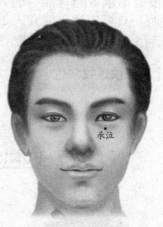

承泣穴

在临床上，承泣穴是治疗眼病非常重要的穴位之一，具有祛风清热、明目止泪的功效。按摩承泣穴，除了可以治疗近视，缓解眼疲劳，对夜盲、眼睛疲劳、迎风流泪、老花眼、白内障、青光眼、视神经萎缩等各种眼部疾病都有疗效。

在中医理论看来，脾胃与眼睛在经络上有着或多或少的联系。目为肝之窍，肝受血而能视，而肝血禀受于脾胃。脾胃所化生的气血，散精于肝，通过经脉上荣于目，眼睛因为得到这些营养而变得明亮。由此可见，我们的眼睛之所以能看东西，除了与肝有关外，还与脾胃有关。事实上，无论是因为脾胃失调导致的，还是其他原因引起的眼病，或是日常对眼的保养，都可以通过刺激承泣穴解决。

对于女性朋友来说，眼袋可以说是头号公敌，形成后很难消除。

而眼袋的形成与脾胃有着直接的关系，尤其是脾功能的好坏，直接影响到肌肉功能和体内脂肪的代谢。眼袋的出现正是因为胃燥化水功能衰退，使痰湿和水液积在下眼睑造成的。从经络图上可以看到，胃经是经过下眼睑的，眼袋的位置正好是承泣穴和四白穴的所在。因此，有眼袋的女性要经常按摩承泣穴、四白穴；同时再配合按摩足三里穴、丰隆穴，以提高脾胃功能。

生活中，还有一些人的眼睛并没有什么异常现象，既不红也不肿不痒，可是外出时被风一吹，眼泪就会不自觉地流下来，眼睛模糊，视力也下降了。这种情况叫迎风流泪，一般来说夏天比冬天症状明显。对于这种情况，我们可坚持每天按压承泣穴和四白穴各50次，效果非常明显。

除此之外，一般有足底、腹部发冷现象的寒证患者，以及常有便秘、下痢等肠胃症状的人，容易出现眼皮发沉、目中无神的症状。这时，只要按摩承泣穴、下关穴、中脘穴、胃腧穴，每个穴位每天按摩3-5分钟，效果就非常不错。

【教你快速找穴位】

承泣穴在面部，瞳孔直下，当眼球与眶下缘之间。

四白穴：护眼美白好帮手

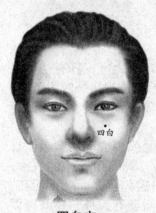

四白穴

四白穴是人身体一个重要的穴位。四，数词，指四面八方，亦指穴所在的周围空间；白，可见的颜色、肺之色也。该穴名意指胃经经水在本穴快速气化成为天部之气。本穴物质为承泣穴传来的地部经水，其性温热，由地部流至四白时，因吸收脾土之热而在本穴快速气化，气化之气形成白雾之状充斥四周，且清晰可见，故名。

四白穴有一个重要的作用，就是缓解眼疲劳。随着电脑、网络等办公自动化系统的普及，工作的紧张、休息不足，容易导致眼部疲劳。在感觉疲劳的时候，除了给予适当的休息外，按摩四白穴进行刺激，也是舒缓疲劳的好方法。使用双手的食指，略微用力进行按压；时间与次数：每次持续按压3秒，10次为1组，早、中、晚各一组。

四白穴还能治疗色盲症。色盲症是眼底网膜的视觉细胞异常，无法区分色彩。可将这种情形视为并非视觉细胞异常而只是发育迟缓。这种状况只能刺激视觉细胞，使其发达，那就是按揉四白穴。用中指指腹按压四白穴，一面吐气一面用食指强压6秒钟。指压时睁眼和闭眼都可以。

因为四白穴在眼的周围，坚持每天点揉能很好地预防眼花、眼睛发酸发胀、青光眼、近视等眼病，还可以祛除眼部的皱纹。

除此之外，四白穴有"美白穴""养颜穴"之称，很多人不太相信，养颜美白靠这么一个小小的穴位就能实现吗？你不妨每天坚持用手指按压它，然后轻轻揉3分钟左右，一段时间以后，观察一下脸上的皮肤是不是变得细腻，而且比以前白了。四白穴也可用来治疗色斑，如果再加上指压人迎穴（位于前喉外侧3厘米处，在这里能摸到动脉的搏动），一面吐气一面指压6秒钟，重复30次。每天坚持，一段时间后，脸部的小皱纹就会消失，皮肤会变得更有光泽。这就是经络通畅的神力。

按摩四白穴时，为增强效果，首先要将双手搓热，然后一边吐气一边用搓热的手掌在眼皮上轻抚，上、下、左、右各6次，再将眼球向左右各转6次。此外，还可以通过全脸按摩祛除眼角皱纹，四白穴和睛明穴、丝竹空穴、鱼腰穴这些穴一起按摩，效果会更好。

【教你快速找穴位】

四白穴在眼眶下面的凹陷处。当你向前平视的时候，沿着瞳孔所在直线向下找，在眼眶下缘稍下方能感觉到一个凹陷，这就是四白穴。

迎香穴：鼻炎鼻塞特效穴

迎香穴，别名冲阳穴，是大肠经的穴位，故有宣肺通窍的作用。而且，这个穴对于增强鼻子功能，强化鼻黏膜对于外界不好空气的抵抗力都有很好的作用。"不闻香臭从何治，迎香两穴可堪攻"，就是古人对迎香穴最好的治疗总结。可以说，所有跟嗅觉和鼻子有关的疾病，都可以用这个穴位调治。尤其是治疗鼻炎、鼻塞，效果极为明显。

那么，究竟迎香穴在什么位置呢？其实非常好找，准确的位置是鼻翼的两旁？由于它就在鼻子的两旁，所以想要打通鼻窍，让呼吸通畅就没有比迎香再适合的了。

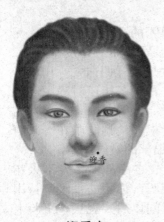

迎香穴

刺激迎香穴的方法也非常简单，用拇指和食指同时放在鼻翼的两侧，也就是迎香穴的位置，掐住鼻子，同时屏住呼吸，间隔5秒钟后，放松手指，进行呼吸。反复进行多次就可以达到刺激迎香穴的作用。

迎香穴可以使鼻子的功能得到强化，鼻黏膜也会增强抵抗炎症的能力，当然鼻炎也就不会再犯。但是实际上只通过刺激迎香穴的方法会让很多鼻炎严重的人感到效果不明显，这是因为这类的人群其鼻子和肺脏的功能都相应地丧失了一部分，所以在进行治疗的时候就会不敏感。那么只要能配合足部的鼻子和肺的反射区，就会避免这样的事情发生。每天先在足部按摩刺激一下反射区，感到作用敏感的时候，再进行迎香穴的治疗，这样一个立体的综合治疗就建立起来了，鼻子和肺脏逐渐增加敏感性，功能也会慢慢地恢复。

所以想要鼻炎永远不存在，那么就记住迎香穴，辅助足部的反射区按摩，只要坚持一段时间，就能发现一窍不通已经变得窍窍通畅，呼吸也变得畅通无阻，嗅觉也越来越敏锐。

此外，患者平时应加强锻炼，适当进行户外活动，增强抵抗力。要注意营养，多吃维生素丰富的食物，保持大便通畅。患者用拇指、食指在鼻梁两边按摩，每天数次，每次几分钟，令鼻部有热感，就会具有保健预防的作用。

【教你快速找穴位】

迎香穴位于人体的面部，在鼻翼旁约1厘米皱纹中。取穴时一般采用正坐或仰卧姿势，眼睛正视，在鼻孔两旁五分的笑纹（微笑时鼻旁八字形的纹线）中取穴。用食指的指腹垂直按压穴位，有酸麻感。

人中穴：醒神开窍急救穴

人中，又名水沟，位于鼻柱下，属于督脉，同时又是任、督二脉的交汇处，在人中沟的上 1/3 与下 2/3 的交点处，具有醒神开窍、调和阴阳、镇静安神、解痉通脉等功用。在古代，这个穴位也叫"寿宫"，就是说长寿与否看人中；还叫"子停"，就是将来后代的发育的情况如何也要看人中，因为人中是阴经和阳经的沟渠，从它可以看出阴阳的交合能力如何。

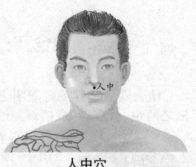

人中穴

在古代的相面学中，人中是一个重要的观察点，讲究人中要长、宽、深。如果人中平、短、浅，好好地休息几天就可以改善，人中的沟渠会慢慢变深。人中的深浅可以修，但是长短不能改变。古代相面时认为，人中特长的人会做官，而且长寿，后代的发育也会比较好，因为这样的人阴阳交合的能力比较强，后代比较强壮，他的精力也比较旺盛，能操心很多事。如果人中是歪的，说明阴阳交合出了问题，会出现腿痛或者脊背痛的问题。

人中在我们身体上就类似于"120"的作用，是个重要的急救穴，手指掐或用针刺该穴位就是简单有效的急救方法，可以用于治疗中暑、头晕、昏迷、晕厥、低血压、休克等。但是按压人中进行急救，时间、力度和按压手法都有讲究。如果是轻度的头昏或中暑，可以用指肚按揉人中穴，每次持续数秒，按揉2—3分钟一般即可缓解症状。如果病人已经晕厥、昏迷，则应该用指甲掐或针刺人中穴，适当的节律性刺激最为合适：每分钟掐压或捻针20—40次，每次持续0.5—1秒，持续1—2分钟即可。指掐人中穴是在模拟针刺效果，力度不要过大，以稍用力为宜。

需要注意的是，掐或针刺人中只是一种简便的应急措施，病人家属还应及时与医院联系，进一步抢救，以免延误病情。

为什么刺激人中就能让晕倒的人醒过来呢？在中医看来，人突然晕倒的原因可能就是阴阳失和，掐人中就是在刺激任、督二脉，这是人体最重要的阴阳二脉，从而达到阴阳交合，人自然也就醒过来了。

在西医看来，刺激人中，一是具有升高血压的作用，血压是主要生命指征之一，任何原因造成的血压过低都会危及生命。在危急情况下，升高血压可以保证各脏器的血液供应，维持生命活动。二是刺激人中对另一主要生命指征——呼吸活动也有影响，适当的节律性刺激有利于节律性呼吸活动的进行。不管怎样，人中的重要性毋庸置疑，在遇到突发情况时使用，可能会挽救我们的生命。

【教你快速找穴位】

人中穴位于人体鼻唇沟偏上的位置，将鼻唇沟的长度分成三等份，从上往下的1/3就是人中穴所在的位置。

地仓穴：不让孩子流口水

地仓穴，跷脉手足阳明之会。地，脾胃之土也。仓，五谷存储聚散之所也。该穴名意指胃经地部的经水在此聚散。本穴物质为胃经上部诸穴的地部经水汇聚而成，经水汇聚本穴后再由本穴分流输配，有仓储的聚散作用，故名。

地仓又名会维、胃维。会，相会也。胃，胃经气血也。维，维持、维系也。会维、胃维名意指穴内的气血物质对人体的正常运行有维系的作用。胃为人的后天之本，人的头部及身体中下部的气血要靠本穴输配，本穴气血的输配正常与否直接维系着人体的各种生理功能是否正常，故而名为会维、胃维。

地仓穴

中医认为，艾灸地仓穴具有疏风行气，通经活络，利口颊之功效。《明堂》中说，此穴能治"口缓不收，不能言语，手足痿躄不能行"。《金鉴》中说："口眼歪斜灸地仓，颊肿唇弛牙噤强，失音不语目不闭，瞤动视物目眡眡。"现代中医学界普遍认为，艾灸地仓穴对于面瘫、面肌痉挛、三叉神经痛、流涎、鹅口疮、面痒、口唇皲裂、面颊疔疮等症有疗效。

在日常生活中，地仓穴有一个很大的作用，尤其是对于小孩子来说，更是值得引起注意的一个穴位。因为，本穴是治疗口角流水，口角炎，面瘫最好的穴位。小孩子容易流口水的话，做妈妈的不妨在孩子睡觉之前，以一种亲子游戏的方式来帮助孩子刺激两角的地仓穴，只要用艾条灸 3—5 分钟即可，既不让孩子受吃药打针皮肉之苦，还能增进与孩子之间的感情。当然，如果孩子对艾灸不配合，按摩也可以，但值得注意的是，按摩本穴力度适中为好，给孩子按摩的时候要注意力度，不可太用力。每次施治时间为 3—5 分钟，一天 3 次左右。

【教你快速找穴位】

地仓穴位于人体的面部，口角外侧，上直对瞳孔。

颊车穴：上牙齿痛找颊车

颊车穴。颊，指穴所在的部位为面颊。车，运载工具也。颊车名意指本穴的功用是运送胃经的五谷精微气血循经上头。本穴物质为大迎穴传来的五谷精微气血，至本穴后由于受内部心火的外散之热，气血物质循胃经输送于头，若有车载一般，故名颊车。

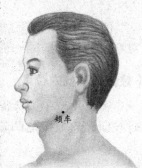

颊车穴

颊车还有许多别名，如曲牙、鬼床、机关、牙车等，每一个别名都是有原因的，显示了这个穴位对人体的作用。如曲牙：曲，隐秘之意。牙，肾所主之骨也，指穴内物质为水。曲牙名意指本穴上传头部的气态物中富含水湿。本穴物质为大迎穴传来的水湿气态物，水湿浓度较大，如隐秘之水一般，故名曲牙。如鬼床：鬼，与神相对，指穴内物质为地部经水。床，承物之器也。鬼床名意指穴内经水被它物承托而行。本穴物质为大迎穴传来的水湿气态物，其运行是循胃经上行下关穴，气态物中水湿浓度较大，如同载水上行一般，故名鬼床。又如：机关。机，巧也。关，关卡也。机关名意指本穴有关卡大迎穴传来的地部经水的作用。本穴因位处上部，大迎穴外传的地部经水部分因地球重力场的原因自然被关卡在本穴之外，关卡的方式十分巧妙，故名机关。再如牙车：牙，肾所主之骨也，指穴内物质为水。车，运载工具也。牙车名意指本穴有运送胃经经水上头的功能。理同曲牙之解。

我们知道，人体的骨头都是很坚硬、固定的，只有下颌骨能够活动、像车子一样。同时，下颌骨还有一个重要的特点，它是牙槽生根的地方，即我们的牙齿都依附在下颌骨上，如果下颌骨出了问题，牙齿也会松动，甚至脱落。这就好比车子一样，我们在用车子运货的过程中，如果车子倒了，这些东西就不可能完好无损了。因此，这是一个相互依存的关系。在古代的车上，颊和"辅"是共同起作用的，颊车是下颌骨，辅车就相当于上颌骨，颊辅代表的就是牙床，也就是牙齿寄生的地方。

颊车穴有个很大的作用，就是可以治疗牙痛。在日常生活中，我们经常会因为一些外在因素，例如咬核桃、啤酒瓶盖之类的硬物，牙齿经常用力，时间久了，腮帮子会酸痛。尤其是再次张口，或者大笑的时候，两耳前会疼痛得厉害。这时候，按摩颊车穴效果非常好。

我们知道，合谷穴也可以治疗牙痛，它们是有分工的。颊车治疗上牙齿痛，而合谷穴则是治疗下牙疼痛的好手。当感觉上牙齿痛的时候，鼓起腮帮子，找到颊车，轻轻地按摩3—5分钟。另外，颊车穴还可以缓解牙齿因为咬硬物造成的腮痛。这个时候，人们往往认为是牙齿出现了问题，会看牙医，其实我们自己就可以按摩颊车穴，效果也会不错。

值得注意的是，点、按颊车穴时力度稍大，使之有酸胀之感即可。对本穴的施治时间一般为2—3分钟即可，每天2—3次。

【教你快速找穴位】

颊车穴位于人体面颊部，下颌角前上方约1横指（中指），当咀嚼时咬肌隆起，按之凹陷处。

瞳子髎穴：除鱼尾纹有奇功

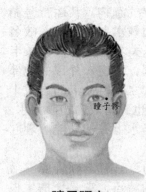

瞳子髎穴

瞳子髎穴，别名前关穴、后曲穴。瞳子，指眼珠中的黑色部分，为肾水所主之处，此指穴内物质为肾水特征的寒湿水汽。髎，孔隙也。该穴名意指穴外天部的寒湿水汽在此汇集后冷降归地。本穴为胆经头面部的第一穴，胆及其所属经脉主半表半里，在上焦主降，在下焦主升，本穴的气血物质即是汇集头面部的寒湿水汽后从天部冷降至地部，冷降的水滴细小如从孔隙中散落一般，故名。

瞳子髎位于眼睛外侧1厘米处，不仅是足少阳胆经上的穴位，而且还是手太阳、手足少阳的交会穴，具有平肝熄风、明目退翳的功用。经常指压此穴，可以促进眼部血液循环，治疗常见的眼部疾病。除此之外，瞳子髎还有一个非常重要的美容作用，就是祛除鱼尾纹。

鱼尾纹是人体衰老的表现之一，出现在人的眼角和鬓角之间，其纹路与鱼儿尾巴上的纹路很相似，故被形象地称为鱼尾纹。鱼尾纹的形成，是由于神经内分泌功能减退，蛋白质合成率下降，真皮层的纤维细胞活性减退或丧失，胶原纤维减少、断裂，导致皮肤弹性减退，眼角皱纹增多，以及日晒、干燥、寒冷、洗脸水温过高、表情丰富、吸烟等导致纤维组织弹性减退。

随着年龄的增长，眼角便容易出现一些细小的鱼尾纹，这是因为眼角周围的皮肤细腻娇嫩，皮下脂肪较薄，弹性较差。再加上眼睛是表情器官，睁眼、闭眼、哭、笑时眼角都要活动，故容易出现皱纹，而且一旦出现则较难消除。面对眼角出现的皱纹，很少有女人不心急的，名贵的化妆品买了不少，可就是难以消灭它们。其实，只要每天轻柔地按摩瞳子髎穴就能把皱纹赶跑。具体操作方法如下：

首先，将双手搓热，然后用搓热的手掌在眼皮上轻抚，一边吐气一边轻抚，上下左右各6次；其次，再以同样要领将眼球向左右各转6次，再用手指按压瞳子髎穴，一面吐气一面按压6秒钟，如此重复6次。

此外，还可使用指压手法来去除鱼尾纹。具体方法为：用双手的3个长指先压眼眉下方3次，再压眼眶下方3次。3—5分钟后可使眼睛格外明亮，每日可做数次。也可用眼体运动法，即眼球连续做上下左右转动，或连续做波浪状运动。

【教你快速找穴位】

瞳子髎位于面部，目外眦旁，当眶外侧缘处。取穴时可正坐仰靠，闭目，在目外眦外侧，眶骨外侧缘凹陷中即是。

听宫穴：耳朵聪灵听力佳

听宫穴，别名多所闻穴、多闻穴，为手太阳小肠经穴。听，闻声也。宫，宫殿也。该穴名意指小肠经体表经脉的气血由本穴内走体内经脉。本穴物质为颧髎穴传来的冷降水湿云气，至本穴后，水湿云气化雨降地，雨降强度比颧髎穴大，如可闻声，而注入地之地部经水又如流入水液所处的地部宫殿，故名。

在临床上，听宫穴主治耳聋、耳鸣、三叉神经痛、头痛、目眩头昏、聤耳、牙痛、癫狂痫。尤其是对于耳鸣，效果非常显著。

心开窍于耳，肾开窍于耳，足少阳胆经入耳，手太阳小肠经路过耳——耳朵这个部位可以说相当于四省通衢的地方，多条经络及脏腑之气在这里交汇，通常情况下这些不同的气保持相对的平衡状态，这样耳朵才能正常工作。如果某日某种诱因把这个平衡状态打破了，那么耳朵的疾病也就来了。像耳中轰鸣这样的情况，是足少阳胆经中进入耳朵里的离火之气太多了，寒气来了，火气自消，所以治疗得打运行太阳寒水之气的小肠经的主意，因此选择听宫穴。

有些人会觉得耳朵边上总有知了鸣叫声，或者是火车轰鸣声，这就是耳鸣。这种情况多出现在中老年朋友的身上，而且很多情况下这种声音持续不断，影响听力，影响睡眠，让人很苦恼。听宫穴主要用来治疗耳部的各种疾患，尤其是治疗因为火旺导致的耳中轰鸣的效果很好。如果你身边的朋友正为此苦恼，你可以告诉他坚持按摩听宫穴，每天按摩，按摩的时间和力度以自己能够承受为度，多多益善，慢慢地就会发现这个问题消失了。

【教你快速找穴位】

听宫穴位于头部侧面耳屏前部，耳珠平行缺口凹陷中，耳门穴的稍下方即是。或者下颌骨髁状突的后方，张口时呈凹陷处。

翳风穴：一切风疾通治穴

翳风隶属手少阳三焦经。翳，用羽毛做的华盖穴也，为遮蔽之物，此指穴内物质为天部的卫外阳气。风，穴内之气为风行之状也。该穴名意指三焦经经气在此化为天部的阳气。本穴物质为天牖穴传来的热胀风气，至本穴后，热胀风气势弱缓行而化为天部的卫外阳气，卫外阳气由本穴以风气的形式输向头之各部，以此得名。

翳风能够对一切"邪风"导致的疾病有效，即"善治一切风疾"。

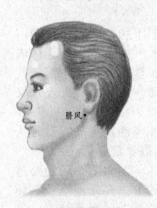
翳风·

翳风穴

风可分为内风及外风，内风常导致中风、偏瘫等疾病，外风则易导致伤风感冒。内风多是由于人体阴阳不协调、阳气不能内敛而生，比如肝阳上亢，动则生风，导致"肝风内动"而发生突然昏倒，相当于西医中的突发脑血管病。而外风是由于外界即自然界的不合乎正常时节的风，或者是正常的风但由于人的体质弱、免疫力下降致病。内风和外风可以相互转化。

大家能经常见到这种情况，有人睡了一觉后，嘴巴歪了，这就是面瘫。面瘫的主要诱因是受风。夏天贪凉，对着风扇或空调吹；开车时把窗户打开，任风吹；睡觉时不关窗，夜里着了风等等，这些都会引发面瘫。而按揉翳风穴能预防和治疗面瘫。

坚持按揉翳风穴可以增加身体对外感风寒的抵抗力，能减少伤风感冒的概率，也能减少面瘫的概率。受了风寒感冒后我们如果按揉翳风穴，头痛、头昏、鼻塞等症状一会儿就没了；发现面瘫后，按揉或针刺翳风穴，不管是中枢性面瘫还是周围性的面瘫，都有很好的治疗作用。

有人研究过，周围性面瘫发作前在翳风穴上有压痛，好多人一觉醒来之后发现嘴歪了，或者是前一天晚上睡觉时一直吹风扇，第二天早上刷牙时发现嘴角漏水，照镜一看，嘴歪眼斜，这时你会发现在翳风穴确实存在压痛。而且在治疗几天后，如果用同样的力量来按压穴位，如果感觉疼痛减轻，病情一般较轻，反之，则病情较重。

作为日常的保健常识，当我们从外面的风天雪地里回到屋子里面后，一定要先按揉翳风3分钟。另外，天热时一定不要让后脑勺一直对着空调或电风扇吹，因为这样后患无穷。

另外翳风穴，便可有效提神醒脑，放松精神。"春眠不觉晓"，尤其在春天，不少人都会觉得昏昏欲睡，这时就可以适当按摩一下翳风穴，来提提精神。按摩要领如下。

用双手拇指或食指缓缓用力按压穴位，缓缓吐气；持续数秒，再慢慢的放手，如此反复操作，或者手指着力于穴位上，做轻柔缓和的环旋转动。每次按摩10—15分钟为宜。此法适用于各种人群，且操作不拘于时，一天之中选择方便的时候做1—2次即可。

【教你快速找穴位】

翳风穴在耳垂后，当乳突与下颌骨之间凹陷处。

玉枕穴：生发固发有奇效

玉枕穴为足太阳膀胱经穴。玉，金性器物，肺金之气也。枕，头与枕接触之部位，言穴所在的位置也。该穴名意指膀胱经气血在此化为凉湿水气。本穴物质为络却穴传来的寒湿水气与天柱穴传来的强劲风气，至本穴后汇合而成天部的凉湿水气，其性表现出肺金的秋凉特征，故名玉枕。

玉枕穴在后脑勺，有一个非常好的作用就是防治脱发。现在很多人，精神时刻处于一种紧张状态，思虑过度，导致头发的毛细血管也经常处于收缩状态，供血不好，所以很容易掉头发。《黄帝内经》讲"头为诸阳之汇，四肢为诸阳之末"。"阳气者若天与日"，阳气就得动，不动就会老化。因而，按摩玉枕穴能够改善毛发的气血运行情况。用

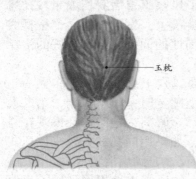

玉枕

玉枕穴

两手指腹对着两侧玉枕穴轻轻按摩，并且配合"手梳头"，即用五指自然的梳头，从前额梳到后脑勺，用指腹的位置，这样不容易伤到头皮，要稍微用劲一点，这样头皮才能受到刺激，梳50次左右，一直到头皮有酸胀的感觉为止。这样能够很有效地防止脱发，也有利于新发的再生。

另外，在中医的养生保健方法中有一个著名的"掩耳弹脑"，"弹脑"常用的就是玉枕穴，此方法有调补肾元、强本固肾的作用。《黄帝内经》认为，肾开窍于耳，耳通于脑，脑为髓之海，肾虚则髓海不足，易致头晕、耳鸣。弹脑时掩耳和叩击的动作可对耳产生刺激，对头晕、健忘、耳鸣等肾虚证状有预防和康复作用。弹脑的具体操作方法是：两手掩耳，掌心捂住两耳孔，两手五指对称横按在两侧后枕部，两食指压中指，然后食指迅速滑下，叩击枕骨。双耳可闻及若击鼓声，可以击24下或36下。每天练习，长期坚持，会收到意想不到的效果。

【教你快速找穴位】

　　玉枕穴位于人体的后头部，当后发际正中直上2.5寸，旁开1.3寸平枕外隆凸上缘的凹陷处。从后发际，头发的起始处向上推，会摸到一个突起的骨头，在这个骨头的下面有一个凹陷的地方，这里就是玉枕。

风池穴：感冒头痛缓解穴

　　风池穴，别名热府穴。风，指 内物质为天部的风气。池，屯居水液之器也，指穴内物质富含水湿。风池名意指有经气血在此化为阳热风气。本穴物质为脑空穴传来的水湿之气，至本穴后，因受外部之热，水湿之气胀散并化为阳热风气输散于头颈各部，故名风池。

　　根据中医经络学说，风池穴属足少阳胆经，主治感冒、头痛、头晕、耳鸣等。每天坚持按摩双侧风池穴，能十分有效地防治感冒。无感冒先兆时，按压风池穴酸胀感不明显。酸胀感若很明显，说明极易感冒，此时就要勤于按摩，且加大按摩力度。当出现感冒症状，如打喷嚏、流鼻涕时，按摩也有减缓病情的作用。这个防感冒良方效果明显，不妨一试。除此之外，风池穴还有以下两大功效。

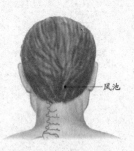

风池穴

1. 常按风池缓头痛

头痛是由多种因素引起的，临床上颇为常见。头为诸阳之会，又为髓海之所在，其正常的生理活动要求是经络通畅、气血供应正常，使髓海得以充养。对于紧张性头痛、血管神经性偏头痛、青少年性头痛及功能性头痛，《黄帝内经》认为是经脉瘀滞，气血运行不畅，不通则痛所致。

如果家里正在读书的孩子经常头疼，父母可以在孩子读书读累时，让孩子休息一会儿，在休息的过程中，一边跟孩子聊聊天，一边伸出双手，十指自然张开，紧贴后枕部，以两手大拇指的指腹按压在双侧风池穴上，适当用力地上下推压，以孩子能够稍微感觉酸胀为度，连续按摩15分钟左右。这样一方面可以加深亲子感情，使孩子精神放松，另一方面可以刺激颈后血液供应，使大脑的供血供氧充足，大脑的功能得到良好的发挥。

2. 常按风池助降压

风池穴具有清热降火、通畅气血、疏通经络的功能，有止痛作用迅速、效果良好的特点。不少高血压患者差不多都有这样经验，只要头颈后面"板牢了"，往往一量血压，就比较高了。现代针灸研究发现，针刺风池穴具有扩张椎基底动脉的作用，能增加脑血流量，改善病损脑组织的血氧供应，使血管弹性增强，血液阻力减少。因此，经常按风池穴可以预防高血压。血压已经高了怎么办？再配合刮刮人迎穴，血压会降下来一些。

【教你快速找穴位】

风池穴位置在后脑勺下方颈窝的两侧，由颈窝往外约两个拇指的位置即是。

第二章　胸腹疾病的黄金穴位

腧府穴：调动肾经通气血

腧府穴，别名腧中穴。腧，转输；府，会聚。腧府，腧，输也；府，体内脏腑也。该穴名意指肾经气血由此回归体内。本穴是肾经体内经脉与体表经脉在人体上部的交会点，或中穴传来的湿热水汽在本穴散热冷凝归降地部后由本穴的地部孔隙注入肾经的体内经脉，气血的流注方向是体内脏腑，故名腧府穴。

腧中者，其意与腧府同，中指内部。肾经的气血物质运行变化是体内气血由涌泉穴外出体表，经水气化而上行，自大钟穴之后则是寒湿水汽吸热上行，自大赫穴始则是受冲脉外传之热而水湿之气散热上行，自幽门穴始是受胸部外传之热而上行，在灵虚穴肾经气血达到了温度的最高点，自灵虚至腧府的经脉气血是降温吸湿而下行。

生活中，有些人总是饿了也不想吃饭，或是总感觉倒不上气来，觉得老打嗝儿，就是老有逆气上来。这些都是肾不纳气造成的，需要及时把气血调上来。经常按揉此穴，就可以调动肾经的气血到上边来。

一些中年女性还常有这样的症状：就是嗓子里像有一个东西，像有痰，但吐又吐不出来，咽又咽不下去，照X片又什么都没有，就是感觉有个梅子的核卡在嗓子里，就是梅核气。通过按腧府穴可以得到缓解，同时按摩太溪、复溜穴把整个气血都运转起来，效果更明显。

还有一些女性朋友常会感觉脚心发凉，中医认为，脚心发凉必是气血循环不畅造成的，用力点按腧府穴，

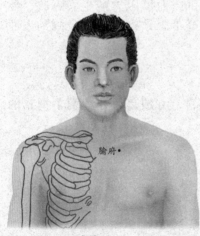

腧府

腧府穴

几分钟过后就会觉得脚心发热，不凉了。这样坚持一段时间可以达到痊愈效果。

此外，如果我们碰到有人气喘突然发作的时候，也可以指压胸骨旁的腧府及膻中，可以起到一定的治疗效果。

【教你快速找穴位】

腧府穴位于人体的上胸部，人体正面中线左右三指宽，锁骨正下方。

中府穴：益气固金治哮喘

中府穴，别名膺中外腧、膺腧、膺中腧、肺募、府中腧，是调补中气的要穴。中，中气也，天地之气，亦指中焦、胸中与中间；府，聚也。中府是指天地之气在胸中聚积之处，因此中府穴有宣肺理气、和胃利水、止咳平喘、清泻肺热、健脾补气等功效。

现在人们的生活压力较大，因此经常会导致长期闷闷不乐、心情烦躁等现象，也伴有胸闷、气短等症状。遇到这种情况，只要我们按压下中府穴就会好很多。《针灸大成》中记载："治少气不得卧"最有效。从中医的病理来说，"少气"即气不足的人，"不得卧"是因为气郁积在身上半部分，所以，按摩中府穴可使体内的郁积之气疏利升降而通畅。

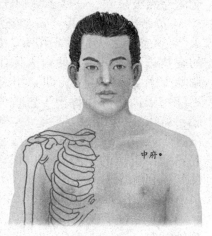

中府穴

除此之外，中府穴又是手、足太阴之会，故又能健脾，治疗腹胀、肩背痛等病。在日常保健中，灸中府对小儿哮喘有显著疗效，其法如下。

通常中府穴要与膻中、定喘二穴配合治疗，其顺序为定喘、中府、膻中，艾条悬灸，以温和为度，每穴每次灸 10—15 分钟，每日 1 次，5—7 天为一个疗程，疗程期间需间隔两天。初期可集中治疗 2—3 个疗程，如效果明显，再进行两个疗程巩固一下；如效果不明显，须在集中治疗之后，每个月进行一个疗程，持续 5—6 个月方可见效。在具体治疗中，中府穴左右两侧可互换，这个疗程用左边，下个疗程用右边。

刺激中府穴，也可用按摩方法，但由于中府穴下方肌肉偏薄，日常保健建议不要使劲，稍稍施力按揉 1—2 分钟即可。所以日常保健与治疗疼痛不适时力度一定要区分好。

【教你快速找穴位】

中府穴位于胸前壁外上方，距前正中线任脉华盖穴 6 寸，平第一肋间隙处。两手叉腰立正，锁骨外端下缘的三角窝处为云门，此窝正中垂直往下推一条肋骨（平第一肋间隙）即本穴。

极泉穴：宽胸养胃理气穴

极泉穴，手少阴心经的起始穴。极，高、极致的意思；泉，心主血脉，如水流之，故名泉；"极泉"的意思就是指最高处的水源，也就是说这处穴位在心经的最高点上，所以名叫"极泉穴"。

在日常生活中，吃得太多，身体会有很多不舒服的症状，如胃胀、胃酸、胃疼、打嗝等，遇到这些情况，该如何处理呢？我们只要按摩刺激左侧极泉穴，这些不适症状就可以很快缓解并消失。

《黄帝内经》认为"胃如釜"，胃能消化食物，是因为有"釜底之火"。这釜底之火是少阳相火。显然人体的少阳相火不是无穷的，大量的食物进入胃里后，使得人体用于消化的少阳相火不够，于是人体便调动少阴君火来凑数，即"相火不够，君火来凑"。可惜，少阴君火并不能用于消化，其蓄积于胃首先是导致胃胀难受。所以，要想消除胃胀，就得让少阴君火回去。左侧极泉穴属于手少阴心经上的穴位，刺激这个穴位，就可以人为造成心经干扰，手少阴心经自身受扰，就会赶紧撤回支援的少阴君火以保自身。当少阴君火撤回原位了，胃胀自然就顺利解除了。

具体操作方法（选择其中一种即可）：

（1）用右手在穴位处按压、放松，再按压、再放松，如此反复 5 分钟左右；

（2）用筷子的圆头在穴位处按压、放松，反复进行，至少 5 分钟；

（3）用小保健锤在该穴位处敲打，至少 5 分钟。

除此之外，极泉穴还有理气宽胸、活血止痛的作用。有的人，尤其是四五十岁的人，常会觉得自己前胸或者后背疼，但是到医院一检查发现什么问题也没有，这时极泉穴就可以帮你解决这个问题了。可以用手指弹拨极泉穴，可适当稍用些力，让局部有酸麻的感觉，要是觉得这种感觉顺着手臂向下传导直到手指就更好了。这个穴位还对心情郁闷的人有帮助，可以帮你赶走忧愁。

刺激极泉穴的方法是：施治者一手托起被治者左侧上肢，使其腋窝暴露，另一手食、中指并拢，伸入腋窝内，用力弹拨位于腋窝顶点的极泉穴，此处腋神经、腋动脉、腋静脉集合成束，弹拨时手指下会有条索感，注意弹拨时手指要用力向内勾按，弹拨的速度不要过急，被治者会有明显的酸麻感，并向肩部、上肢放散。

【教你快速找穴位】

按摩腋窝时，可明显感觉到有一条青筋，这条青筋的中间位置就是极泉穴。

膻中穴：疏通气机抗衰老

膻中穴隶属任脉，同时也是心包经的募穴，八会穴之气会。膻，指胸部；中，中央。膻中穴能为人体提供最重要的物质就是气。所以，但凡与气有关的疾病，如气机郁滞，气虚等病症都可以找膻中穴来医治。

刺激膻中穴的方法有很多，其中艾灸较为常见。在临床上，灸膻中具有理气活血，宽胸利膈，宁心安神，健胸丰乳，催乳等功效。现在临床常用艾灸膻中的方法来治疗支气管炎、胸膜炎、冠心病、心绞痛、心律失常、乳腺炎、乳腺增生、食管炎、食管痉挛、梅核气、肋间神经痛、肺痨等症。一般来说，艾灸膻中如果

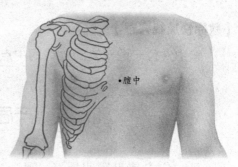

膻中穴

艾炷灸的话，须灸3—5壮；如果用艾条灸，则须5—10分钟。

除了上述病症之外，艾灸膻中还具有养生保健的功效，主要体现在两个方面：调理气机，让孩子不易生病；延缓衰老，防止衰老过快。下面一一详解。

在现实生活中，你会发现有些孩子特别容易生病，对此民间称之为"体弱多病"，但实际上这些孩子往往并不算体弱，筋骨骨肉的成长都比较好，只是容易生病。这是为什么呢？事实上，这种情况大多是因为气机不利，给外邪以可乘之机，或因为气机不利而导致脏腑功能

出现异常，而并非阴阳虚弱，先天不足以致元阳衰弱的情况则更加少见。因此，保健的重点在于调理气机，即在于疏通，而非补养。前面我们说过，艾灸膻中能够调理气机。方法为：悬灸，感觉以温和为度，每次5—10分钟。每日1次，5天为一个疗程，每月一个疗程，可以连续数月，也可以隔月进行。如果体质明显好转，即可停止灸疗。

接下来再说一说灸膻中延缓衰老。老年朋友经常会有这样一种现象，即感觉自己某段时间衰老得特别快，无论是体力还是精力，都比平时更迅速地流失了。但只是一个笼统的感觉，没有具体的症状，到医院检查也没什么问题。这种情况实际上并不是气血流失，而是气机失调造成的假象。人进入老年阶段后，会有一个逐渐的气血亏虚，但除非出现外伤或重大疾病，否则这是一个缓慢渐进的过程，不会出现突然间大量丢失气血的问题。如果有衰老过快的感觉，实际上是因为气血亏虚的时候容易发生气机逆乱。脉气不稳，气血营养就不能顺利到达身体各个部位，故会感到供应不足，导致短时间内体力精力感觉突然下降。这时，治疗的重点在于调理气机，而不是忙着大补气血。灸膻中就是最简便有效的方法：悬灸，每次10—20分钟，每日1次或隔日，5~7次为一个疗程。灸时以感觉温热为度，不可火力过猛。治疗时应缓慢调整呼吸，使心情平静，呼吸匀整，等症状缓解之后即可停止，不必完成整个疗程。

【教你快速找穴位】

膻中穴位于两个乳头连线的中点。

乳根穴：产后缺乳随手治

乳根穴隶属足阳明胃经。乳，穴所在部位也。根，本也。该穴名意指本穴为乳房发育充实的根本。本穴物质为胃经上部经脉气血下行而来，由于气血物质中的经水部分不断气化，加之膺窗穴外传体表的心部之火，因此，本穴中的气血物质实际上已无地部经水，而是火生之土。由于本穴中的脾土微粒干硬结实，对乳上部的肌肉物质（脾土）有承托作用，是乳部肌肉承固的根本，故名。

乳根穴是治疗产后缺乳的要穴，针刺该穴可通经活络，行气解郁，疏通局部气血，促进乳汁分泌。不过，为安全起见，实施针刺疗法时一定要借助医师的帮助才行。

具体操作方法：患者端坐，全身放松，医者用左手捏住患者右侧

（或左侧）乳头，把乳房轻轻提起，取乳根穴。消毒后用2.5寸毫针，沿皮下徐徐向乳房中央进针1寸，用导气手法行针1分钟；使针感向四周放射后，退针至皮下，再将针尖向乳房内侧徐徐进针1寸，行针1分钟；再进1寸，行针1分钟，针感直达膻中穴，此时出现全乳房沉胀、满溢感，即可退针。

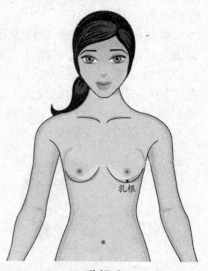

乳根穴

　　用上法治疗一次后，乳汁分泌即可大增，两次后即可不添加牛奶哺乳，三次后，乳汁够吃有余。

　　另外，导气手法是一种徐入徐出、不具补泻作用的手法。进针至一定深度时，均匀缓慢地提插、捻转，上、下、左、右的力量、幅度、刺激强度相当。用导气手法可诱发出乳房自身的精气，增强乳汁分泌。此法对肝气郁结者见效快、疗效佳。

　　除针刺疗法外，食疗对产后缺乳也有十分明显的治疗作用，因此，产后缺乳病人在用穴位治疗的同时，也可进行饮食调理。如气血不足者，应鼓励产妇多进食芝麻、茭白、猪蹄、鲫鱼等既有营养，又有通乳、催乳作用的食物；肝郁气滞者，应劝说宽慰产妇，多吃佛手、麦芽、桂花、鸡血、萝卜等具有疏肝理气、活血通络作用的食物。

　　产后缺乳者所选用的食品最好能制成汤、羹、粥之类，一是易于消化吸收，二是多汁可以生津，以增乳汁生化之源。忌食刺激性食物，如辣椒、大蒜、芥末等，禁酒、浓茶、咖啡等饮料。

【教你快速找穴位】

　　乳根穴也很好找，它位于人体胸部，乳头直下，乳房根部，第5肋间隙，距前正中线4寸。

日月穴：帮你缓解胆囊炎

　　日月穴，别名神光穴。日，太阳穴也，阳也。月，月亮也，阴也。日月名意指胆经气血在此位于天之人部。本穴物质为辄筋穴传来的弱小寒湿水气，所处为半表半里的天之人部，即是天部之气的阴阳寒热分界之处，故名日月。

本穴有收募充补胆经气血的作用，故为胆经募穴，是可以防止肌肉老化，增强性能力的指压穴道之一。除此之外，这个穴位对胆囊炎极有疗效。胆囊炎是一个让医生和患者都非常头痛的问题，因为在胆囊炎的初期就是炎症的反应，西医并没有什么好办法，更加严重后主要用手术处理，而在整个过程中病人都在忍受着胆囊炎的疼痛，而且还对饮食直接造成影响。

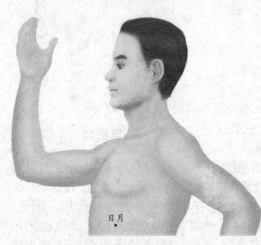

日月

日月穴

胆囊炎现在多发的一个原因就是因为现在工作压力大，工作繁忙，这样有很多人长期都不吃早餐。虽然不吃早饭的不良习惯大家都知道其严重性，但是还是有很多人无法改正。当经过一夜的睡眠后，身体中的胆脏积攒了一部分的胆汁，胆脏是一个分泌消化液的脏器，分泌出胆汁来就必须找到一个消耗掉的地方。如果长时间不吃早饭，这些胆汁也就长时间没有代谢出去，那么胆汁的淤积就造成了炎症。

说到这里，胆囊炎到底跟日月这个穴有什么关系呢，其实日月就是治疗胆囊炎的特效穴。日月穴就在双侧乳头的正下方，人的乳头位于第 4 肋间隙，而日月是在第 7 肋间隙。在身体中胆脏就是辨别是非之官，人体内无论有什么事情都需要胆脏来辨别一下，所以就把胆经上最关键的一个穴位叫作日月。

日月这个穴能够迅速给身体提个醒，对胆脏做得不足的地方予以纠正。所以治疗胆脏最多见的胆囊炎就是日月穴的拿手好戏了。每天都找到日月穴按摩 5 分钟左右，就可以让胆囊时刻保持健康。

除了日月穴以外，还能用阳陵泉来治疗胆囊炎，因为它是胆的下合穴。在阳陵泉附近还有一个叫胆囊的经外奇穴，对急慢性胆囊炎都有一定的治疗作用。

【教你快速找穴位】

日月穴位于人体上腹部，当乳头直下，第七肋间隙，前正中线旁开 4 寸。正坐或仰卧位，在乳头下方，在第七肋间隙处取穴。

期门穴：消除胀痛有特效

　　期门穴，又名肝募，隶属于肝经。期的本意是期盼、期望，同时也有周期的意思；门，是出入的门户。中医讲，气血运行是有周期的，它从肺经的云门穴出来，历经肺经、大肠经……肝经，到期门穴为一个周期。

　　期门穴所募集的肝经气血处于不稳定状态，它所募集的气血物质会根据穴周环境的条件变化而变化。期门穴处在胸胁侧面，属于不阴不阳的坐标位置（腹为阴背为阳），因此，期门穴所募集的气血物质也属于不阴不阳。可是在人体的经脉系统中，气血物质大致就分为两类，一是阴液，二是阳气，阴液归于背、阳气行于腹，人体中的阴阳两类物质它就有这样的运动特性。

　　期门穴一个最大的作用就是消除疼痛。我们知道，期门穴是肝经的气血汇聚点，揉开了期门穴，就是疏通了肝经。日常生活中，尤其是女性，心思细密，火气大，总是爱生闷气。这一类人可以每天按摩一下肝经在胸腹部这一块的经络，将手放在腋窝下面，然后从腋窝一直往下推，每次推30—50次，对于缓解两胁疼痛有很好的效果。而且，对于肝气郁滞导致的其他病症也有很好的疗效。爱生气的人士，可以多经常按揉，对修身养性有很好的帮助。此穴还可以用灸法：艾炷灸5—9壮，艾条灸10—20分钟。

　　期门穴是人体足厥阴肝经上的主要穴道之一，期门穴、行间穴等穴对肝病十分有效。行间穴在脚上，施压会强痛。在这些穴道上指压或者用灸术治疗都有效果。但并不是说一开始进行穴道刺激马上就会见效，作为一种长期的健康法，须持续地进行穴道疗法。

　　熬夜是美容的大敌。23点

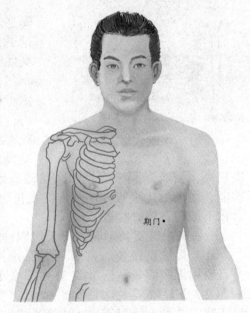

期门穴

到次日的凌晨 1 点是肝部排毒时间，如果这段时间不能入睡或睡眠质量不高，会影响肝脏排毒，导致肝火过胜，让脸色变得蜡黄粗糙，甚至出现痘痘。所以，调理肝脏是促进美容的关键。用双手拇指分别按压在两侧的期门穴上，圈状按摩，左右各 60 次，有疏肝养血、解除胸闷惊悸，促进睡眠的作用。

【教你快速找穴位】

　　期门穴在胸部，当乳头直下，第 6 肋间隙，前正中线旁开 4 寸。仰卧位，先定第四肋间隙的乳中穴，并于其下二肋（第 6 肋间）处取穴。对于女性患者则应以锁骨中线的第 6 肋间隙处定取。

中脘穴：温中健胃助消化

　　中脘穴，别名上纪穴，胃脘穴，大仓穴，太仓穴，胃管穴，三管穴，中管穴，中腕穴。中，指本穴相对于上脘穴、下脘穴二穴而为中也。脘，空腔也。该穴名意指任脉的地部经水由此向下而行。本穴物质为任脉上部经脉的下行经水，至本穴后，经水继续向下而行，如流入任脉下部的巨大空腔，故名。

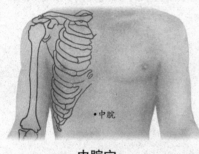

中脘穴

　　中脘穴有调胃补气、化湿和中、降逆止呕的作用。据《针灸甲乙经》记载："胃胀者腹满胃脘痛，鼻闻焦臭妨于食，大便难，中脘主之，亦取章门。"又载："伤忧思气积，中脘主之。"《玉龙歌》也说："黄疸四肢无力，中脘、足三里。"现代根据实验观察发现，艾灸中脘穴后能使胃的蠕动增强，幽门立即开放，胃下缘轻度提高，空肠黏膜皱襞增深、肠动力增强。艾灸中脘有利于提高脾胃功能，促进消化吸收和增强人的抵抗力，对于胃脘胀痛、呕吐、吞酸、食欲不振等有较好疗效。

　　一般来说，艾灸中脘穴可采用四种方法，下面我们一一进行介绍。

　　（1）艾炷直接灸。每次最好保持在 3—5 壮，艾炷一般要小一些，并且要用无瘢痕灸，通常或 3—5 日灸 1 次。

　　（2）艾炷隔姜灸。每次 5—7 壮，艾炷可以略大一些，如青豆，隔日 1 次，这种方法对于胃中虚寒怕冷的人尤其合适。

（3）艾条悬起灸。以温和灸为主，每次最好保持在 20 分钟左右，隔日 1 次，连续 1—2 个月方可收效。

（4）温灸器灸。每次温灸的时间需要稍长一些，大约 30 分钟，每日 1 次即可，但如果是在冬季，天气比较寒冷，或者自身虚寒较重，也可以每日灸 2 次。20 天为一个疗程。间歇 2—3 天再灸，连灸 2—3 个月。

一些上了年纪的人会觉得胃肠的功能特别的差，吃什么也不消化，还会感到胃部经常出现疼痛，或者是恶心干呕，闹肚子也是家常便饭了。这种情况就需要艾灸的时候选择一下方法了，因为老年人一般都会阳气不足，而对寒凉的刺激就会非常敏感。所以在艾灸的时候一定要选择隔姜灸，选择比较新鲜的姜，切成合适的薄片，不要太薄，然后在姜片上扎几个孔，选在中脘穴和神阙穴上，对准姜片进行艾灸。随着姜的药气进入体内，到达胃部，寒凉的感觉就会消失，而消化不良等现象就会逐渐得到改善。

除了艾灸之外，摩揉法也是中脘穴的常用保健方法，即是双掌重叠或单掌按压在中脘穴上，顺时针或逆时针方向缓慢行圆周推动。注意手下与皮肤之间不要出现摩擦，即手掌始终紧贴着皮肤，带着皮下的脂肪、肌肉等组织做小范围的环旋运动。使腹腔内产生热感为佳。操作不分时间地点，随时可做，但以饭后半小时做最好，力度不可过大，否则可能出现疼痛和恶心。

【教你快速找穴位】

本穴位于腹部正中线，脐上 4 寸。

章门穴：消除黄疸命定穴

章门穴，别名长平、季胁，隶属于足厥阴肝经。章，通"障"；门是守护、出入的地方，刺激章门穴，就好像打开四围的屏障。本穴物质为急脉穴传来的强劲风气，至本穴后，此强劲风气风停气息，风气如同由此进入门户一般，故名。

作为肝经的大穴，章门穴对于肝脏上的疾病有特殊的功效。它最大的一个作用就是消除黄疸，强化肝功能。引发黄疸的原因有

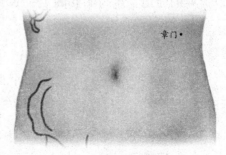

章门穴

很多，但是表现症状很相似，如目黄、脸黄、尿黄、身黄等全身性的泛黄现象。在治疗上，不同的病机引发的黄疸要用不同的方法来治疗，但是作为人体的穴位来讲，却不存在这个问题。只要发现自己的肝功能不太好，或者出现类似于黄疸的症状，或者平时作为一种保肝护肝的措施，如情绪经常感到压抑、经常需要喝酒等，都可以时不时地刺激章门穴。有条件的可以每天拿艾炷在这里缓慢地灸十多分钟，没有条件的也可以用手指进行按摩，效果非常好。

另外，章门穴也是五脏的"会穴"，会是指五脏的"精气"都在此穴会聚，它是连接五脏的门户，可以通达五脏、调节五脏，是人身体八大要穴之一。刺激这一个穴，等于把五脏功能都调节了，经常按摩章门穴可以防治乳腺增生等妇科疾病。我们敲"带脉"减肥的时候，别忘了顺手把这个大穴也敲一敲，敲打章门穴可以增加胆汁分泌，胆汁分泌多了，人体消化能力就强了，就能把多余的脂肪消化掉。此穴还是脾经的"募穴"，募是聚集的意思，这个穴位可以清肝火补脾。此穴位还可以用灸法：艾炷灸5—9壮，艾条灸10—20分钟。

【教你快速找穴位】

章门穴在腋中线，第一浮肋前端，屈肘合腋时肘尖正对的地方就是。

神阙穴：腹部健康守护神

脐，位于腹部正中央凹陷处，是新生儿脐带脱落后，所遗留下来的一个生命根蒂组织，属于中医经络系统中任脉的一个重要穴位——神阙穴。

对神阙穴名含义的解释，主要有两种：一种是指神之所舍其中，即生命力所在处；另一种是指神气通行出入的门户，为胎儿从母体获取营养的通道，维持胎儿的生命活动。

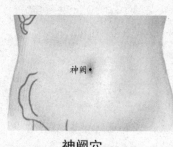

神阙穴

人体先天的禀赋与这个穴位关系密切，古人有"脐为五脏六腑之本""元气归脏之根"的说法。

肚脐皮薄凹陷，无皮下脂肪组织，皮肤直接与筋膜、腹膜相连，很容易受寒邪侵袭，但同时也便于温养，故神阙穴历来是养生要穴。

肚脐是最怕着凉的地方。肚脐和腹部

的其他部位不同，脐下无肌肉和脂肪组织，血管丰富，作为腹壁的最后闭合处，皮肤较薄，敏感度高，具有渗透性强、吸收力快等特点。因屏障功能较差，它在人体又属相对虚弱之地，易受凉而染风寒。

睡眠时要注意脐部的保暖，以免引起腹泻或感冒。尤其对于年轻女性而言，特别是经期女性，血管处于充血状态，穿露脐装最易因受凉而使盆腔血管收缩，导致月经血流不畅，时间长了会引起痛经、经期延长、月经不调等。 此外，穿着露脐装会使腰腹部裸露，容易受冷热的刺激引起胃肠功能的紊乱，导致病菌的入侵，出现呕吐、腹痛、腹泻等胃肠系统疾病。脐部肌肤较娇嫩，易于受损，脐眼又容易汇集污垢，如不小心也会引起感染。

按摩脐部可促进胃肠蠕动，有助于消化吸收，大便溏泻者可调，秘结者可通。仰卧，两腿弓起，先以右掌心按于脐部，左掌放于右手背上，顺时针轻轻按摩 36 圈。然后，换左掌心按于脐部，右掌放于左掌手背上，逆时针轻轻按摩 36 圈。

每晚睡前空腹，将双手搓热，掌心左下右上叠放贴于肚脐处，逆时针做小幅度的揉转，每次 20—30 圈，也可起到温养神阙穴的作用。

经常坚持揉按肚脐，可以健脑、补肾、帮助消化、安神降气、利大小便，促进肝脏肾脏的新陈代谢，使人体气血旺盛，对五脏六腑的功能有促进和调整作用，可以提高人体对疾病的抵抗能力。

【教你快速找穴位】

神阙穴，位于脐窝正中。

天枢穴：便秘腹泻都找它

天枢穴，隶属足阳明胃经穴位，是阳明脉气所发处。在这里，"枢"是枢纽的意思。《素问·六微旨大论》："天枢之上，天气主之；天枢之下，地气主之，气交之分，人气从之，万物由之。"张景岳注："枢，枢机也。居阴阳升降之中，是为天枢。"天地气相交之中点，古人穴位并不是瞎编的，每个穴位都有独到的含义。其实，天枢这个名称已经告诉我们吸收的营养物质从这个穴位开始分成清与浊，清归上，浊归下。说白了，就是精微物质变成血液，垃圾的东西从大肠排出体外，是个中转站。

事实上，天枢穴不仅是胃经上的重要穴位，还是大肠经的"募穴"。所谓募穴，就是集中了五脏六腑之气的胸腹部穴位。因为与脏腑是"近邻"，所以内外的病邪侵犯，天枢都会出现异常反应，起着脏腑疾病"信号灯"的作用。从位置上看，天枢正好对应着肠道，因此对此穴的刺激，能促进肠道的良性蠕动，增强胃动力。所以，腹泻、便秘之类的疾病都可以找天枢穴来解决。

《素问·灵兰秘典论》云："大肠者，传导之官，变化出焉。"大肠

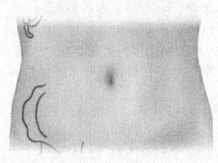

天枢穴

是胃降浊功能的延续，二腑以降为顺，大肠的传导功能失司可影响及胃。大肠的功能失常就会引起腹泻，六腑之病取其合，因此取大肠募穴天枢来治能取得非常好的效果。正如《胜玉歌》所说："肠鸣时大便腹泻，脐旁两寸灸天枢。"当然，除了艾灸之外，还可以用按摩天枢的方式来治腹泻。其方法为：先排便，然后仰卧或取坐位，解开

腰带，露出肚脐部，全身尽量放松，分别用拇指指腹压在天枢穴上，力度由轻渐重，缓缓下压（指力以患者能耐受为度），持续4—6分钟，将手指慢慢抬起（但不要离开皮肤），再在原处按揉片刻。经过治疗，患者很快就会感觉舒适，腹痛、腹泻停止，绝大多数都能一次见效。

如果说天枢可治腹泻说得通，那么为什么还能治便秘呢？要知道，便秘和腹泻不正是相反的吗？我们知道，经络养生也讲补与泻，同一个穴位，采用不同的方法，就可以治疗不同的疾病。灸天枢治便秘的方法为：艾条悬灸，每次10—20分钟，每日1次，5—7天为一个疗程，间隔2日可进行下一疗程。便秘兼有消化不良，大便并不干硬结块，只是排便困难或者经常三五天才有便意的，多属于脾气虚，可加灸脾腧穴，先灸脾腧穴，艾炷直接灸，每次3壮或10分钟，然后再灸天枢，疗程与天枢相同。如果是便秘兼有腰膝酸软、尿频、素体怕冷等症状，或是老年患者，多属肾阳虚，可加灸关元、肾腧，先灸关元、肾腧，艾炷直接灸（或隔附子灸），每次3壮或10分钟，最后灸天枢。如果是身体健壮，便秘干硬结块为主要症状，这多是阴虚热盛引起的，可加灸照海穴，悬灸，每次10—20分钟，先灸照海，再灸天枢，疗程与天枢相同。

【教你快速找穴位】

仰卧，人体中腹部，肚脐向左右三指宽处，即为天枢穴。

气海穴：平衡阴阳养生穴

　　气海穴隶属于任脉。气，就是人体呼吸出入的气息；海，就是海洋。气海与两肾相连，肾属水，水在身为阴，"孤阴不长，独阳不生"，必须阴阳相济才能保证身体的健康。人们吃饭、呼吸、睡眠，一切动静，无不是在调动人体的水火阴阳。所以，必须让心火下降肾脏，就好像天上的太阳照耀江海。这样，阴水得到阳火的照射，就能够化生云气，上达心肺，滋润身体，形成水升火降、通体安泰的局面。当身体处于一种和谐循环状态中时，邪气自然不得近身，人也就不会得病。

　　古代医学家十分重视气海的作用，认为气海之气由精产生，气又生神，神又统摄精与气。精是本源，气是动力，神是主宰。气海内气的强弱，决定了人的盛衰存亡，主治性功能衰退。对妇科虚性疾病，如月经不调、崩漏、带下，或者男科的阳痿、遗精，以及中风脱症、脱肛都有很好的防治作用，特别对中老年人有奇效。

　　艾灸气海穴是一个很好的保健方法。气海在下腹部，而下腹部是女性的子宫、男性的精囊藏身之处，都是极其重要的部位。古人说"气海一穴暖全身"，就是强调这个穴的保健养生作用。实际上，现代研究也证实了，艾灸气海可以使免疫球蛋白明显增加。可见，气海穴的确是极有作用的一个穴位。

　　刺激此穴除了用按揉或艾灸的方法外，还可以通过调整呼吸达到保健功效。日常生活中，人们采用的多是胸式呼吸，靠胸廓的起伏达到呼吸的目的，这样肺的中下部就得不到充分的利用，同时也限制了人体吸入的氧气量。而腹式呼吸是加大腹肌的运动，常有意识地使小腹隆起或收缩，从而增加呼吸的深度，最大限度地增加氧气的供应，就可以加快新陈代谢，减少疾病的发生。气功中的吐纳一般都要求腹式呼吸，以达到深、匀、缓的效果。呼吸规律是人类自然的动律，调之使气息细长乃是顺其机能而延伸之，

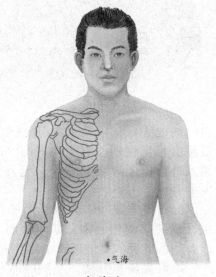

气海穴

以达到强健人体、延年益寿之功。怎么让气海充实呢？正确的腹式呼吸是怎样的呢？首先放松腹部，用手抵住气海，徐徐用力压下。在压时，先深吸一口气，缓缓吐出，缓缓用力压下。6秒钟后再恢复自然呼吸。如此不断重复，则精力必然日增。

【教你快速找穴位】

气海在身体前正中线上，关元穴和肚脐的中间，可以先用四指并拢取脐下三寸（关元穴），中点即是气海穴。

关元穴：性保健必知大穴

关元穴也就是我们所说的丹田，是人体真气、元气生发的地方。中医认为，人活着就是靠一口气——元气，没有了元气，人就要死了。小孩子生下来的时候手是握着的，叫作握固，固的就是元气；人死的时候手摊开了，元气涣散，叫做撒手归西。关元穴就是关住元气，不让元气外泄的一个穴位，是人的救命大穴。

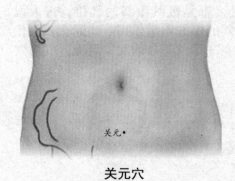

关元

关元穴

关元穴同时为任脉穴位、小肠募穴和足三阴会穴，所以对足三阴、小肠、任脉这些经行部位发生的病都有疗效，有培补元气、肾气，暖下元的作用，治病范围广泛，包括妇科的白带病、痛经、各种妇科炎症，男科的阳痿、早泄、前列腺疾病等。前人有"当人身上下四旁之中，故又名大中极，为男子藏精、女子蓄血之处也"的说法。刺激关元穴用灸比较好，每天坚持灸15—20分钟，两周后就会感觉性功能有明显提高，对那些老是感觉腰部发凉、阳痿、早泄及体质虚弱导致的眩晕、无力、怕冷的人效果最好，还可以治疗突发的昏厥。

长期灸关元穴，会感觉后腰两肾部位有明显的发热感，有热气自关元穴斜向两侧上方，非常舒服。还有，很多老年人睡眠不好，灸一段时间的关元穴就能改善，效果很好。

如果艾灸不方便，不妨时常按摩关元穴，前提是一定要让手指热起来，不要用冷冰冰的手去刺激腹部皮肤。尤其是女性，一定要注意下腹部保暖。但是，关元和子宫靠得很近，未婚未育的女性不能乱灸关元穴，那样很可能造成不孕。

凡在腰部的穴位，不管腹部还是后背都很重要，因为腰部是肾之所在，穴位和肾气或多或少有关联。所以，即使平时没有刺激这些穴位，也一定要有个意识，就是保持腰部的温度。腰部是人最容易长肉的地方，这其实是身体在自主调控，因为它有更重要的职责——保护肾。所以对于腰腹，一个不变的养生法就是保暖。

【教你快速找穴位】

关元穴在肚脐下 3 寸，将大拇指之外的四指并拢，以中指的中间关节为准，这个宽度就是 3 寸。以它为准，四指下面之处就是关元穴。

第三章　怎样稳固生命的支柱

肩井穴：舒肩养脾揉肩井

肩井穴属于足少阳胆经，别名膊井、肩解穴。肩，指穴位在肩部；井，指地部孔隙。"肩井"是指胆经的地部水液从这个穴位流入地部，有祛风清热、活络消肿的功效。平时精神太集中或者压力太大的时候，颈部会不自主地往前探，这时候整个肩部就会拘谨、收紧，造成肩部肌肉过度紧张，或者是痉挛，按揉肩井穴会感到放松舒服，头晕头痛都能得到缓解。

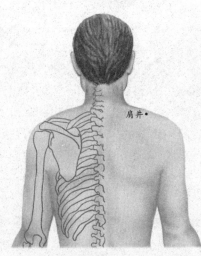

肩井穴

在肩井治疗里，除了按揉肩井穴外，还有一个方法很好，即拇指和四指并拢放在肩部，捏起来，再放下去，再捏起来，这样反复做，会感到肩部很舒服。

除肩部疲劳外，很多工作的人会感觉全身疲劳、困倦、气色不足，这种情况往往是脾虚导致。脾虚表现在腹胀、无食欲、消化功能差，倦怠、疲劳，头晕，四肢无力，大便稀溏，怕冷，面色萎黄，腹泻，肥胖水肿，女性还可能出现月经不调。判断脾虚最简单的方法，是从镜子里看自己舌头边上是否有齿痕，舌头胖瘦如何，有无白色的苔，颜色是否正常，身体是否疲劳。

可用肩井穴缓解疲劳提高脾气，与大包穴配合治疗。大包穴是脾经最终末的一个穴位，叫脾之大络。脾管人体的后天之本，气血生化之源，气血生发出来以后，由这个大络把它散布到身体的各个地方去，如果脾的整个运化有问题了，就找大包。该穴位深部相对应的器官有胸膜腔、肺、膈、肝（右侧）、胃（左侧），故不可深刺。

首先双拳相握，对在一起，然后放到腋窝下，一般是放到与乳头相平的位置，用拳顶在这个地方，顶住的时候，拳的手指缝隙刚好顶到肋骨的缝隙，以这里为支点，往里稍微用力一点，转肩，顺时针转、逆时针转都可以。这个方法其实是以大包为支点清理肩井穴，因为自己很难摸到肩井穴。这个动作让肩部转起来，刺激到了大包穴，也刺激到了肩井穴。在做这个动作的时候，若能转肩以后再收肩，坚持10秒钟，然后仰头，坚持10秒钟放松，再转2分钟，如此反复，就连颈椎都锻炼了。

【教你快速找穴位】

肩井穴位于大椎穴与肩峰连线中点，肩部最高处。低头时，颈部后方会突出一块骨头，肩井穴就在这块骨头与肩膀末端连接线的中间点。

大椎穴：消炎退热是良方

大椎又名百劳穴，是督脉、手足三阳经、阳维脉之会，有"诸阳之会"和"阳脉之海"之称。这个穴位在背部的最高点，背部就是阳面的，所以大椎是阳中之王。如果怕冷，那是因为身体的阳气不足，那么我们就要在大椎施行艾灸，就能起到升阳之效。

我们这样说，大家就以为大椎穴仅仅是补阳的，那可就大错特错了。专家指出："（大椎）还可清脑宁神，增强智力，调节大脑功能。现代研究发现，大椎穴具有良好的消炎，退热，解痉，消除黄疸，预防流脑、流感，增加白细胞的作用。"事实上，一些相关资料也记载，大椎穴有解表、疏风、散寒、温阳、通阳、清心、宁神、健脑、消除疲劳、增强体质、强壮全身的作用。而现代研究则发现，艾灸大椎穴可以治疗感冒发热、百日咳、支气管炎、肺炎、肺结核、肺气肿、中暑、肝炎、黄疸、血液病、

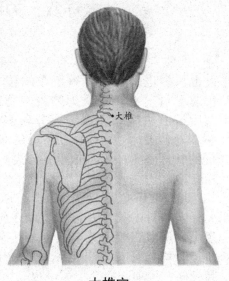

大椎穴

白细胞减少、脑炎、脑脊髓膜炎、咽炎、淋巴结炎、扁桃体炎、乳腺炎、乳腺增生、发际疮、疔疮、丹毒、静脉炎、风疹、荨麻疹、神经衰弱、神经分裂症、颈椎病、湿疹、银屑病、痤疮、面部黄褐斑等病症。

艾灸大椎穴，采用艾条和艾炷都可以，如果是艾条灸，最好采用悬起灸，每次温和灸15—20分钟，以局部潮热微红为度，通常灸一次之后需要隔1—2日再灸。如果是艾炷灸，则须取麦粒大小的艾炷直接在穴位上施灸，每次—7壮为宜，最好是发疱或无瘢痕灸，每周灸1次即可。

和身柱穴一样，大椎穴也是儿童的保健大穴，它对于小儿麻痹后遗症、小儿舞蹈病、小儿百日咳等多种病症都有奇效。长期使用本穴，还可有效治疗体内寄生虫、扁桃体炎、尿毒症等病。如果孩子不配合艾灸，父母可以采用按摩的方法，先让孩子背坐或俯卧，大拇指指尖向下，用指腹或指尖按揉；或者屈起食指在穴位上刮，效果会更好。每次按揉2—3分钟即可。

刺激大椎穴还有一个简易的方法，就是找个背部健身器材，用后背正中线挨着左右移动，这样会刺激到督脉上的很多穴位，是提升阳气的好方法。

【教你快速找穴位】

大椎穴位于后正中线上，第七颈椎棘突下凹陷中。

大杼穴：关节疾病找骨会

人体穴位中，跟大有关的一般都很重要，大杼穴也是如此。大，大也，多也。杼，古指织布的梭子，意指膀胱经水湿之气在此吸热快速上行。本穴物质为膀胱经背腧各穴吸热上行的水湿之气，至本穴后虽散热冷缩为水湿成分较多的凉湿水气，但在本穴的变化为进一步地吸热胀散并化为上行的强劲风气，上行之气中水湿如同织布的梭子般向上穿梭，故名大杼。能为头部提供湿冷水气，清热除燥。

大杼穴不仅是膀胱经穴位，大杼穴还是人体八会穴中的"骨会"，大杼穴与骨的关系，首先体现在所处的部位上。因脊椎骨两侧有横突隆出，形似织杼，故名大杼。其次，大杼穴为多条经脉相会处，而这些经脉均与肾有特殊关系，《黄帝内经》认为"肾主骨"，大杼主治肩胛骨痛、颈项强痛，不可小视。

大杼穴是治疗颈椎病的常用穴，长期不当的姿势、过度的紧张使颈肩部的督脉、足太阳膀胱经脉气受阻，大杼穴就容易气血不通。同时，姿势不良对脊柱骨质产生压力，时间久了，产生骨质增生，也就是"骨病"，会加重大杼穴气血瘀阻的状况。因此，保持大杼穴气血畅通，颈肩部经脉气血的流通就有了保证，颈椎病的症状就能得到改善。

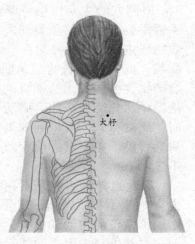

大杼穴

在刚开始感觉到颈部酸痛，肩部不适的时候，经常按摩、揉擦大杼穴，沿着大杼穴上下拍打，每天抽时间做2—3次，每次10分钟，可以促进气血的畅通，避免在大杼穴形成气血的瘀阻。按摩大杼穴时会觉得酸痛感比较明显，但按摩之后会觉得舒服。还可以每天用梅花针敲打大杼穴一带3—5次，每次5分钟，也会收到较好的效果。

另外，膝关节疼痛患者的大杼穴附近，用拇指触诊，往往能找到如粗蚯蚓般条索状物，按压会有酸胀感，用拇指点按、弹拨、按揉1分钟后，酸胀感会减轻，膝关节疼痛也随之缓解，所以说按揉大杼穴还是一个快速缓解膝关节疼痛的好方法呢。还有，按摩大杼穴对于风湿性关节炎、肩周炎也有一定的疗效。

【教你快速找穴位】

先找到第7颈椎（颈椎下部最高的骨头尖），再往下的一个骨头尖是第一胸椎的棘突，从第一胸椎棘突下骨头缝之间旁开大约两横指的肌肉凹陷处即是大杼穴。

肩髎穴：舒筋活络护肩周

肩髎穴隶属手少阳三焦经。肩，指穴在肩部也。髎，孔隙也。该穴名意指三焦经经气在此化雨冷降归于地部。本穴物质为臑会穴传来的天部阳气，至本穴后因散热吸湿而化为寒湿的水湿云气，水湿云气冷降后归于地部，冷降的雨滴如从孔隙中漏落一般，故名。其有祛风湿、通经络的功效。

肩髎穴的主要作用是调整肱三头肌的状况。三角肌，就是我们将手臂举到正侧面的重要肌肉。肩髎即担任调整肌肉机能的作用。手持重物或进行激烈运动之际，会产生肩膀举不起来或疼痛、手臂困倦的症状，此乃因肩膀的三角肌轻度发炎之故。如果长期持续手持重物，会产生连手肘都无法伸直的症状，此乃因肱三头肌过度伸展，致使血液循环恶化所造成的。肩膀有重压感而使手臂抬不起或肘痛等的症状时，刺激肩髎，可得到效果。治疗时，除了指压本穴位外，同时刺激肩髃臂臑，更可发挥治疗效果。另外，也用于因脑中风所造成的半身不遂。

除此之外，肩髎还常用来治疗肩周炎，《针灸甲乙经》上面记载说："肩重不举，臂痛，肩髎主之。"可见它治肩病的历史有多悠久了。知道了穴位的主治和位置后自己每天就可以花5分钟进行按揉，双手一定交替进行，因为即使只有一侧患病，这样交替进行的同时也是对肩关节功能活动的一个锻炼。

目前，对肩周炎的治疗，多数学者认为，服用止痛药物只能治标，暂时缓解症状，停药后多数会复发。而运用手术松解方法治疗，术后容易引起粘连。所以采用中医的手法治疗被认为是较佳方案，若患者能坚持功能锻炼，预后相当不错。下面介绍肩周炎的六个防治动作，能够刺激肩髎穴，防治肩周炎，供大家参考。

（1）屈肘甩手：患者背部靠墙站立，或仰卧在床上，上臂贴身、屈肘，以肘点作为支点，进行外旋活动。

（2）体后拉手：患者自然站立，在患侧上肢内旋并向后伸的姿势下，健侧手拉患侧手或腕部，逐步拉向健侧并向上牵拉。

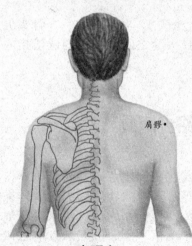

肩髎穴

（3）展臂站立：患者上肢自然下垂，双臂伸直，手心向下缓缓外展，向上用力抬起，到最大限度后停10分钟，然后回原处，反复进行。

（4）后伸摸棘：患者自然站立，在患侧上肢内旋并向后伸的姿势下，屈肘、屈腕，中指指腹触摸脊柱棘突，由下逐渐向上至最大限度后呆住不动，2分钟后再缓缓向下回原处，反复进行，逐渐增加高度。

（5）头枕双手：患者仰卧位，两手十指交叉，掌心向上，放在头后部（枕部），先使两肘尽量内收，然后再尽量外展。

（6）旋肩：患者站立，患肢自然下垂，肘部伸直，患臂由前向上向后画圈，幅度由小到大，反复数遍。

需要说明的是，上面六个动作不必每次都做完，可以根据个人的具体情况选择交替锻炼，每天 3—5 次，一般每个动作做 30 次左右，多者不限，只要持之以恒，对肩周炎的防治会大有益处。

【教你快速找穴位】

肩髎穴位于肩部，肩关节的后方，当胳膊向外展开时在肩部前后各有一个"小窝"，后面那个位置就相当于肩髎的位置。

风门穴：护好风门防哮喘

风门，别名热府、背腧、热府腧穴，属足太阳膀胱经穴位，为足太阳经与督脉交会穴。风，言穴内的气血物质主要为风气也。门，出入的门户也。风门名意指膀胱经气血在此化风上行。本穴物质为膀胱经背腧各穴上行的水湿之气，至本穴后吸热胀散化风上行，故名风门，起着运化膀胱经气血上达头部的作用。

风门穴是临床祛风最常用的穴位之一，对于呼吸系统疾病的防治有着重要的功效，特别是哮喘患者长期按揉此穴位，能很有效地减少哮喘的发作。

按摩风门穴对于呼吸系统疾病的防治很有效，一般情况下，风门穴常与大杼穴、肺腧穴三穴合用来调理呼吸系统的疾病，它们分别位于脊柱两旁第一胸椎、第二胸椎和第三胸椎旁开 1.5 寸，左右两边各一个。按压这组穴位可以预防和缓解呼吸道系统疾

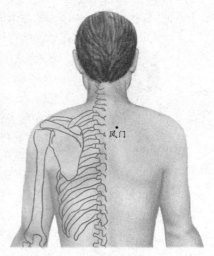

风门穴

病，如哮喘、咽炎、气管炎、支气管炎等。因为此三穴都属于膀胱经，并且此三对穴位所对应的正好是肺的功能区，也是西医中呼吸道所在的区域。所以，按压它们可以应对呼吸道疾病。按摩时采用点按与捏拿穴位的方法，从上往下自大杼穴至肺腧穴反复多次，每天一次，力度适中偏大，以局部酸胀发红为度。《黄帝内经》认为白天的气是往上

走的，故白天按压更有利于肺气。

当然，在现代中医学界，风门穴最常用的还是在于感冒的防治上。可以说，风门穴既是感冒的预防穴，也是治疗穴。尤其是在由秋入冬的时节，气温会越来越低，需要注意防寒防感冒，如果觉得项背发冷，似乎要感冒的时候，可以立即在风门穴和身柱穴灸 30 分钟，灸过之后，感冒一般可以避过，或者减轻。另外，感冒以后如果迟迟没有痊愈，也可以灸一下风门穴。

【教你快速找穴位】

正坐或俯卧，风门穴位于背部，从朝向大椎下的第 2 个凹陷（第 2 胸椎与第 3 胸椎间）的中心，左右各 2 厘米左右之处（或以第二胸椎棘突下，旁开 1.5 寸）。此两处就是风门穴。

身柱穴：培护孩子身子骨

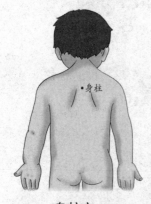

身柱穴

身柱穴隶属督脉。身，身体也。柱，支柱也。该穴名意指督脉气血在此吸热后化为强劲饱满之状。本穴物质为神道穴传来的阳气，至本穴后，此气因受体内外传之热而进一步胀散，胀散之气充斥穴内并快速循督脉传送，使督脉的经脉通道充胀，如皮球充气而坚可受重负一般，故名。

中医认为，身柱有理肺气，补虚损，解疗毒，宁神志的功效。同时，它又有"小儿百病之灸点"的称号，是小儿保健灸的重要穴位，能通阳理气，补益虚损，通治儿科百病。《养生一言》中便有这样的说法："小儿每月灸身柱、天枢，可保无病。"因此，灸身柱是保证儿童健康成长的重要措施之一，应作为一般家庭常识大力推广。

现代研究认为，灸身柱还可以调节人的神经系统，对于神经衰弱、失眠、头痛等病症有缓解作用，并且可以防止疲劳，促进机体体力的恢复。灸身柱对小儿的胃肠道疾病，如消化不良、吐乳、泄泻、食欲不振等有防治作用。此外，对精神萎靡、夜哭、呼吸系统的哮喘、气管炎、百日咳、感冒、肺炎等都有防治作用。

对于身柱穴，艾灸方法主要有以下几种。

（1）艾炷灸：用手将艾绒搓成半个米粒大或比铅笔芯还要细的小艾炷，长度在1—2毫米之间，请患者取俯卧位，等艾炷燃尽之后再换一炷，每次1—3壮，隔2—3日灸1次，也可每周1次。

（2）艾条悬起灸：用适量艾绒卷成香烟大小的艾条，可用温和灸或雀啄灸法，每次以灸5—10分钟为宜，隔1—2灸1次，每月可灸10次左右。

（3）灯火灸：每次1壮，隔2—3日1次。如果没有灯芯草，也可以用线香代替。

（4）隔姜灸：每次5—7壮，艾炷如黄豆大，隔日或每周灸1次。

对于身柱穴，除了采用艾灸疗法之外，也可以在睡前时常给孩子揉一揉，这样不仅可免去孩子吃药打针的痛，还能让孩子深深体会到父母的疼爱与关怀。由于这个穴位在背后，按摩时可能不好着力，可以拿一枚圆圆的硬币，用硬币的边缘在身柱穴处上下滑动按摩。不过，值得注意的是，此穴处于脊柱之上，力度一定不能太大，否则会伤到孩子稚嫩的身体。

【教你快速找穴位】

身柱穴在人体后背部，当后正中线上，第三胸椎棘突下凹陷处。

天宗穴：迅速缓解肩背痛

天宗穴位于肩胛部，当冈下窝中央凹陷处，与第四胸椎相平。与小肠经上的曲垣、秉风排列在一起，像星相一样，所以这几个穴位的名字都以星名命名。天宗穴也是如此。天宗穴内气血运行的部位为天部也。宗，祖庙，宗仰、朝见之意。该穴名意指小肠经气血由此气化上行于天。本穴物质为臑腧穴传来的冷降地部经水，至本穴后经水复又气化上行天部，如向天部朝见之状，故名。

天宗穴在进行肩背部软组织损伤的治疗和保健中可以说是必用的穴位。点、按、揉此穴会产生强烈的酸胀感，可以放松整个肩部的肌肉。取穴时一手下垂，

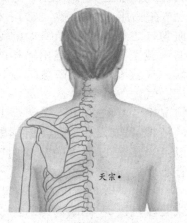

天宗穴

另一手从肩关节上方绕过，向下顺着肩胛骨往下走。它的位置相当于肩胛骨的中线上中点处，点按时感觉非常明显。

随着电脑的普及和职业的需要，长时间的伏案工作或电脑操作会让人觉得整个身体发困，颈肩部僵硬、发紧，也就是现在经常被人提起的"颈肩综合征"。一开始症状轻的时候站起身活动一下，很快就能恢复如常，但日渐加重，先是后背痛，继而脖子也不能转侧，手还发麻。这时，按1分钟的天宗穴，再加上1分钟的扩胸运动，意想不到的好效果就出来了。

值得注意的是，这个穴位自己按摩起来不方便，这里给大家推荐一个很简单的方法，现在的小区里有各式各样的健身器材，也有专门按摩后背的。我们可以利用这种器材来按摩后背，也能刺激到本穴位。而且后背上有很多的背腧穴，这些背腧穴也是我们脏腑的反射点。刺激它们，就相当于在给我们的脏腑做按摩了，强身健体的效果非常好。

【教你快速找穴位】

上半身保持直立，左手搭上右肩，左手掌贴在右肩膀1/2处。手指自然垂直，中指指尖所碰触之处就是天宗穴。

心腧穴：防治心病有绝招

心腧是足太阳膀胱经的要穴，还是心的背腧穴。心，心室也；腧，输也。心腧穴名意指心室中的高温湿热之气由此外输膀胱经，具有宽胸理气、宁心安神、通调气血、散发心室之热的功效。

在临床上，心腧穴常用来治疗心阴虚。我们知道，气为血之帅，血为气之母，血在经络中的流通要靠气的推动，而气也要靠血来当它的运载工具，二者是相辅相成、不可分割的。所以，当心血阴虚的时候，气就没有可以搭载的工具了，不能运行到全身各处，出现诸如心慌、气短等症状也就不奇怪了。另外，"心主神明"，在心气血两虚的情况下，心脏的功能必然会下降，那么它就没有足够的力量去控制人的精神意志了，人也就相应出现精神恍惚、注意力不集中等症状。所以，当出现心阴虚的症状时，一定要注意补心血。在人体的经穴中，补心血的最佳穴位是心腧。

因此，当心阴虚时，就可以灸一灸心腧穴。其方法为：艾条悬灸，或艾炷直接灸，每次10—20分钟，每日1次，5—7天为一个疗程，间隔两天可进行下一个疗程，症状消失或明显缓解之后即可停止，因为心脉调整之后进入良性循环，可借助自我调节获得健康。这种方法主要针对的是素质较好的青壮年，偶然出现健忘或精神恍惚等亚健康症状的，如果是长期失眠、精神迟钝，或病症虽暂时出现，但却很严重，则可加配神门穴，以增强疗效，方法同心腧。当然，还有更严重的一种情况，那就是年老体弱者，属于"真虚"，这些患者大多伴有食欲不振、形体疲惫、面色萎黄、腰酸腿软等症状，此时仅仅灸心腧来安神定志还远远不够，应加补脾的穴位，如脾腧、肾腧、气海等。

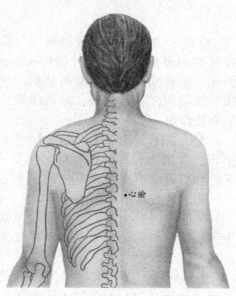

心腧穴

除了上述功效之外，灸心腧还可防治心肌炎、冠心病。当然，这种方法只能作为一种辅助疗法，而不能替代药物。其方法为：艾条悬灸心腧、肾腧、关元三穴，每穴每次 10—20 分钟，每日 1 次，或隔日 1 次，10 次为一个疗程，每月一个疗程，感觉心温热为度。除了艾灸，按摩心腧也可缓解症状，尤其是对于老年心肌炎患者，其方法为：患者脱掉上衣后，趴在平板床上，双下肢并拢，双上肢放入肩平横线上。术者或家属可利用双手大拇指直接点压该穴位，患者自觉局部有酸、麻、胀感觉时，术者开始以顺时针方向按摩，坚持每分钟按摩 80 次，坚持每日按摩 2—3 次，一般按摩 5 次左右，可起到明显疗效，再按摩 2—3 天可起到治疗效果。在治疗期间，患者应杜绝烟酒及任何辛辣刺激性食物，可以多吃些新鲜蔬菜和水果及豆制品和海产品。另外，坚持每晚用热水泡脚 25 分钟，可促进身体早日康复。

【教你快速找穴位】

心腧穴位于人体的背部，当第五胸椎棘突下，左右旁开两指宽处（或左右约 1.5 寸）。

脾腧穴：健脾益气治虚证

脾腧穴隶属足太阳膀胱经穴。脾，脾脏也；腧，输也。脾腧名意指脾脏的湿热之气由此外输膀胱经，有健脾和胃、利湿升清的功效。因此，对脾腧穴进行刺激就能健运脾胃，加强机体对营养物质的消化吸收和利用，补养气血，增强体质，对消化系统和血液系统均有很好的调整作用。

现代临床上，常用脾腧治疗胃溃疡、胃炎、胃下垂、胃痉挛、胃扩张、胃出血、神经性呕吐、消化不良、肠炎、痢疾、肝炎、贫血、进行性肌营养不良、肝脾肿大、慢性出血性疾病、肾下垂、月经不调、糖尿病、肾炎、小儿夜盲、荨麻疹、背痛等病症。

在日常保健中，大家最常用艾灸脾腧来防治经期腹泻和糖尿病，事实上这两种病的根源都在于脾气虚，而艾灸脾腧穴则恰恰起到健脾益气的效果。

中医认为，年轻女性经期腹泻完全是脾气虚的缘故，尤其年轻的女孩子比较常见，因为处于这个年龄段的女孩子为了保持好身材常常会节食减肥，常吃一些青菜水果之类的食物，而远离肉类和主食，时间长了就会使脾虚寒，当来月经的时候，气血就会充盈冲脉、任脉，脾气会变得更虚。因为脾是主运化水湿的，脾不能正常工作了，那么水湿也会消沉怠工，不好好工作，也就不能正常排泄了，所以就会出现腹泻，如果泛滥到皮肤就会出现脸部水肿。可见，要想经期不腹泻就要补脾气，而补脾气最好的办法就是灸脾腧穴。每天坚持灸此穴3分钟就能缓解经期腹泻的症状。灸此穴最佳时间应在早上7—9点进行。

同样，糖尿病也是脾虚造成的。在中医理论中，能量类似于气，而气是无形的，但无形的气却能承载和驱使身体里有形的血液等物质。血糖是有形物质和无形能量转化的重要中间物，血糖异常则是气血之间的转化异常。因此，无论糖尿病具体可分成多少类型，其最基本的病机就是气血转化的失常，而人体气血转化主要依赖于脾的功能，故治疗糖尿病最基本的就是健脾。治疗糖尿病的灸法多采用艾条悬起灸，每次10—20分钟。每日一次或隔日一次。10次为一个疗程，每月做一个疗程即可。

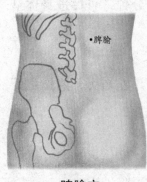

• 脾腧

脾腧穴

【教你快速找穴位】

脾腧隶属于足太阳膀胱经，位于背部，第十一胸椎棘突下，旁开1.5寸。

膏肓穴：运动膏肓除百疾

每当形容一个人病无可治时，人们常会用到一个词："病入膏肓"。事实上，膏肓确实是人体的一个部位，指的是心下膈上的脂膜内，与心膈之间的脂膜相对应，位置很深。除此之外，膏肓还是中医里一对重要的穴位，隶属于足太阳膀胱经。

膏肓穴自古以来便是人们常用的保健穴。艾灸膏肓可使人阳气宣通，身体健壮，此穴是补益虚损，宣肺通阳，预防结核、感冒，增强体质的重要穴位。日本民间很流行灸膏肓、风门二穴，一般小儿长到十七八岁时都要灸此二穴，以提高机体的抗病能力，预防结核和感冒。

膏肓灸法是中医针灸学中一种传统的特种灸法，其独特之处就在于首先强调取膏肓穴的体位姿势，务必使两肩胛骨充分分离，"筋骨空处，按之患者觉牵引胸肋中、手指痛，即真穴也"。其次，施灸壮数宜多，"灸至百壮千壮"。不过，结合现代临床的具体情况，一般以十多壮为宜。其三，灸完膏肓穴后必须灸气海、足三里三穴，"以引火气实下"，防气火壅盛于上。

膏肓灸法虽然操作起来较为烦琐，而且有艾烟熏燎的不便，但对那些尚缺少特效疗法的顽疾仍不失为良法。具体操作方法是：膏肓穴先以大艾炷灸，每

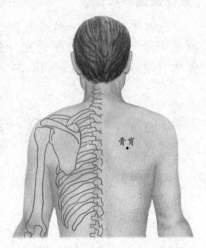

膏肓穴

次13壮；再使患者平卧，取气海、足三里穴，大艾炷各灸7壮。若需加灸至阴穴，则与灸膏肓穴同时进行，小艾炷两侧各灸7壮。每天一次，15天为一疗程，疗程间休息3天。

除此之外，中医典籍中还曾有"运动膏肓穴，除一身疾"的说法。建议经常伏案、用电脑的人多做下面几个动作，既可益寿延年，还对肩周炎、慢性支气管炎、肺气肿、颈椎病有一定的防治作用。

（1）肘部弯曲，分别向前向后转摇肩关节各50次，一日三次，这样可带动肩胛骨上下旋转，以运动背部的膏肓穴。

（2）两脚平行站立，两膝微曲，腰直，胸平，两手握拳，两臂缓缓抬起到胸前与肩平，然后用力向后拉至极限，使肩胛骨尽量向脊柱靠拢，挤压两侧膏肓穴，略停1至2秒钟，再恢复原姿态，后拉时深吸气，回收时呼气，动作在水平面缓慢进行，动作到位，使背后有酸胀、出汗的感觉。

（3）把椅子反过来坐，人趴在椅背上，充分展开两个肩胛，而两个肩胛骨向后挤压，就是在挤压膏肓穴。

同时，膏肓穴也是一个警示穴，当我们疲惫不堪，全身无力的时候，这时候的身体信号就在提醒我们我们的五脏已经很脆弱了，需要好好休息调理，不要等到身体到了不可挽回的地步才重视。当我们越来越健忘、越来越瘦弱、越来越容易盗汗，就说明身体在走下坡路，五脏已经疲惫不堪了，需要好好休息。这个时候我们不妨停下手头的工作，认真地调理自己的身体，刺激膏肓穴。轻轻地按揉几分钟，闭目养神一会儿，好让身体恢复元气。

【教你快速找穴位】

患者平坐床上，屈膝抵胸，前臂交叉，双手扶于膝上，低头，面额抵于手背，使两肩胛骨充分张开，在平第四胸椎棘突下，肩胛骨内侧缘骨缝处按压，觉胸肋间困痛，传至手臂，即是膏肓穴。

命门穴：滋肾壮阳保健穴

命门，即人体生命之门的意思，该穴是先天之气蕴藏所在，是人体生化的来源，是生命的根本。对男子所藏生殖之精和女子胞宫的生殖功能有重要影响，对各脏腑的生理活动起着温煦、激发和推动作用，对饮食物的消化、吸收与运输，以及水液代谢等都具有促进作用。近代中医的观点，多认为命门藏真火，而称之为命门火。

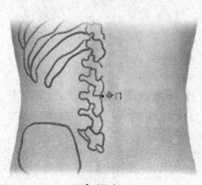

命门穴

命门穴是滋肾壮阳，养生保健的重要穴位。根据中医文献记载，刺激命门穴常用于治疗腰痛，耳鸣，头痛，神经衰弱，阳痿，遗精，早泄，泄泻，遗尿，脱肛，月经不调，痛经，赤白带下，腰脊强痛，膝冷乏力，下肢麻痹等病症。现在，临床则常用于治疗脊椎炎、腰椎肥大、截瘫、小儿麻痹后遗症、贫血、消渴、硬皮病、荨麻疹、盆腔炎、子宫内膜炎、不孕症、血栓闭塞性脉管炎、阴部湿疹、皮肤肿瘤等疾病。

如果采用艾灸方法来刺激命门，可以有以下四种方式。

（1）艾炷直接灸：采用无瘢痕灸 10—15 壮，每周 1 次，1 个月为一疗程，可连续灸 1—3 个疗程。

（2）艾条悬起灸：温和灸 10—20 分钟，每日或隔日 1 次，连续灸 3—6 个月为一个疗程。

（3）隔附子灸：每次 3—5 壮，每日或隔日 1 次，连续灸 1 个月为一疗程。

（4）隔姜灸：每次 3—7 壮，每日或隔 2 日 1 次。此种方法最适宜肢冷腹寒，阳气不足的患者。

除了艾灸之外，掌擦命门穴也可起到强肾固本，温肾壮阳，强腰膝固肾气，延缓人体衰老等功效。采用这种方法，还可疏通督脉上的气滞点，加强与任脉的联系，可以促进真气在任督二脉上的运行，并能治疗阳痿、遗精、腰痛、肾寒阳衰、行走无力、四肢困乏、腿部水肿等症。其方法为：用掌擦命门穴及两肾，以感觉发热发烫为度，然后将两掌搓热捂住两肾，意念守住命门穴约 10 分钟即可。

还有一种采阳消阴法，也是对命门的有效锻炼，方法是背部对着太阳，意念太阳的光、能、热，源源不断地进入命门穴，心念必须内注命门，时间约 15 分钟。

【教你快速找穴位】

命门穴位于后背两肾之间，第二腰椎棘突下，与肚脐相平对的区域。取穴时采用俯卧的姿势，命门穴位于腰部，当后正中线上，第二腰椎棘突下凹陷处。指压时，有强烈的压痛感。

第四章　运动四肢，不可不调

尺泽穴：肺部健康守护神

尺泽穴，又名鬼受，鬼堂，最早出自《灵枢·本输》，为手太阴肺经的合穴。尺，"尸"（人）与"乙"（曲肘之形象）的合字，指前臂部。泽，浅水低凹处。因其位置特点而名。《黄帝内经·明堂》杨上善注："泽，谓陂泽水钟处也。尺，谓从此向口有尺也。尺之中脉注此处，留动而下，与水义同，故名尺泽。"由于尺泽穴对肺部疾病有特效，整个呼吸的不适都要靠尺泽穴来减缓，所以它被称为身体里肺部健康的守护神。

我们知道，一般肺部如果出问题，不外乎就是咳嗽、喘、咳痰，上火以后甚至会出现干咳、咯血的症状，尺泽穴是手太阴肺经的穴位，而且是"合"穴，《四总穴歌》中不是说"合"穴治内腑吗？所以啊，但凡你觉得有些个咳嗽、气喘，或者是经常容易感冒的，平时总感觉胸部胀满，还有爱抽烟的朋友想保护保护你的肺的话，那么，坚持刺激尺泽穴就是非常好的保健方法。艾炷灸3—5壮，艾条灸5—10分钟。

在日常生活中，灸尺泽还常常被用来治疗儿童感冒咳嗽。儿童感冒有一个特点，很容易遗留咳嗽症状，即当感冒的其他症状消失后，往往还会有咳嗽，并且有的孩子咳嗽的持续时间还很长，甚至数十日都是很常见的。这是什么原因呢？原来，儿童的身体特点与成人是不同的，相对来说，他们"易损，易养，易乱"，易损就是说身体娇柔，容易损伤；易养的意思是说，身体处于生长旺盛时期，补养靠平日饮食就行了，而不必刻意使用补药；易乱就是气机变化迅急不定，由于这个原因，小儿在病邪祛除之后，肺气没有立即通畅，从而导致感冒后遗留咳嗽。此时，灸尺泽可谓对症施术。其方法为：悬灸，以感觉温和为度，每次10—20

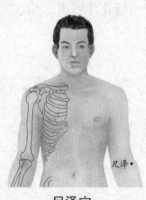

尺泽穴

分钟，每日 1—2 次，最好是晨起后 1 小时和入夜后 1 小时各 1 次，咳嗽症状消失后即可停止治疗。

关于尺泽之名的由来，还有一种说法：尺在这里暗指肾的意思，泽是雨露的意思，就是恩泽、灌溉，尺泽意思就是补肾的穴位。因此中医认为，尺泽穴是最好的补肾穴，通过降肺气而补肾，最适合上实下虚的人，高血压患者多是这种体质。肝火旺，肺亦不虚，脾气大但很能克制自己不发火的人常会感到胸中堵闷，喘不上气来。此时可按摩肺经的尺泽穴。值得注意的是，按揉本穴时，用力要大，这样才能有好的效果；儿童除外，不可太过用力。同时，按揉本穴时也不宜时间过长，每天 3—5 次，每次 2—3 分钟即可。

【教你快速找穴位】

尺泽穴位于肘部横纹中，肱二头肌腱桡侧凹陷处，可将手掌向上，微屈肘，在肘横纹上，肱二头肌腱桡侧缘处取穴。

少海穴：肘部损伤修复穴

在人体当中，有很多以"海"命名的穴位，如气海、血海等，什么意思呢？海，可想而知，容量很大的，用在这里是形容气血很足，说明这个穴是储藏气血的地方。那么少海呢？难道是少量的气血吗，肯定不是。在这里，少对应的是本条经络——少阴经，是少阴经的合穴。我们知道，合穴是气血汇聚的地方，大多为泉、为池、为海。少海穴在肘横纹内侧端与肱骨内上髁连线的中点处，处于一个凹陷的地方，就像水流入海一样，所以称为少海。少海穴有理气通络、益心安神、降浊升清的功效。

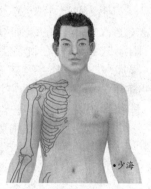

·少海

少海穴

少海穴有一个最大的作用就是治疗网球肘、高尔夫肘。高尔夫和网球是很高雅的运动，经常打球的人，常常被一个问题困扰着，因为打球的时候经常会挥动手臂，会造成肘部一种慢性的损伤。解决这个问题可以利用少海穴，打完球后将手臂抬起，手握拳自然放在肩膀上，手肘弯曲，肘尖对外，用一根按摩棒在肘尖内侧轻轻揉。因为这里的皮肤比较细腻，为防止擦破皮肤，可以事先点一两滴橄榄油。少海穴的治疗是因为肘部运动过度而引起的高尔夫球肘、网球肘的绝佳处方。

除此之外，现在很多人都有颈椎病的困扰，甚至十几岁二十岁就觉得脖子僵硬不舒服，甚至可能出现头晕、手麻，经常按摩少海穴就能缓解这些症状。还有的人有网球肘，其实不一定是因为打网球引起的，也可能是经常挥动手臂，造成肘部损伤，这时利用少海穴就能有效地治疗这种疾病。

少海穴刺激注意事项：

（1）在按压本穴的时候，用力要适中，按时要逐渐加力，不可用猛力；

（2）本穴每次施治时间 3—5 分钟，每天 2—3 次左右；

（3）刺法：直刺 0.5—1.0 寸，局部酸胀，有麻电感向前臂放散；

（4）灸法：艾炷灸或温针灸 3—5 壮，艾条灸 10—15 分钟。

【教你快速找穴位】

屈肘，少海穴在肘横纹内侧端与肱骨内上髁连线的中点处。

阳溪穴：攻克手肩综合征

阳溪别名中魁穴，穴位于手背上，就是指阳气的溪流。阳，热也、气也，指本穴的气血物质为阳热之气。溪，路径也。该穴名意指大肠经阳溪穴经经气在此吸热后蒸升上行天部。本穴物质为合谷穴传来的水湿风气，至此后吸热蒸升并上行于天部，故名。阳溪穴有清热散风、通利关节的功效，主治狂言喜笑、热病心烦、胸满气短、厥逆头疼、耳聋耳鸣、肘臂不举、喉痹、痂疥等症。

阳溪最大的作用就是可以治疗手肩综合征，也就是手腕、手肘、肩膀等部位感到疼痛。如果手肩部酸痛，这有一个非常好刺激的方法，用右手握住左手的腕部，同时左右握拳，用拳头前后晃动，这样来帮助腕部的活动。在腕部活动的时候也能很好地刺激阳溪穴。

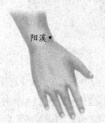

阳溪穴

现代人的生活中离不开电脑，但是长期使用电脑的人经常在电脑前一坐就是很长的时间，长时间保持固定的姿势会使肩臂部甚至手指的肌肉僵硬，这都是气血流通不畅惹的祸。很多人在缓解腕部酸痛的时候都会活动活动手腕，其实做这个动作就是在刺激自己的阳溪穴，促进气血的流通。在临床中，医生也常常利用阳溪穴治疗腱鞘炎、中风半身不遂、腕关节及其周围软组织疾患等。

许多白领常因工作压力大，白天头痛、头昏、全身无力想睡觉，但晚上又心烦意乱睡不着。怎么办？点点阳溪穴！操作时可先用右手食指尖点按左手阳溪穴，先点按不动一会，然后指尖不离位全手转动，时间 3—5 分钟。之后换左手食指点右手阳溪穴，方法同上。每天早晚各一次。对头痛、目赤肿痛、耳聋、耳鸣、齿痛、咽喉肿痛、手腕痛以及失眠、头晕、胸闷、心烦等病症有很好的疗效。

下面，再为大家说一说使用阳溪穴的注意事项：

（1）按摩本穴时，手要自然放松，不要紧张弯曲，以防影响效果；

（2）儿童按摩时要适度，不要用力太大；

（3）每次按揉 2—3 分钟，每天施治 2—3 次；

（4）刺法：直刺 0.5—0.8 寸；

（5）灸法：艾炷灸 3—5 壮，艾条灸 10—20 分钟。

【教你快速找穴位】

阳溪穴在腕背横纹桡侧，手拇指上翘起时，当拇短伸肌腱与拇长伸肌腱之间的凹陷中。

腕骨穴：治疗糖尿病要穴

腕骨穴为手太阳小肠经腧穴。腕，穴所在部位为手腕部也。骨，水也。该穴名意指小肠经经气行在此冷降为地部水液。本穴物质为后溪穴传来的天部水湿之气，行至本穴后散热冷降为地部的水液，故名。

腕骨穴具有舒筋活络、泌别清浊的功效，不仅是治疗上肢疾病的常用穴位，还可以用来治疗糖尿病等出现口渴等症状。因为糖尿病患者的小肠功能是紊乱的，而腕骨穴是小肠经的一个原穴，所以它就可以调整小肠的功能，对糖尿病有很好的效果。

糖尿病患者不能喝茶、饮料、酒，要多喝白开水。红茶有脱钙作用，茶、饮料含有脱水剂。治疗手法：在无名指的桡侧，用另一只手拇指轻轻地从指尖向指根推动，推 4 分钟，越轻越好。另一只手也推 4 分钟。再在手部腕骨穴顺时针方向旋转揉 3—4 分钟，双手 6—8 分钟。

高血压是一种以动脉血压升高，尤其突出的是舒张压持续升高的全身性慢性血管疾病，主要与中枢神经系统和内分泌液体调节功能紊乱有关，也与

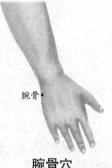

腕骨·

腕骨穴

年龄、职业、环境、肥胖、嗜烟等因素有关。中医理论认为主要由于肝肾阴阳失调所致。

具体治疗方法：治疗高血压要按压腕骨、血压反应区、零落五、心包区、合谷、阳溪。手法是用力按压。用一束牙签强刺，会获得更高的疗效。

良好的心脏功能，是保证血脉通畅的必要条件。所以要促进全身血液循环，必须加选手心的心包区，手背的腕骨穴的按摩、刺激才奏效。在体检或是定期检查时，如果医生说你的血压高，应立即开始做穴位疗法，用牙签刺激穴位，按摩穴位，很快血压就会下降。每天坚持治疗，血压会持续逐渐下降。

腕骨穴又是祛湿的要穴，如果你觉得体内有湿热，有风湿证，揉腕骨穴效果会很好。实际上，腕骨穴是靠通利二便来祛湿的，所以还可以治疗便秘。

【教你快速找穴位】

在我们的掌根下有一条掌横纹，侧面有一根骨头，这根骨头前边的凹陷就是腕骨穴。

手三里穴：消除疼痛首选穴

有很多的人都已经非常熟悉足三里这个穴位了，认为养生益寿的重要方法就是要刺激足三里。其实，手三里和足三里都是对人体比较重要的穴位，二者相辅相成。

手三里·

手三里穴

手三里穴，别名三里、鬼邪、上三里，因为它能通知上、中、下三部的疾病，所以称为三里。手，指穴所在部位为手部；三里，指穴内气血物质所覆盖的范围。"手三里"穴名意指大肠经冷降的浊气在此覆盖较大的范围。本穴物质由上廉穴传来，上廉穴的水湿云气化雨而降，在手三里穴处覆盖的范围如三里之广，故名手三里。

总结起来，手三里具有以下三大功效。

（1）消除牙痛、面颊肿痛。手三里穴是手阳明大肠经的穴位，通常，牙痛、面颊肿痛都是由于胃肠有实热所导致的，因此，时常有类似症状的人可以点按手三里穴，还可以配合之前提到的合谷穴一起点按效果会更好。

（2）消除腹胀、吐泻等胃肠不适。同样的理由，因为手三里穴是手阳明大肠经的经穴，治疗胃肠不适本来就是它的职责所在，因此，常常出现腹胀，尤其是吃过饭后腹胀明显的人，可以点按手三里穴，当然，还可以配合之前提到的内关穴，效果会更明显。

（3）消除手臂麻痛、肘部肌肉痉挛无力等。因为手三里穴的位置就在手臂靠近肘关节处，对于手臂麻痛、肘部肌肉痉挛无力这些症状的治疗属于近治作用，因此，当你感到手臂麻痛、肘部肌肉痉挛无力等总之是胳膊怎么着也不得劲，就可以按摩手三里穴，效果不错。

手三里穴点按方法：顺时针方向按揉 100 次有泻火、攻邪的作用，起到泻火、镇痛的效果。逆时针方向按揉 100 次则是调补气血，有补益之功，起到调养、止痛的效果。除此之外，按揉手三里有个很简单的方法，就是将一侧的手臂放在桌面上，然后将另一侧的手肘放在穴位上，用手肘来轻轻地按揉此穴。

大家去医院后很可能会需要打针、抽血、输液，这些都对身体有点小的损伤，出血和疼痛是很常见的，用拇指弹拨手三里这个穴位，可以很好地缓解不舒服的感觉。

【教你快速找穴位】

手三里在前臂背面桡侧，当阳溪与曲池连线上，肘横纹下 2 寸。

曲池穴：调节血压显神功

曲池穴，别名鬼臣、洪池、阳泽，是手阳明大肠经的合穴。曲，隐秘也，不太察觉之意；池，水的围合之处、汇合之所。曲池名意指本穴的气血物质为地部之上的湿浊之气，本穴物质为手三里穴降地之雨气化而来，位处地之上部，性湿浊滞重，有如雾露，为隐秘之水，故名曲池。

曲池这个穴可以用神奇来形容，因为虽然曲池穴是大肠经上的一个穴位，但是曲池穴的作用确实非常广泛，包括现在很多人都困扰的高血压。如果遇到了不知道怎么治疗的疾病，可以先从曲池下手。

在现代社会，高血压患者很多，一般来说，早 6 点至 10 点，下午 3 点至 5 点这两个时间段是高血压的发作高潮，一定要加以注意。这里可以教给大家一个小方法，对降血压有很好的帮助。闲来无事的时候，甚至看电视的时候都可以做，先将右手手掌摊开，左臂微微弯曲，用右手的掌侧，来敲打左手的手肘处，也就是曲池穴所在位置。这样敲打，可以同时刺激曲池以及它旁边的穴位，对于我们右臂也有一个很好的锻炼作用。如果觉得无聊的话，还可以合着节拍来，用手掌的方式敲两下，换成握拳的姿势，可以增加趣味性，像在做一个手部的体操一样，不知不觉就刺激了曲池，平稳了血压。

除了降血压之外，曲池还有其他一些功效，下面一一介绍给大家。

（1）治疗咽喉肿痛、齿痛、目赤肿痛：阳明经所属脏腑是脾胃，咽喉为脾胃的门户，因此，咽喉肿痛、牙龈、牙齿肿痛等相关的口腔内的疾患，曲池穴是可以治疗的。

曲池·

曲池穴

（2）治疗隐疹、热病、癫狂：曲池穴本身的作用可以清热降火，因此对于一些个热病、血热引起的皮肤疹疾还有热病导致的神昏甚至癫狂，都可以通过刺激曲池穴来治疗。

（3）治疗腹痛、吐泻等肠胃疾病：曲池穴本身就是手阳明大肠经的穴位，而且又是特殊的合穴，合治内腑，因此，对于肠胃疾病选择按压刺激曲池穴是最合适不过的了。

（4）治疗上肢不遂、手臂肿痛：因为曲池穴的位置在肘关节附近，因此，由于穴位的近治作用，完全可以治疗上肢、手臂的不适。

【教你快速找穴位】

曲池穴是屈肘成直角时，位于肘横纹外端与肱骨外上髁连线的中点处。

足三里穴：人体第一长寿穴

足三里是足阳明胃经的主要穴位之一，它具有调理脾胃、补中益气、通经活络、疏风化湿、扶正祛邪之功能。"三里"是指理上、理中、理下。胃处在肚腹的上部，胃胀、胃脘疼痛的时候就要"理上"，按足三里的时候要同时往上方使劲；腹部正中出现不适，就需要"理中"，只用往内按就行了；小腹在肚腹的下部，小腹上的病痛，得在按住足三里的同时往下方使劲，这叫"理下"。

从古至今，人们一直非常重视足三里穴的保健作用，中医有"肚腹三里留"的说法。现代人通常气血不足，身体处于亚健康状态，这在很大程度上都是受了消化不好的影响。胃肠功能不好，人体的吸收能力就弱，吃进身体里的食物经常因为无法吸收而直接排出，营养得不到充分利用，身体自然就不好。所以，每天用手指揉上5分钟，坚持十来天，食欲就会有改善，身体也会明显感觉舒服。

按揉足三里穴能预防和减轻很多消化系统的常见病，如胃十二指肠球部溃疡、急性胃炎、胃下垂等，解除急性胃痛的效果也很明显，对于呕吐、呃逆、嗳气、肠炎、痢疾、便秘、肝炎、胆囊炎、胆结石、肾结石绞痛以及糖尿病、高血压等，也有很好的作用。

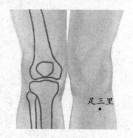

足三里穴

按揉足三里要遵循"寒则补之，热则泻之"的原则，如果胃部不适或病症是因为受了寒气，手法上的指腹方向就得往上，如果是暴饮暴食而引起的胃痛、腹部不舒服，手法上的指腹方向就得往下，通过泻法来排出淫邪之气。按压时，用大拇指指腹稍用力，分别对准两腿足三里穴，先按顺时针方向旋转按压 50 次后，再用逆时针方向按压 50 次，至皮肤有热感，病症消失。病症严重者按这个方法，每天进行 3 次左右的按压，连续两三天，胃痛症状就会明显减轻。

刺激足三里也可用艾灸，就是把艾炷直接放在穴位上面灸，皮肤上面不放置任何导热的东西。这样对提高人体自身免疫力有好处，对于那些由于机体免疫力下降导致的慢性疾病效果很好，比如哮喘。每星期艾灸足三里穴 1—2 次，每次灸 15—20 分钟，艾灸时让艾条离皮肤 2 厘米，灸到局部的皮肤发红，缓慢地沿足三里穴上下移动，注意不要烧伤皮肤。

还可以用手或按摩锤经常按揉敲打足三里，每次 5—10 分钟，做到使足三里穴有一种酸胀、发热的感觉即可。

总之，不管使用哪种方法，一定要每天都坚持，并按要求去做。每天花上几分钟就能换来身体健康，非常值得。

【教你快速找穴位】

从下往上触摸小腿的外侧，右膝盖的膝盖骨下面，可摸到凸块（胫骨外侧髁）。由此再往外，斜下方一点之处，还有另一凸块（腓骨小头）。这两块凸骨以线连接，以此线为底边向下作一正三角形。而此正三角形的顶点，正是足三里穴。

足临泣穴：亚健康最大克星

足临泣穴，在足背外侧，人在低头站立哭泣的时候，大颗大颗泪珠落下来，正是落在这个位置，所以称之为足临泣。足，自然指脚；泣，古语说与"涩"相通，也就是凝滞不通的意思。所以这个穴位最

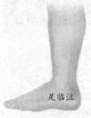

足临泣

足临泣穴

大的作用就是疏通气血，防止瘀滞。

足临泣是人体足少阳胆经上的主要穴位，可以主治：目赤肿痛、胁肋疼痛、月经不调、乳痈、足跗疼痛等，还包括胆经头痛、腰痛、肌肉痉挛、眼疾、胆囊炎、中风、神经官能症等。除此之外，对于很多意想不到的疾病，足临泣都有不错的效果。特别是现代生活中亚健康状态下出现的一些疾病，说大不大说小不小，说不大是因为去医院通常会建议注意休息，说不小是因为这些小毛病确确实实对人体产生了不舒服的感觉。这时候找到足临泣，一定帮你解决难题。

下面就是两个实际应用中的例子。

1. 治疗肋间神经痛的穴位及指压法

由胸部到侧腹或是由背部到侧腹，如果产生强烈疼痛，那么在转身、大声笑、深呼吸、打哈欠时都会感到痛苦难当，这就是肋间神经痛。

所谓肋间神经，是沿着胸部肋骨，由背后经过侧腹，一直到胸前的神经。肋间神经痛就是沿着这条神经，经胸部、腹部呈半环状的强烈疼痛。

肋间神经疼痛的原因是由于脊椎生病或是胸膜黏合，但还有其他尚无法了解的原因。其他如肝脏病是原因之一。突发性、真性的肋间神经痛原因至今仍然一无所知，但是症状却是非常了解。这种疼痛会因咳嗽或呼吸强弱而定，严重时可能会形成呼吸困难。一般是吸气感到痛苦，吐气则否。但是应该注意的是有时误认为是肋间神经痛，但其实是肋膜炎或狭心症。

真性的肋间神经痛有三种特征。一是背骨侧面即是压痛点，二是腋窝即是压痛点，三是胸侧面即是痛点，只轻轻一压疼痛难当。

为了防止肋间神经突发性疼痛，必须用以下的穴道指压法，这种方法在病发半年内能即刻治愈，如果病发数年的话，只要持之以恒也能治愈。

在手背距横纹三指处有外关。在小脚趾和第四趾之间用指尖向上搓，到了尽处就是临泣穴。指压时只要在这两处穴位上，一面缓缓吐气一面轻压6秒钟，左右各按10次就能去除疼痛。

肋间神经痛有时不只限于胸部，连背部和肚子也有疼痛的可能。在这种情况下，只要用穴道指压法就可奏效。如果想提高效果的话，在指压前先用温湿布覆盖患处。如果治疗后还感到相当疼痛，则再用温湿布擦患处，重新再指压一次就可减轻疼痛。

2. 去除穿高跟鞋的倦累感的穴位及指压法

女性时常诉苦穿高跟鞋倦累异常，穿着不自然的鞋子走路，产生倦累感是难免的。现在奇装异服纷纷出笼，并且不分老幼都有用鞋子来配合服装的倾向；有些人想使自己变"高"，于是便穿高跟鞋。

本来鞋子选用的目的是为了保护脚部，现在为了美观，才会导致脚痛、脚累、骨骼变形等。能支撑体重，能稳健地行走，这样的脚才有利于健康。因此应该尽量选择适合自己脚形的鞋子，这才是最科学的方式。但事实并非如此。鞋子追随流行早已经变成了根深蒂固的观念。

"人类是鞋子的奴隶"。现在的确是有这种倾向。穿上高跟鞋使自己的脚变形，借助鞋来增高自己，实际上并非用脚站立，而是用脚尖站立，因此脚尖使劲日久，关节就会变弯曲，由于趾节骨、中足骨、脚腕关节等受到不良姿势的压力，所以会感到疲倦。生活中我们的确应该懂得点儿去除穿高跟鞋的倦累感的常识。

治疗穿高跟鞋倦累感，只要指压"临泣"就有效。所谓临泣穴是脚小趾和第四趾根中间向上4厘米左右之处，只要一边吐气一边强压6秒钟，重复20次即可。

不论你穿高跟鞋是否感到倦累，最好采用刺激足临泣的方法，如果不加按摩，倦累感由小积大，到时候就很难恢复了。这种去除穿高跟鞋的倦累感的办法，可以说是预防日常疾病的一个重要常识。

上面的两种情况是足临泣非常常见的用法，当然人体的神医功能要远远超过这两种情况，所治疗的疾病也非常广泛。可以一边按压足临泣，一边仔细体会，感觉一下身体的变化，也许就会发现足临泣更加重要的作用。

【教你快速找穴位】

足临泣位于人体脚背的外侧，足临泣位于第四、五跖骨结合部前方，小趾伸肌腱外侧凹陷中。

涌泉穴：益寿延年养肾穴

涌泉穴是足少阴肾经的第一个穴位。涌，外涌而出也。泉，泉水也。古人把经脉比作河川，气血就好像是流淌其中的水流，人体有很多与水相关的穴位名称，比如说"肩井""太溪""涌泉"等。这些穴位名称形象地描述出了气血的状态。《黄帝内经》中说："肾出于涌泉，涌泉者足心也。"意思是说：肾经之气犹如源泉之水，自此不断涌出，流向全身各处。这就是涌泉穴的意思。

涌泉穴不仅是肾经的起始穴位，同时也是心、肾两条经相交接的地方，因此涌泉穴可以治疗和肾、心有关的多种疾病。肾为先天之本，是人体生命的原动力，五脏六腑要想正常工作，都离不开肾，所以肾经和肾的功能联系非常广泛，作用非常强大。涌泉穴的功能自然就也很强大，可以补肾填精、益髓壮骨，可以治疗肾及其经脉循行部位的病症，以及与肾有关的肝、脾、胃、心、肺等脏腑及骨、髓、脑的病症。具体来讲，有失眠健忘、头晕眼花、烦躁不安、精力减退、倦怠乏力、腰膝酸软、耳鸣耳聋，以及妇科病、男科病、神经衰弱、高血压、低血压、便秘、腹泻、咽喉肿痛等几十种病，这比任何一种药物的功能都强大，而且绝对安全，没有副作用。

涌泉穴是身上常用的穴位，而且有"长寿穴"之称。这里还有个小故事：相传在古代广东、福建地区曾有瘴气流行，这是一种有毒的气体，能引起疟疾，很多人都得病了甚至因此而丧生，但有个武将却多年安然无恙，而且面色红润，腰腿轻快。后来人们终于发现了其中的秘密，原来，他每天清晨就起床打坐，盘腿而坐，两脚脚心相对，把双手擦热后不停地摩擦涌泉穴，直到身体微微出汗为止。之后，很多人都仿效他，不仅很少得病，而且就连多年的老毛病也不治而愈。

涌泉穴

—涌泉

按摩涌泉穴之所以能防治各种疾病，尤其是老年性的哮喘、腰膝酸软、头痛头晕、便秘等病效果较明显，这是因为：第一，人体的经络系统内连脏腑，外络肢体，沟通了人体的内外上下，涌泉穴是肾经的第一个穴，也是心经和肾经交接的地方，按摩涌泉穴就可以达到对肾、肾经及全身起到整体性调节的目的。第二，人体的双脚有着丰富的末梢神经，以及毛细血管、毛细淋巴管等，通过按摩，可以促进局部血液、淋巴液的循环，从而对全身的新陈代谢起到促进作用。第三，由按摩时摩擦产生的热感半身对身体也是一种良性刺激。俗话说："若要老人安，涌泉常温暖。"说明了对涌泉的热刺激可以改善身体状态，对老年人尤其有益。

涌泉穴在人体养生、防病、治病、保健等各个方面都显示出它的重要作用。经脉就像是一条大河，每条河流都有自己的发源地，涌泉就是肾经的源头。别小看这涓涓细流，这里涌出的可是生命的力量，滋养着身体，这里就是生命的泉眼。

【教你快速找穴位】

在人体的脚底，不算脚趾的部分，脚掌的前 1/3 那里有个凹陷，这就是涌泉穴的位置。你可以看一下脚底，会发现在脚掌前 1/3 处，有个像"人"字一样的纹路，在这个"人"字的交叉位置的凹陷处就是涌泉。

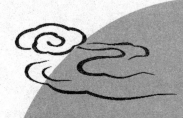

第三篇
中医望诊看重点

第一章 面诊——脸是人体健康状况的"晴雨表"

面容与人体脏腑的联系

1. 中医中的"望诊"究竟是如何诊断疾病的？

望诊是诊断学名词，系四诊之一。是指运用视觉观察病人的神色、形态、体表各部、舌体与舌苔、大小便和其他分泌物等，从而获取与疾病有关的辨证资料。一般以望神色为重点。

望其神色，可知五脏荣枯。《内经》将面色分为青、黄、赤、白、黑五色以内应五脏，青色属肝，黄色属脾，赤色属心，白色属肺，黑色属肾，若由正常颜色变成异常颜色，就是病态。《素问·脉要精微论》说："五色者，气之华也。赤欲如白裹朱，不欲如赭；白欲如鹅羽，不欲如盐；青欲如苍壁之泽，不欲如蓝；黄欲如罗裹雄黄，不欲如黄土；黑欲如重漆色，不欲如地苍。"这一论述是对面部五种正常颜色和异常病色的高度概括。正常五色的共同特征是色泽明润，异常五色的共同特征是晦暗不鲜。临床辨证不必拘泥五色内对应某一脏器之说，应以气血津液的盈虚通滞为其依据，才能揭示病变本质。

2. 望面诊病的重点及临床意义是什么？

望面诊病的说法，主要是观察面部的气色。中医说："看病必察色，察色必观面。"正常人的面色微黄，略红润而有光泽。患病时色泽异常，即是疾病变化的表现，称为病色。在临床上，望诊的重点，就是观察五色，观察色相，即浮沉、泽夭、散抟及颜色的变化。

望面诊病不单是古老中医的诊病重要手段之一，对于我们现代医学临床来说，仍然具有重要的意义和价值。比如在测知人体正气的盛衰与疾病的性质、测知病变的部位、测知病因等等，望面诊病皆是最简洁、迅速、有效的诊断手法。

通过观察面部色相诊病，则以色相浮为病浅，色相沉为病重；面色润泽则预示良好，面色夭枯则预示不良。

通过观察面部五色诊病，则黄赤色为风，黑青色为痛，白色为寒，黄而膏润为脓。根据色域分布，还可判断出病患处所。脏腑在头面上的大体分布是：五脏一般分布在鼻，六腑分布于鼻子的两侧。

3. 面部与脏腑是怎样对应的？

面部反映整体各部位生理信息，使面部成为整体完整的缩影。面部的结构分属不同的脏腑，是面部望诊的基础。传统的面部脏腑是在《内经》有关脏象、气血、经络分布的理论基础上形成的。

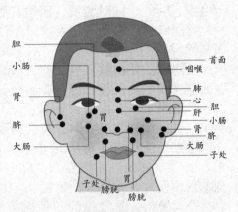

面部与脏腑相对应

根据《灵枢·五色篇》的分法，把整个面部分为：鼻部称为明堂，眉间称为阙中，额称为天庭，颊侧称为藩，耳门称为蔽。

面部与脏腑相对应的位置是：天庭为首面，首面之下（阙上）为咽喉；咽喉之下（阙中、印堂）为肺；肺之下（阙下、山根、下极）为心，心之下（鼻柱、年寿）为肝，肝部左右为胆；肝下（明堂、准头）为脾；脾两旁（上方）为胃；胃外侧（中央、颧下）为大肠；挟大肠为肾；明堂外侧（鼻端）为小肠，明堂以下为膀胱、子处。

4. 面部浮肿的症状和处理方法分别是什么？

面部浮肿，即面部的水分过多造成血液不循环所形成的浮肿。面部浮肿的原因很多，有局部的也有全身的。局部的最常见的是过敏，通常是使用一些对自身过敏的物质或日晒后出现。全身性浮肿主要是由肾脏或心脏疾病所引起的，如肾病综合征、慢性肾炎等、各种原因引起的右心衰竭。有时候肝病导致的腹水、蛋白质不足引起的营养失调或更年期障碍的荷尔蒙异常等，也会造成浮肿。

消除浮肿可采用以下一些方法：

（1）保持乐观情绪，长期坚持锻炼，以增强体质，提高适应能力。

（2）选择含有丰富蛋白质、维生素及无机盐，低脂肪、低胆固醇、少糖、少盐的饮食，可以多吃一些豆制品食物。限制进水量，可以多吃一些有利尿、消肿作用的食物，如红豆、槟榔。

（3）保证良好的睡眠，起居有规律。

5. 哪些特殊疾病会直接反应在面容上？

肾病面容：面色苍白，双脸及颜面浮肿，舌质色淡并且舌缘有齿痕。

皮质醇增多症：是肾上腺皮质机能亢进症或由于服用过量的糖皮质激素所致。病人脸面红润胖圆，犹如满月，常有痤疮，毛发增多（女性有胡须），同时脱发，而颈背肥厚。

震颤麻痹：多见于老年人，面部呆板，毫无表情，似面具样，称面具面容。

破伤风：外伤数日后，病人表现头向后伸，四肢抽搐，牙关紧闭，面肌痉挛，状如苦笑，称苦笑面容。

严重脱水：病人因腹泻或呕吐而大量失水以后，面部憔悴、眼窝下陷、鼻梁瘦削突出、颧弓隆起清晰可见。

地方性克汀病：亦称呆小症，因孕妇缺碘致胎儿生长发育障碍，病人面容发育差，面容愚笨，反应迟钝，头大，鼻梁下陷，两眉间短宽，舌厚而大，常外伸，流涎。

先天愚型：是常见的一种遗传性染色体疾病，有一副特殊的痴呆面容，眼睛小，眼距宽，塌鼻梁，张口伸舌，流口水。

6. 面容消瘦、两颧高耸预示着什么？

一般来说，当患者有严重疾病，将面临死亡的时候，患者的面部会呈现死亡的先兆。如果患有重病就会导致营养不良，从而不能摄取人体正常需要的营养物质，进而肌肉就会萎缩。加上缺少必需的水分，面部就会消瘦。长时间的不合理进食会使皮肤纤维减弱，这样会使患者的皮下组织发生严重萎缩，这也是患病变瘦的一个重要原因。

除了上述症状外，患者的太阳穴与眼窝也会深深凹陷，颧骨和鼻梁也都高耸出，耳朵呈现出铅色，触摸会感到冰凉，没有温度。嘴唇松弛、发紫，并且面如死灰或者为棕黑色。出现这些症状，则预示患者可能已经是癌症晚期。

患者在患有急性腹膜炎或者卵巢囊肿病时，也会出现以上症状。往往急性腹膜炎是由于脱水、体液分布不均匀，造成血液不能正常循环所致。这些病象外表与癌症晚期虽然一样，但是不会有生命危险。

7. 面部表情过分夸张代表着什么？

一般来说，面部表情表现了人的心理状态。遇到高兴的事情，面部表情就会显示开心；遇到不顺心的事情，面部表情就会显得凝重。一个正常人是应该有喜怒哀乐的，该生气的时候就生气，该悲伤的时候就悲伤，该快乐的时候就欢笑。如果一个人的表情总是显得过分夸张，让人看了就会感到不寒而栗，这样的表情往往是一定的病患的反应。比如，一个人很少和人说话，交流的时候感到很害怕，总是喜欢一个人待着，这样的人可能患有忧郁症。如果一个人时而狂躁时而沉默，这种人可能患有狂躁抑郁症。在我们的生活中还有一种人，他们总是以自我为中心，过分自信，虚荣心强，狂热而冷酷，这种人可能患有神经质。

8. 面瘫的症状通常有哪些？

面瘫，即面神经麻痹，这是一种面部肌群运动功能障碍疾病，患者多为20—40岁，且男性居多。

周围性面神经麻痹时，会引起病灶同侧全部颜面肌肉瘫痪。也就是说，上下部面肌都发生瘫痪，由于眼轮匝肌麻痹，故眼睑不能充分闭合，闭眼的同时眼球上窜，在角膜下缘露出巩膜带（贝尔氏症）。患者闭嘴时，颊肌极为松弛，故口角下垂，贝尔氏呈阳性。抬眉受限，额纹变浅或消失，眉毛较健侧低，睑裂变大，内眼角不尖，眼泪有时外溢。示齿或笑时，口角向健侧牵引，口呈斜卵圆形。说话时，发唇音不清楚。由于颊肌的麻痹，食物留于颊肌与牙龈之间，以致患者必须用筷子将食物掏出。乳儿发生面神经麻痹时，吸吮受限。双侧周围性面神经麻痹时，面部无表情，双侧额纹消失，双眼不能闭严，贝尔氏呈阳性。双侧鼻唇沟变浅，口唇不能闭严，口角漏水，进食时，腮内存留食物，言语略含混不清。

9. 面肌痉挛是怎么回事？

面肌痉挛为阵发性半侧面肌的不自主抽动，通常情况下，仅限于一侧面部，因而又称半面痉挛，偶可见于两侧。开始多起于眼轮匝肌，逐渐向面颊乃至整个半侧面部发展，逆向发展的较少见。可因疲劳、紧张而加剧，尤以说话、微笑时明显，严重时可呈痉挛状态。不能自行模仿或控制其发作。一次抽搐短则数秒，长至十余分钟，间歇期长短不定，病人感到心烦意乱，无法工作或学习，严重影响着病人的身心健康。入眠后多数抽搐停止。多在中年起病，据报道也有两岁的病例。以往认为女性好发，统计表明，发病与性别无关。发展到最后，少数病例可出现轻度的面瘫。

中医讲面肌痉挛病的病因一般是由于过度的疲劳、紧张、干火旺盛、有内热、外感风寒引起的。可采用药物治疗或手术治疗。

10. 常见的面部皮肤病的种类及症状有哪些？

面部皮肤病比较常见，主要有以下一些类型：

（1）痤疮。俗称青春痘或粉刺，多发于面部、额、胸前、背后等部位。

（2）酒糟鼻。俗称红鼻子，多见于青壮年，好发于颜面部，尤其是鼻端，还可延及两颊、额部和下颌。皮肤潮红，伴毛细血管扩张，上有丘疹或脓疱。若患病时间长，严重者鼻端肥大形成鼻赘。

（3）雀斑。在面部有多数如针尖至扁豆大小的褐色或暗褐色斑点，日晒后较明显，冬季可减轻。严重者皮损数目多，且可侵及颈、手背及四肢伸侧部。常有家族遗传性倾向。

（4）黄褐斑。又称肝斑，常见在面部两颊及鼻部成蝴蝶形分布，成淡褐色或暗褐色斑。常发于夏季，日晒后可加重。

（5）黑痣。几乎人人都有，只是数目和部位不同而已。大多数发生于儿童或青春期，为表面平滑或稍高于皮面的棕色或黑色丘疹，局部有毛或无毛。

（6）血管瘤。血管瘤是一种良性肿瘤，多见于婴儿出生时或出生后不久，随年龄增长而扩展。发生于口腔颌面部的血管瘤占全身血管瘤的60%，其中大多数发生于颜面皮肤皮下组织及口腔黏膜，如舌、唇、口底等组织，少数发生于颌骨内或深部组织。有单纯性血管瘤、海绵状血管瘤、鲜红斑痣和混合性血管瘤四种。

（7）扁平疣。由病毒引起，多发于青年人，因此也称青年扁平疣，除常见于面部外，其他部位如手足背、颈部也可发生。呈米粒至扁豆大正常肤色或淡褐色扁平丘疹。

（8）粟丘疹。多见于面部，尤其是眼睑、颊部为多，呈白色或黄色、圆形，如针尖大或帽尖头大丘疹，常对称分布，刺破后可挤出胶样物质。

（9）老年疣。又称脂溢性角化病，常在面部、头皮、躯干等部位，呈淡黄褐扁平或略高起的斑丘疹，表面有油脂性薄鳞屑。好发于40—60岁中老年人。

（10）白癜风。常发于头面部，局部皮肤变白，边界清楚，有些人可泛发全身。

11. 面部出现蜘蛛痣是肝硬化的征兆吗？

蜘蛛痣是一种特殊的毛细血管扩张症。它多出现于面部、颈部及胸部，也有其他部位出现者。表现为中心部直径2毫米以下的圆形小血管瘤，向四周伸出许多毛细血管，且有分支，看上去恰似一个红色的蜘蛛趴在皮肤上。蜘蛛痣的出现与肝硬化有很大的关系。因此蜘蛛痣对诊断肝硬化有较大的参考意义。

当然，有蜘蛛痣不一定就有肝硬化。处于青春期的女性是生长发育的高峰阶段，体内有大量的雌激素，可能会有一些蜘蛛痣出现，这是正常生理现象。随着年龄的增长，雌激素分泌逐渐减少，这种蜘蛛痣也会逐渐消失。另外，蜘蛛痣可见于正常妇女的妊娠期。当怀孕后，体内雌激素增多，因而一部分孕妇皮肤上出现了蜘蛛痣。此种蜘蛛痣大多发生在怀孕后的 2—5 个月内，产后数月内可以消失。还可见到少数患其他疾病的病人，如风湿性关节炎、类风湿性关节炎以及 B 族维生素缺乏的病人。因此，对蜘蛛痣的出现，不能只看做是肝硬化的征象，需要结合临床加以全面分析。

12. 怎样区分面部普通黑痣与恶性黑色素瘤？

面部黑痣是一种良性色素性肿瘤。黑痣大小不一、颜色深浅也有差异，除黑色外，尚有黄褐、瓦青、淡蓝、灰黑等颜色。长黑痣和疾病没有必然的联系，但如果黑痣的颜色或者形状出现变化，或者黑痣发生转移，要引起注意。可以根据以下方法区分普通黑痣与恶性黑色素瘤。

（1）颜色。恶性黑色素瘤在普通黑痣棕黄色或棕褐色的基础上掺杂有粉红色、白色、蓝黑色。其中，蓝色最为不祥。

（2）边缘。普通痣的边缘很光滑；而恶性黑色素瘤边缘不整齐，成锯齿状，表面粗糙还往往伴有鳞形或片状脱屑，有时还有渗液或渗血。

（3）直径。普通痣一般小于 5 毫米，而恶性黑色素瘤直径大于 5 毫米。

（4）对称性。普通黑痣的两半是对称的，而恶性黑色素瘤两半不对称。

需要强调的是结构不良的黑痣与早期恶性黑色素瘤的区分，仅凭肉眼观察是很难鉴别的，对怀疑病灶应及时进行活检以确定疾病类型。

13. 为什么脸上会出现粉刺？

粉刺，医学上称为痤疮，是青春期常见的皮肤病，常见于青春男女，所以也称它为"青春痘"。其实，青少年不一定都会长青春痘，而青春痘也不一定只长在青少年身上。产生粉刺的原因主要有以下两点：

激素因素：与粉刺关系最密切的就是雄性激素，因为雄性激素可促使皮脂分泌，尤其是青春期的皮脂分泌机能总是特别亢进，皮脂量因而大增。正常男性的皮脂量均较女性多，因此男性患者粉刺大多数比女性的顽固。女性激素具有抑制皮脂分泌的功能。青春期后的女性如果卵巢的成熟跟不上的话，体内女性激素分泌量不足，可出现月经不调、粉刺。

胃肠障碍：当胃肠机能减退时，易出现消化不良、便秘等。消化不良可引起维生素 B_2、维生素 B_6、维生素 A 缺乏，从而导致皮脂分泌过剩。便秘造成体内毒素吸收，在肝脏解毒不全时，毒素就会通过血液循环对皮肤产生作用，从而导致粉刺的发生。

14. 面部太油怎么办？

如果一个人脸上爱出油，面部又显得油光可鉴，这样的人可能患有精神压抑症。得了精神压抑症的人，油脂的正常活动无法进行循环，只能强行通过皮肤排泄，所以面部就会显得很油腻。要控制面部出油，除了保持愉快的心情、少给自己精神压力外，还可以使用以下方法：出油比较多的人可以在早晚两次洗脸外，中午多洗一次脸。这一次可以不用洁面产品，仅用冷水冲洗。洗完脸后，在容易干燥的眼睛周围涂上一点乳液即可。出油特别厉害的人，也可适当使用一点浓度较高的果酸、水杨酸类外用药品，可以有效抑制出油，预防粉刺。另外，适当补充维生素 B_6 可以减少皮脂分泌，所以可多吃一些富含维生素 B_6 的香蕉或鱼类等。

15. 为何中年人容易"油光满面"？

新陈代谢功能旺盛的青春期，也是皮肤最容易分泌油脂的时期。不过，即使过了三四十岁，仍有许多人的脸总是油光满面。这种油光满面的形成与青春期的脸部泛油是截然不同的。十几、二十几岁时，由于新陈代谢旺盛，使得油脂分泌不断增加，造成皮肤经常出油。中年人则是由于新陈代谢速度降低造成皮脂分泌增加。这与"中广身材"的成因相同，都是由于体内燃烧脂肪的能量不足，而使得多余的脂肪堆积在体内，最后从皮肤"排泄"出来。

中年后所形成的油性皮肤，是由于生活习惯不良而造成的一种生活习惯性的问题皮肤，只要改善不正常的作息，就有助于改善这种肌肤问题。

16. 容易引起面部皮肤过敏的源头是什么？

皮肤过敏又称为"敏感性"皮肤。从医学角度讲，皮肤过敏主要是指当皮肤受到某种刺激，如不良反应的化妆品、化学制剂、花粉、某些食品、污染的空气等，导致皮肤出现红肿、发痒、脱皮及过敏性皮炎等异常现象。面部皮肤过敏，致使某些女性会出现全身皮肤奇痒、起疹块、鳞屑、脱皮，发干、瘙痒、起红斑以及面部红白不一、斑驳陆离等症，严重者甚至会产生过敏性面部红血丝。哪些原因会引起面部皮肤过敏呢？

化妆品：最典型的化妆品过敏是香精过敏，而收敛水等含有酒精成分的化妆品也会对肌肤产生一定的刺激。其他如生化防腐剂、果酸等等都会对不同的肌肤造成不同的刺激。

食物：常见的是海鲜、芒果、果仁类食物会引起过敏。

药物：青霉素、磺胺类药物等，都可能引发皮肤过敏。

灰尘：灰尘过敏是一种生活在灰尘中的微生物的过敏反应，是最常见的过敏。灰尘过敏包括棉纤、皮毛以及各种纤维、动物皮毛等。

季节变换：由于种种环境因素，空气中散布的细菌孢子和花粉等致敏物质便会大量释放出几乎遍布人体所有组织的化合物——组织胺，引起面部皮肤过敏。

紫外线照射也可导致面部皮肤过敏。

17. 怎样从面部色斑看女性健康？

年轻女性如果在短期内骤然出现大量芝麻到米粒大小扁平隆起的丘疹，表面光滑，可能是面部扁平疣，这种皮肤病是由病毒感染引起的，一般无自觉症状，有时伴有轻度瘙痒，瘙痒后可出现串珠状排列的新皮疹，与过度疲劳、机体抵抗力低下有关。

还有一种皮肤病叫"皮肤垢着病"。发病时会在面颊部出现大片褐色色素沉着斑，或黑褐色污垢样角化性斑片，呈小结节或绒毛状，感觉像没有洗脸，这与精神压力有关。

30 岁以后的女性，面部发作比较严重的红斑、炎性丘疹、结节、脓疱等痤疮样损害，按痤疮治疗效果不明显，如果同时伴有经期延长或间歇性闭经、肥胖、便秘等症状，那就有必要做一次妇科 B 超检查，看看是否有"多发性卵巢囊肿"。

18. 脸颊毛孔粗大是什么原因？

年轻时脸颊的毛孔通常并不明显。两颊毛孔开始变得粗大通常是从 25 岁到 30 岁开始，这时肌肤会开始老化，特别是鼻子和额头等部位，毛孔会变得特别粗大。一般认为毛孔变大的原因，是皮脂分泌减少。不过若是两颊部位的毛孔过于明显，则很有可能是因为其他关系。

随着年龄的增长，身体的皮脂分泌会慢慢减少，肌肤的保湿能力也会开始降低。这时会使皮肤失去弹性和光泽，使毛孔变得粗大。

一旦发现毛孔变得粗大时，就要开始多摄取维生素 C，因其中所含的胶原蛋白，能够提高肌肤的保湿能力，并且帮助皮肤内部胶原蛋白的生产。另外，皮肤的光泽和用来支持脸部皮肤的颜面肌肉有很大的关联性。肠胃功能不佳的人，同时也会有肌肉衰弱的倾向，因此，首先加强肠胃功能是改善肤质非常重要的方法。

19. 哪些原因导致脸部皮肤黯沉？

女性最大的烦恼就是皮肤"黯沉"。随着年龄的增长，皮肤逐渐失去光泽和透明感后，会慢慢变黄并出现黯沉。造成皮肤黯沉的原因，主要是因为老旧而应剥落的角质长期堆积所造成的。人类的皮肤细胞每 28 天会再生一次。如果皮肤底层新细胞的生成速度太慢的话，会使得上层的陈旧细胞无法掉落而逐渐干燥增厚，形成所谓的黯沉现象。

纹理混乱是老化的直接后果，而无处不在的紫外线和室内外温差，都会对皮肤造成很大的刺激，使纹理混乱。匀整的纹理，沟较深，表面饱满，肌肤明亮光洁。而沟纹浅乱的话，光线不能广泛散开，就显得发暗了。

另外，畏寒和血液中含有过多代谢废物所导致的血液循环障碍，也是形成黯沉的重要原因。当皮肤下的血管流过大量新鲜而干净的血液时，会使血管扩张，呈现出漂亮有透明感的粉红色皮肤。而当血液循环受到障碍时，皮肤下流动的血液会带有过多废物，使得皮肤透明度降低，看起来也比较暗。

20. 面部青筋是哪些疾病的信号？

静脉血管俗称"青筋"，是负责把血液送回心脏的血管。当静脉血液回流受阻、压力增高时，青筋常常会在人体表面出现凸起、曲张、扭曲、变色等情况。中医诊断学认为，如果人体头面部的青筋比较明显，可能是患有某些疾病的信号。

额头有青筋，是长期劳心劳力，工作压力或精神压力过大的表现。

鼻梁有青筋，表示肠胃积滞，容易胃痛、腹胀、消化不良、大便不畅。

当太阳穴青筋凸起时，人往往容易觉得头晕、头痛。太阳穴青筋凸起、扭曲，可能是脑动脉硬化的表现；青筋紫黑则是中风的"预警"。

女性的眼袋、嘴角、腮下有青筋，是月经不调、带下病等妇科疾病的表现。

如果舌下的青筋凸起、扭曲、紫暗，则是冠心病的信号。

21. 怎样的面部特征可诊断为蛔虫病？

如果在孩子的面部见有白斑，一般呈圆形，边缘较为整齐，中间呈淡白色，不凸于皮肤角膜，可诊断为蛔虫病。

蛔虫病是最常见的肠道寄生虫病。绝大多数病例无任何症状。儿童常有腹痛，为脐周不定时反复腹痛，无压痛及腹肌紧张，伴食欲减退、恶心、腹泻或便秘，大便中排出蛔虫。儿童有时有惊厥、夜惊、磨牙、异食癖。

22. 颧骨部位为什么会长皱纹？

颧骨部位的皮肤是最容易出现皱纹的地方。这是因为颧骨是最直接受到紫外线照射而产生黑色素的部位之一。

此外，当肝脏功能异常时，也会无法完全发挥净化血液与供给血液足够养分的功能，而使血液变得浑浊。同时造成体内的新陈代谢效率降低，使皮肤容易产生皱纹。

"日晒"和"肝脏失调"是形成皱纹的两大因素。当两项同时具备时，皱纹出现的概率也就大大提升了。

23. 老年斑会影响健康吗？

老年斑全称为"老年性色素斑"，医学上又被称为脂溢性角化，是指在老年人皮肤上出现的一种脂褐质色素斑块，属于一种良性表皮增生性肿瘤，一般多出现在面部、额头、背部、颈部、胸前等，有时候也可能出现在上肢等部位。

老年斑不影响日常生活，它是在中老年时期发生和发展起来的，它在不知不觉中出现，生长缓慢，既不痛也不痒，是人体衰老的一个重要信号。老年斑也不会影响人的健康，它的生长有自限性，一般不会发生恶变，也没有转移的说法。

在个别情况下，如老年斑受到刺激、搔抓或外用药的腐蚀，可造成表面糜烂、渗液，基底部发红或继发感染等现象。这时只要停止不良的刺激，适当用些抗炎药物，几天后就会恢复原状，不会发生其他变化。

面色与人体健康的关系

1. 如何望色诊病？

望色，又称"色诊"，是通过观察病人全身皮肤（主要是面部皮肤）的颜色和光泽的变化，用以诊察病情的方法。据此可了解脏腑的虚实、气血的盛衰、病性的寒热、病情的轻重和预后。

面色分为常色与病色。常色指人在正常生理状态时面部的色泽。表现为面部皮肤光明润泽，是有神气的表现，显示人体精充神旺、气血津液充足、脏腑功能正常。病色指疾病时的面部色泽。一切反常的色泽都属病色。病色的出现，不论何色，或晦暗枯槁，或鲜明暴露，或虽明润含蓄，但不应时应位，或某色独见，皆为病色。患者面色鲜明荣润，则说明病变较轻较浅，气血未衰，较易治疗，预后良好；如果患者面色枯槁，缺乏光彩，没有润泽之象，则说明病变较重较深。精气已受重创，预后较差。

2. 为什么望色主要观察面目呢？

色诊具有悠久的历史，早在两千多年前的《内经》中就有望色诊病的详细记载。如《素问·阴阳应象大论》说："善诊者，察色按脉，先别阴阳。"《素问·五脏生成篇》中描述了五脏常色、病色、死色的具体表现。由于色诊在临床诊病中有重要价值，故受到历代医家的普遍重视。尤其是望面色，这是因为：

（1）由于心主血脉，其华在面，手足三阳经皆上行于头面，面部的血脉丰盛，为脏腑气血之所荣。

（2）面部皮肤薄嫩，其位最高，其色泽变化易于外露。

（3）面部显露，易于观察。

3. 望面色诊病要注意哪些问题？

（1）注意病色与常色的比较。目前，中医临床上尚无统一的望色客观标准，因此，望色时一定注意把病人的面色与其所处人群的常色比较来加以判断。如所诊病人属局部色泽改变，还应与其自身对应部位的正常肤色进行比较。如病情复杂、面色与病性不符时，应尽量全面观察病人体表色泽，并结合其他诊法综合分析判断。

（2）注意面部色泽的动态变化。疾病是动态变化的，在疾病的发展过程中，随着病情的变化，病人的面部色泽也会发生相应的变化。医生应该懂得辨证识病。

（3）注意非疾病因素对面色的影响。面部色泽除可因疾病发生异常变化外，还可因气候、季节、光线、饮食、情绪等非疾病因素的影响而发生变化。故望色诊病时，应注意排除上述因素的干扰，以免造成误诊。

4. 为什么说望面色婴幼儿比成人更为重要？

望面色对于婴幼儿比成人更为重要，因为成人更多地可以用语言交流，而婴儿不会说话，小孩又不能准确表达自己的意思，所以面诊对于婴幼儿显得尤为重要。医生往往从婴幼儿的脸色或者光泽，或者面部的变化就能大致推断出小孩的生理状况。

小孩的父母也应懂得望色面诊，尤其在晚上的时候，孩子生病了，父母可以根据孩子面部表情、动作反应还有颜色的变化，大致推断出小孩目前的精神状况，并进一步做出是立即送医院，还是等待天明再去看医生的决定。又如，婴儿出现面色苍白、注意力不集中、易疲乏和生长迟缓等现象，这有可能是缺铁性贫血。父母要更多地懂得婴幼儿面诊方面的知识，让孩子更加健康快乐。

5. 异常面色有哪几种表现？

据史书记载，战国时名医扁鹊进见蔡桓公，站在蔡桓公面前看了一会儿，说桓公有病，不医治恐怕要加重。桓公说他没病。过了十天，扁鹊又进见，他说桓公的病已到了肌肉和肌肤之间，再不医治，会更加严重的。桓公不理睬。过了十天，扁鹊又进见，他说桓公的病已到了肠胃，再不医治，会更加严重的。桓公还是不理睬。又过了十天，扁鹊远远看了桓公一眼，知道他的病已经无可救药了。果然，不久桓公就死了。

从这个故事中我们知道，精通医术的扁鹊，可以通过观察面色来诊断病情。面部皮肤的颜色每个人都不相同，但变化却有一定的规律，中医在经过无数的医学实践探索，从而总结出白、黄、赤、青、黑五类病色。我们可以通过观察人的气色，了解到脏腑的虚实、气血的盛衰、病性的寒热、病情的轻重，以及预测以后病情的发展。

6.怎样理解面色的主客色？

正常面色可分为主色和客色。

主色是人生来就有的基本面色，属个体素质，一生基本不变。古人根据五行理论把人的体质分为金、木、水、火、土五种类型，并认为金形人肤色稍白，木形人肤色稍青，水形人肤色稍黑，火形人肤色稍红，土形人肤色稍黄。

客色是因季节、气候、饮食等不同而发生正常变化的面色。因人与自然相应，随着季节、气候的变化，面色也可发生相应的变化。如，根据五行理论，春应稍青，夏应稍赤，长夏应黄，秋应稍白，冬应稍黑，四季皆黄。又，天热则脉络扩张，气血充盈，面色可稍赤，天寒则脉络收缩，血行减少而迟滞，面色可稍白或稍青。人的面色也可因情绪变化、剧烈运动、饮酒、水土影响等而发生变化，但只要明润含蓄，均非病色。

7.如何理解病色有善恶之分？

白、黄、赤、青、黑是面部的五种病色，而根据面部光泽的不同，可以把五种病色分为善色与恶色两种。

善色，如果脸上光泽明润含羞，即为善色。这种颜色显示脏腑精气还没有明显衰弱，血气还很旺盛，现在病情还很轻微。

恶色，如果脸上的光泽暗淡、憔悴，即为恶色。出现这种颜色显示脏腑的精气已经受到了严重的损伤，血气严重不足，预示疾病现在很严重。

在一定条件下，善色和恶色是可以相互转化的，通过两者之间的转化，我们可以对病情的发展做出预测，并进一步推测以后的病情。从脸色和面部的光泽，除了能看出有无疾病，还能了解疾病的轻重。在一定情况下，甚至还能判断出疾病发生在身体的哪个部位。

8. 病色为白色主何病症?

病色可分为白、黄、赤、青、黑五种。 不同病色分别见于不同脏腑和不同性质的疾病。

白色主虚寒证,血虚证。白色为气血虚弱不能营养机体的表现。阳气不足,气血运行无力或耗气失血,致使气血不充,血脉空虚,均可呈现白色。如面色白而虚浮,多为阳气不足;面色淡白而消瘦,多属营血亏损;面色苍白,多属阳气虚脱,或失血过多。

9. 面色苍白预示哪些疾病?

健康人的脸色是白里透红,经常不出门在家里待着的人皮肤也白,可病态的白是色如白蜡。比如在临床上经常可以见到:虚寒病症、贫血及某些肺症患者,里寒的剧烈腹痛,或外寒的恶寒战栗重者,可见面色苍白。肝病见白色为难治之病。白色见于两眉之间,是肺脏有病。甲状腺机能减退症、慢性肾炎等患者的面色,较正常人苍白。铅中毒时,患者以面色灰白为主要特征,医学上称为"铅容"。寄生虫病、白血病患者或长期室内工作及营养不良者亦见此色。肠道寄生虫病,面部可见白点或白斑。此外,出血性疾病、经常痔疮出血、妇女月经过多,也会造成面色苍白。休克病人因面部血液循环受阻,也会脸色发白。

10. 为什么暂时性面白不必担心?

在日常生活中,有的人没有任何疾病,却有时会出现一些面色苍白的现象,甚至有时白有时黑。比如,在受到惊吓,或者极度亢奋的时候,也会出现这样的现象。而在极端气氛的时候,脸部就不单是红,它红一阵,青一阵,有时转为苍白,这是肾上腺一阵阵的在大量分泌,使血管收缩,交替充血贫血或使血管较长时间地处于贫血状态的缘故。像这样的脸色变白是正常的现象,只要注意保持心情平静,多出入一些社交场合,不会感到紧张,脸部就会恢复正常色泽。

11. 面色为黄色是什么病症的表现?

黄色主湿证、虚证。黄色是脾虚湿蕴的表现。因脾主运化,若脾失健运,水湿不化,或脾虚失运,水谷精微不得化生气血,致使肌肤失于充养,则见黄色。如面色淡黄憔悴称为萎黄,多属脾胃气虚,营血不能上荣于面部所致;面色发黄而且虚浮,称为黄胖,多属脾虚失运,湿邪内停所致;黄而鲜明如橘皮色者,属阳黄,为湿热熏蒸所致;黄而晦暗如烟熏者,属阴黄,为寒湿郁阻所致。

12. 引起面黄的原因有哪些？

引起面色发黄的原因是多方面的，大体有以下几种：

（1）食物引起的皮肤发黄：胡萝卜、南瓜、橘子汁、空心菜、芒果等蔬菜瓜果富含胡萝卜素，过多地摄入引起胡萝卜素血症，导致皮肤变黄。

（2）药物引起的皮肤发黄：长期服用带有黄色素的药物，如米粕林、呋喃类等也可使皮肤变黄。

（3）血液循环不良引起的皮肤发黄：肝直接影响血脉，肝火旺或肝气郁结便易形成气血不通，影响面部的血液循环，皮肤自然暗淡无光。

（4）皮脂油腻引起的皮肤发黄：堆积在皮肤表面的油腻、老旧角质及污垢如不被及时清除会引起皮肤发黄。

（5）紫外线照射引起皮肤发黄：紫外线是皮肤老化的主要杀手，它会让纹理混乱、血液循环不畅、黑色素积聚，使皮肤暗黄。

（6）长期熬夜、睡眠不足引起皮肤发黄：因熬夜而没有足够的时间睡眠，肝胆就得不到充分的休息，可表现为皮肤粗糙、黑斑、面色发黄等。

（7）缺乏运动引起的面色黄：长期缺乏运动。身体及肌肤的循环代谢减慢，导致体内囤积过多的废物废气。

13. 为什么体内毒素会引起面黄？

体内毒素积累会引起面色发黄。

在新陈代谢正常的情况下，人们所吃的食物经过食道、胃、十二指肠、小肠、大肠，最后从肛门排出体外，整个过程一般可在12-24小时内完成，这样就可确保废物不在肠中过久停留。因为接触肠壁时间太久，废物就难免会被人体再次吸收，从而导致体内中毒。尽管人体有这样的防毒功能，可疲劳、紧张或其他生理原因，都会导致人体出现代谢功能失调、内分泌紊乱，致使人体的废物长期停留在体内。这样残余的废物在肠内开始腐败，结肠中的菌群就会不断分解废物，产生毒素。这些毒素经过结肠再次吸收，不断渗出污染体内环境，后经血液循环进入人体的不同器官，从而进入体内引发各种疾病，出现记忆力衰退、疲劳、面色灰黄、便秘、痔疮、内分泌失调和肥胖等。

14. 面色萎黄是怎么回事？

如果一个人脾虚了，面色淡黄，却没有得到及时治疗，任脾虚发展，就会逐渐出现面色"萎黄"的现象。萎黄，顾名思义，就是脸颊发黄、瘦削枯萎、没有光泽。这种症状常伴有神疲倦怠、畏冷便溏、脉形无力等症。这种情况是因为脾的气和津液都不足，不能营养身体而造成的。

　　脾胃虚弱时脾胃气机升降失调，健运失司。清气不得上升，浊阴不得下降，瘀滞中焦，腹胀。脾失健运，营气不得生化而出现血虚证状，所以面色萎黄。要想远离这种面色，专家建议我们，应该保持心情愉悦，开朗的人才能吃得香睡得沉，才能精力充沛，容光焕发。

15. 什么样的面色称为黄胖？

　　与萎黄相反的是黄胖，黄胖就是面色发黄又有虚肿，所以给人的感觉是又黄又胖。这种胖是不自然的，是发虚的胖，这是因为身体既脾虚又有湿邪，还有一种情况是身体里有寄生虫。南方人过去下地，特别是种菜的时候，都是光着脚施粪水，这些大粪里面就有钩虫的幼虫，钩虫的幼虫非常微小，可以通过脚趾缝钻进人的身体，寄生在肠道里面。虽然钩虫很小，但是大量的钩虫都钩在肠壁上，吸收人的营养，这样就会造成人的营养不良，这种情况是黄胖最常见的。这时候我们必须把寄生虫杀灭，黄胖的情况才能得到解决。黄胖在两种情况下会出现：一种是脾虚有湿，一种是有钩虫。

16. 黄疸可以分为哪两种？

　　黄疸又称黄疽，俗称黄病，是一种因人体血液中的胆红素浓度增高，所引起的皮肤、黏膜和眼球巩膜等部分发黄的症状。某些肝脏病、胆囊病和血液病经常会引发黄疸的症状。通常，血液的胆红素浓度高于 2—3mg/dL 时，这些部分便会出现肉眼可辨别的颜色。

　　黄疸可以分为两类：黄色很显眼，像橘子的颜色一样，并且还往往伴有口渴、身体发热、胸闷、大便结节等，这样的症状我们称为阳黄，这是温热的缘故；黄色灰暗像黑烟，还怕冷、食欲不振、大便很薄，这样的症状我们称为阴黄，这是寒热郁阻的原因。

17. 如何看待新生儿出现黄疸？

　　约有半数以上的新生儿，在出生后 2—3 天出现皮肤和巩膜（白眼珠）黄染，称之为"新生儿黄疸"。其中80%—90%属于正常的生理现象，即属生理性黄疸。这种黄疸在生后的 4—6 天内最重，第 7 天始逐渐消退，于第 15 天左右退尽。早产儿黄疸的程度较重，消退较慢，有时可持续达 3 个星期。其产生的主要原因是新生儿的肝脏功能尚不完善，不能将红细胞破坏后所产生的未结合胆红素（间接胆红素），转变为结合胆红素（直接胆红素）而排出体外，故血中的未结合胆红素较高，从而产生黄疸。一般不需要特殊处理，可适当提前喂奶，使新生儿的胎粪及早排尽，可助于减轻黄疸的程度；另外，在黄疸期间要注意给予足够的糖水及热力，并保护好肝脏。

如果黄疸出现过早（24 小时内）或持续过久（足月儿大于 2 周，早产儿大于 4 周），或黄疸程度过重，或逐渐减轻后又再加重，婴儿精神不佳、吸奶少或拒奶等临床症状时，则属病理性黄疸，应及时去医院诊治。

18. 柑橘为什么会引起面色和皮肤发黄？

柑橘是人们喜爱的水果，但是过量进食柑橘会引起面色和皮肤发黄。柑橘含有丰富的胡萝卜素，过量进食柑橘，大量的胡萝卜素就会进入血液，严重时甚至会引起胡萝卜素血症。

胡萝卜素血症是一种因血内胡萝卜素含量过高引起的肤色黄染症。胡萝卜素为一种脂色素，可使正常皮肤呈现黄色。高脂血症、甲状腺功能低下、糖尿病或其他使胡萝卜素转化为维生素 A 的先天性缺陷或肝病等情况下，也可使血中胡萝卜素血症加重。胡萝卜素血症唯一体征为皮肤呈黄色或橙黄色，无自觉症状，但巩膜不黄染。本病多发于手掌，有时颜面、口周、眼睑也可出现，严重者皮肤皆呈橙黄色。

引起面色发黄的食物还有胡萝卜、南瓜、空心菜、芒果等。一般情况下，由于食物引起的发黄，不是黄疸病，在合理膳食两三个月后，黄色就会退去，恢复到正常的肤色。

19. 什么病症会导致面色红赤？

赤色主热证。气血得热则行，热盛而血脉充盈，血色上荣，故面色赤红。热证有虚实之别。实热证，满面通红；虚热证，仅两颧嫩红。此外，若在病情危重之时，面红如妆者，多为阳证，是精气衰竭，阴不敛阳，虚阳上越所致。

脸红是因为体内肾上腺激素（肾上腺素是肾上腺髓质的主要激素，其生物合成主要是在髓质铬细胞中首先形成去甲肾上腺素，然后进一步经苯乙胺 –N– 甲基转移酶的作用，使去甲肾上腺素甲基化形成肾上腺素）分泌，导致面部毛细血管开放，血液循环增加。微血管扩张、心跳速度加快、心脏输出量增加，造成自主神经系统中的交感神经受到刺激，接着交感神经作用增强，就会脸红。

另外，运动后会脸红，是因为运动后体温上升。还有喝酒、热浴或者紧张、激动时也会脸红。

20. 满脸通红通常是由哪些原因引起的？

中医学认为，引起满脸通红的原因主要有以下几种：

（1）外感发热引起的脸红。外感发热是指受六淫之邪或温热疫毒之气，导致营卫失和，脏腑阴阳失调，出现病理性体温升高，伴有恶寒、面赤、烦躁、脉数等症状的病症。比喻常见的感冒发热、大叶肺炎。

（2）胃火。多由邪热犯胃，或因嗜酒、嗜食辛辣、过食膏粱厚味，助火生热；或因气滞、血瘀、痰、湿、食积等郁结化热、化火，均能导致胃热；肝火之火，横逆犯胃，也可引起胃热。

（3）暑热。

（4）煤气中毒。一般煤气中毒的人面部、口唇呈现为樱桃红色，伴有头晕、四肢乏力、胸闷、呕吐、昏迷等症状。

21. 面色发青是哪些疾病的表现？

青色主寒证、痛症、瘀血症、惊风症、肝病。青色为经脉阻滞，气血不通之象。寒主收引主凝滞，寒盛而留于血脉，则气滞血瘀，故面色发青。经脉气血不通，不通则痛，所以痛也可见青色。肝病气机失于疏泄，气滞血瘀，也常见青色。肝病血不养筋，则肝风内动，因此惊风（或欲作惊风），其色也青。如面色青黑或苍白淡青，多属阴寒内盛；面色青灰，口唇青紫，多属心血瘀阻，血行不畅；小儿高热，面色青紫，以鼻柱，两眉间及口唇四周明显，是惊风先兆。

22. 什么原因导致面色青紫？

一般说来，面色青紫是缺氧所致。无论何种原因引起的窒息、先天性心脏病、肺源性心脏病、心力衰竭等疾病都可出现面色青紫。胃部或肠部之痉挛性疼痛、虫痛、胆管疾病引起的胆绞痛时，也可使面色青紫。肺结核病晚期，肺气肿、气管炎、慢性支气管炎和严重肺炎病人，面色常铁青。小儿高热，面部出现青紫，以鼻柱与两眉间较为明显，是将发惊风的预兆。此外，忍受某种剧痛时，面部也可隐约显出青晦气。面色灰白而发紫，表情淡漠，是心脏病晚期的病危面容，倘灰暗之色日重，则是风湿性心脏病二尖瓣狭窄的特征。

23. 哪些病症面色为黑色？

黑色主肾虚证、水饮症、寒证、痛症及瘀血症。黑为阴寒水盛之色。由于肾阳虚衰，水饮不化，气化不行，阴寒内盛，血失温养，经脉拘急，气血不畅，故面色黧黑。面黑而焦干，多为肾精久耗，虚火灼阴，眼眶周围色黑，多见于肾虚水泛的水饮症；面色青黑，且剧痛者，多为寒凝瘀阻。

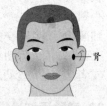

面部的肾反射点

24. 面黑是哪些病症的征兆？

面黑是慢性病的征兆。肾上腺皮质功能减退症、慢性肾功能不全、慢性心肺功能不全、肝硬化、肝癌等疾病患者，都可出现面色变黑。病情愈重，颜色亦愈浓。古语云："黑色出于庭，大如拇指，必不病而猝死"。"庭"在颜面部最高位置，即额部，此处出现黑色，是病情危重的信号，病人常会衰竭而死。长期使用某些药物，如砷剂、抗癌药等，也可引起不同程度的面色变黑，但一旦停药后又能恢复正常。中医认为，面色黑为肾精亏损，可用补肾药物进行治疗。

健康人的面色也会随着季节、气候变化，或由饮酒、劳动、情绪变化、日晒引起的临时性面色改变，有时也会出现面黑的现象，这些都是正常的，不是病色。老年人的面部可见许多褐色斑点，称为"老年性色素斑"。妇女在妊娠期面部出现棕褐色对称斑块，称为"妊娠斑"，这些都属于正常生理现象。

25. 如何通过面色病变的浮沉来观测人的健康？

浮是指色显露于皮肤表面，一般出现在疾病初起，提示病在表、在腑；沉是指色隐约于皮肤之内，提示病在里、在脏。病色初浮而后沉，为病从表入里，由浅入深；反之，病色由沉而转浮，提示病情好转，或病邪欲解。如果久病、重病反见两颧浮红，是虚阳浮越的表现，提示病情危重。

26. 面部皮肤颜色的深浅与健康有关系吗？

面部皮肤的颜色分为微和甚。微，是指人皮肤表面的颜色很浅很淡，表明人体发生了虚证。甚，是指人皮肤表面的颜色很深很浓，表明人体发生了实证。如果皮肤的颜色由浅变深，表明患者的病症由虚证变为了实证；如果皮肤的病症由深变浅，表明患者的病症由实证变成了虚证。

27. 什么样的面色叫做"散"或"抟"？

散是指皮肤表面的颜色比较松散，病色已经疏离，如云般彻散，为病程比较短暂，邪未积聚的表现；抟是指皮肤的颜色比较密集，病色空滞、团聚，为病久不解，病情深重。如果皮肤颜色由疏散变得聚集，表明患者的病情开始加重。如果患者的皮肤颜色由密集变得疏散，表明患者的病情减轻或病邪欲解。

28. "泽色"和"夭色"分别是什么样的状况？

泽是指肤色明润有光彩，提示虽病而气血未衰，病有生机，病情比较轻；夭是指肤色枯槁，提示精气受损，病情很严重。如果患者先泽后夭，多为病趋严重，病情恶化；如果患者先夭后泽，多为正气渐复，病有转机。

第二章　舌诊——舌是人体健康状况的一面镜子

舌诊的依据与方法

1. 望舌诊病究竟是怎样一种诊断方法？

　　舌是人体的全部信息，它全方位反映了人体的变化，通过观察、辨析舌苔、舌质和变化现象，可以对疾病做出诊断和治疗。望舌诊病具有悠久的历史，早在《黄帝内经》和《伤寒论》等古典书籍中，就有望舌诊病的记载。现代医学也证明，舌作为唯一显露于外的内脏组织，舌面膜的细胞代谢旺盛，生长迅速，当体内缺少某些物质时，舌象上就会有所表现，所以通过舌诊可以反映机体的疾病情况。

　　望舌除了对医生十分重要外，一般百姓在掌握了相关知识后，也可以通过望舌对自身健康或患病状况进行了解，并应用于养生、保健和防病。在疾病治疗时，虽然不可能根据舌象变化来决定自己的治疗方案，但是可以在较好地理解的基础上，主动地配合医生，从而取得更好的治疗效果。

2. 舌的基本结构有哪些？

　　舌是口腔中的主要器官之一，表面覆以黏膜，里面是横纹肌，可灵活转动，分舌根、舌体和舌尖三部分。舌的背面有许多细小的舌乳头：丝状乳头、菌状乳头、轮廓乳头和叶状乳头，除丝状乳头外，其他三种均有味觉感受器——味蕾。味蕾呈卵圆形花苞状，由支持细胞和味蕾细胞组成，有味孔伸向舌表面，可感受口腔内食物的味觉。不同部位的味蕾可分别感知甜、酸、苦、咸四种味道。

　　舌乳头上皮细胞经常轻度角化脱落，与唾液和食物碎屑混合形成一层白色薄苔，称为舌苔。舌苔的形成主要与黏膜层有关，舌黏膜与口腔黏膜相同，由复层扁平上皮和纤维结缔组织构成。人的舌苔可因身体情况不同而有不同颜色的变化。

3. 为什么说舌是人体内脏的一面镜子？

　　舌诊是中医诊断疾病的重要方法。舌通过经络与五脏相连，因此人体脏腑、气血、津液的虚实、疾病的深浅轻重变化，都有可能客观地反映于舌象。其中舌质的变化主要反应脏腑的虚实和气血的盛衰；而舌苔的变化主要用来判断感受外邪的深浅、轻重，以及胃气的盛衰。

　　就像指甲、头发一样，舌头也是反映内脏变化的一面"镜子"。通过辨别它的颜色、湿润程度等，就可以简单了解自己的身体状况。如果舌苔白且厚，并且看上去比较油腻，可能是消化不良而造成积食。舌苔发黄，说明有内热，比如感冒加重。如果苔黄且油腻，多为炎症：胃溃疡患者溃疡发病、慢性乙肝患者的传染性增强都会出现此种情况。舌色发黑说明病情已经持续了一段时间，并且病情开始变重。

4. 中医是如何观舌诊病的？

　　根据舌面部位的区域分布，舌根属肾、命门，舌中属脾胃，舌尖属心、肺，舌边属肝胆，所以当舌色大部分颜色浅淡，有部分为鲜红时，按其部位不同，可做出区别。舌根部的舌苔变化往往发生在患病时间很长的慢性病人身上。如果患病时间过长，很多机体重要功能可能受到损害，特别是以下丘脑、垂体、肾上腺皮质为轴心的神经、内分泌的调控系统的功能受到了削弱，常多见于一些长期患有肺、支气管或肝脏等慢性疾病的人。

　　舌中部的变化多见于胃、肠道等消化系统疾病的患者；肝脏、胆囊疾病患者在舌两边可见到相应的变化（如瘀点、瘀斑等）。舌尖部舌质发红，常提示神经系统或心脏功能发生了相应变化等。

5. 观舌诊病有什么意义？

　　在疾病的发生和发展过程中，舌的变化迅速、明显，犹如内脏的一面镜子，能够反映疾病的发生、发展及转归等各种情况。在近代医学中舌诊已经形成一种独特的诊断手法。观舌诊病有以下几种意义：

　　（1）能判断人体的功能状态，如舌淡红，柔软灵活，苔薄白而润，说明健康无病。

　　（2）判断病位和病性，如舌质正常、苔薄白滑，病在表，为轻症：舌质红绛、苔厚黄干，病深在里，病情重。

　　（3）判断疾病的轻重进退和预后，观舌最好采用日光，舌自然伸出口外，两侧展平，充分显露舌体，细心观察舌质、舌苔的各种变化以检测疾病。

6. 怎样进行舌体的诊察？

舌体的诊察包括舌体的神色、形态和舌面的变化三个方面。舌体的神色主要指从舌体的荣、枯、老、嫩加以诊察。舌体的形态诊察主要观察舌体有无震颤、歪斜、痿软、僵硬等。如果舌苔不自主地颤抖，多属气血两虚或肝风内动；如果舌体偏歪于一侧，多为中风偏瘫或中风先兆；如果舌苔伸展无力，多因气血俱虚筋脉失养所致。

7. 望舌诊病时应注意哪些事项？

患者在看病前应避免吃有色食物、药物或饮料，因为这样对舌苔的染苔作用而使舌苔的颜色发生变化，比如吃橘子或喝橙汁后，舌苔可变成黄苔。望舌前患者也要避免进食冷冻或刺激性食物，以免舌质颜色发生变化而产生假象。

望舌诊病时一定要在光线充足的情况下进行，在室内有光源时，尽量避免有色光源对舌色的影响。患者伸舌头时要自然，舌体放松，舌面平展，舌尖略向下，口尽量张大（但不要过分用力），使舌体充分暴露。不要轻易刮舌苔，那样容易看不清真实的舌苔。望舌时一般看舌尖，再看舌中、舌侧，最后看舌根部，同时看舌体（舌质）的色质和舌苔的厚薄、颜色等。

8. 舌的诊察可分为哪几部分？

舌的诊察一般可分为望舌、望苔、望舌下静脉三个部分。传统中医师在望舌的过程中，最先获得的信息是舌苔的颜色，接着是观察舌苔性状和舌体性能等表现，观察舌质和舌苔的变化对看病起着举足轻重的作用。另外，舌下望诊法也是获取资讯的重要途径，由诊察舌下脉络的充盈情形，来作为判断瘀症的重要指标，最后再综合各种的资讯加以分析归纳。

9. 如何进行舌下脉络的诊察？

通过舌下面的黏膜可见有浅蓝色的舌静脉，中医称为舌脉。正常人舌脉隐现可见，直径不超过 2.7 厘米，其长度不超过舌尖至舌下肉阜连线的 3/5，颜色暗红，脉络无怒张、紧束、弯曲、增生，排列有序。绝大多数为单支，极少有双支出现。望舌下络脉主要观察其长度、形态、色泽、粗细、舌下小血络等变化。

望舌下络脉的方法是：让病人张口，将舌体向上腭方向翘起，舌尖轻抵上腭，勿用力太过，使舌体自然放松，舌下络脉充分显露。首先观察舌系带两侧大络脉的长短、粗细、颜色，有无怒张、弯曲等异常改变，然后观察周围细小络脉的颜色、形态有无异常。

10. 怎样根据舌下脉络进行诊断？

　　舌下络脉的变化有时会早于舌色变化，因此，舌下络脉是分析气血运行情况的重要依据。舌下络脉诊法是指对舌下络脉之颜色、形状、充盈等情况进行诊察，以帮助判断疾病的方法。正常舌下络脉隐现于舌下，脉色暗红，脉形柔软，无弯曲紧束等，不超过舌下 1/3 。故凡察血瘀者当先视舌下脉。

　　舌脉色青紫，其形粗长或怒张，提示气滞血瘀或痰瘀互结；其色淡紫，脉形粗大或怒张，提示寒邪凝滞或气虚血瘀；其色紫红，脉形怒张，提示热壅血滞；其色淡红或浅蓝色，脉形细小，提示正气虚弱。所以舌下络脉的变化，主要提示瘀血病变的存在，根据其色青紫、淡紫、紫红，分别可确认瘀血属气滞、寒凝、气虚还是热壅。

观舌苔的常识

1. 正常的舌苔应该是怎样的？

　　正常人的舌体表面铺有一层薄薄的苔垢，呈白色，干湿适度，中医称为正常舌苔，也叫薄白苔。它呈白色和舌最表面的角化细胞有关。从扫描电镜拍摄的舌表面照片来看，舌苔非常像直升机飞越山岭上空所见到的地貌机构。它表面的突起样结构主要是丝状乳头，丝状乳头末梢常分化成角化树，呈佛手样、枯枝状、松针状等突起，在其间隙中，常填嵌有舌表面层脱落下来的角化上皮，还有口腔内分泌的唾液、细菌、食物碎屑和渗出的白细胞等。舌表面的角化细胞对舌组织整体有一定的保护作用，可以缓冲口腔内酸辣物质或温度变化对舌组织内血管和神经的影响。

2. 影响舌苔发生变化的因素有哪些？

　　影响舌苔发生变化的因素很多，一般有以下几个方面：
　　（1）与营养缺乏有关。缺乏核酸的食物，可造成舌黏膜上皮角化亢进和溃疡；缺乏蛋白质的食物，可造成舌黏膜萎缩；在胃肠系统疾患和癌肿患者，由于肿瘤的消耗或胃肠机能损害，造成营养缺乏，甚至发生恶病质，均可使舌黏膜乳头上皮角化亢进，促使溃疡形成或发生萎缩，形成异常舌苔。

（2）与微循环的关系。局部血行障碍对舌苔变化有很大影响，心肌梗死或因头部外伤而休克的病人，舌苔往往在1—3日内变厚，如治疗后病情好转，则苔在1周左右恢复正常，如病情恶化，则厚苔症状持续不退。

（3）吸烟对舌苔的影响。吸烟可影响舌苔色泽，使之变黄变黑；对苔质影响更大，使舌苔变厚、变腻、变燥，成为异常烟苔。

（4）饮酒对舌苔的影响。饮酒对舌苔苔质有一定影响，主要是易形成黑苔和厚腻苔。

3. 舌苔能不能清除？

舌头表面上的白色苔状物称之为"舌苔"。舌苔为舌头细胞角质化后所形成的物质。健康人的舌头表面都会有一层薄薄的白色舌苔，关于舌苔的功能，目前虽还没有完全解开，不过其中也有维持口腔内杂菌生态平衡，以及保护味蕾的说法。如果硬将舌苔刮除的话，除了会伤及舌头外，有时也会引发人体内的防御反应，使得舌苔变得更厚，这样会导致舌苔无法呈现体内传达出的正确信息。也有说舌苔会引起口臭，但其实舌苔本身是没有臭味的，甚至还有说法认为，正常健康状态下的舌苔，有预防口臭的功能。

4. 如何看待舌苔的色泽？

正常的舌苔为薄白一层，白苔嫩而不厚，干湿适中，不滑不燥。苔色有白苔、黄苔、灰苔、黑苔等。

（1）白苔。临床上常见的一种，其他颜色的苔可以认为是白苔基础上转化而形成的，舌苔 般属肺，主表证、寒证，但临床上也有里证、热证而见白苔者。如薄白而润为风寒；薄白而燥为风热；寒湿之里证可见白而厚腻之苔。

（2）黄苔。有淡黄、嫩黄、深黄、焦黄等不同。一般说，黄苔的颜色越深，则热邪越重。淡黄为微热；嫩黄热较重；深黄热重；焦黄则为热结；黄而干为热伤津；黄而腻则为湿热。

（3）灰黑苔。多主热证，也有寒湿或虚寒证。舌苔灰黑而干，为热盛伤津；舌苔灰黑而湿润，多属阳虚寒盛。灰黑苔多见于疾病比较严重的阶段。

5. 白苔可分为哪几类？

白苔主要分为薄、厚、腐、腻四种。

（1）薄白苔。是舌面上薄薄分布的一层白色舌苔，就像舌头上蒙了一层白纱。薄白苔铺于舌面，颗粒均匀，干润适中，舌色淡红清润，为正常情况下最常见的舌苔。薄白苔的形成主要由于口腔咀嚼、吞咽与唾液、饮食的综合作用，使舌黏膜丝状乳头间的物质与角化上皮不断被清除脱落，使舌苔仅有薄白一层。

（2）厚舌苔。往往在舌的边尖部稍薄，尚能见到舌质，而中根部则较厚，大部舌质均被舌苔所遮盖而不被透出，苔色呈乳白色或呈粉白色。

（3）腐苔。形状如豆腐渣一样堆铺在舌面上，颗粒大而疏松，揩之可去，不久又可复生。

（4）腻苔。舌中心稍厚，舌边较薄，颗粒细小致密，揩之不去，刮之不脱，舌面罩着一层黏液呈油腻状。

6. 白苔多见于哪些疾病？

一般来说，白苔除见于正常人之外，多见于轻病、表征初起以及疾病的恢复期等。例如：

（1）上呼吸道感染、肺炎、急性支气管炎早期，多见白苔，可能较正常增厚。

（2）一些有主诉症状，而没有器质性病变的疾患，如神经官能症，包括心脏、胃肠神经官能症，多呈现为白色舌苔。

（3）中医辨证无表里征候的疾病，如单纯性甲状腺肥大、早期乳腺癌、子宫颈癌等。

（4）疾病的恢复期。有些急性热病可见黄黑苔或红绛光剥苔，但到恢复期又转为白苔。

（5）白苔还可以出现于体内有水湿停留或痰饮病人，如哮喘、慢性支气管炎、支气管扩张，以及胸水、腹水等中医辨证属痰湿或水湿者，多见白滑腻苔。体内有各种慢性炎症感染，如慢性盆腔炎、慢性肾盂肾炎、轻型肺结核等的患者，由于慢性炎症刺激，可使舌苔较正常稍厚。

7. 根据不同临床表现白苔可分为哪些类型？

根据不同临床表现，白苔可分为四种辨证类型。

（1）表寒型。多见于风寒外感初起，舌苔薄白而润，舌质淡红或较正常略淡，全身症状恶寒较重，治宜辛温解表。

（2）表热型。多见于温病初期，舌苔薄白而干，舌质边尖较红，全身恶寒较轻。治宜辛凉解表。

（3）寒湿积滞型。苔多厚折而垢腻，刮之不能去，表明湿滑多津，多属寒湿、痰饮、停食等所致。治宜温阳化湿、祛痰化饮、消食导滞等。

（4）实热型。舌苔白而干燥起裂，或如白粉铺舌、颗粒分明、干燥无津，此为热邪传里，可见于瘟病的中期，也可见于湿温症。

8. 黄苔有哪些不同表现?

黄苔的颜色有不同表现,如淡黄苔热轻,深黄苔热重,焦黄苔为热结,嫩黄苔为虚热。黄苔有时可与其他苔色(白、灰、黑)兼见,各种苔色又可有厚薄、润燥、腐腻等不同表现,从而形成各种形态的舌象,因而其临床意义也各不相同。若舌苔由白转黄,白中带黄,润泽如常,或舌边淡红,中根淡黄润滑,或舌苔尖白、根黄,为外感热病,表邪入里化热。若舌苔黄而干涩,深黄而厚,甚而见芒刺、焦裂,为阳明实热,热邪内结。若舌苔黄而黏腻,滑润多津,属湿热为患。与黄苔相应的舌质多为红色或绛色,但亦可见淡红舌。

9. 根据不同临床表现黄苔可分为哪些类型?

根据临床所见,黄苔可分为以下几种辨证类型。

(1)表热入里型。苔薄白或稍厚,白中带有黄色,颗粒分明,润泽如常;或白苔初变微黄苔,舌边淡红,中根淡黄而润滑;或舌苔尖白根黄,均表示表邪将入里,或为寒邪已有化火的征兆。

(2)胃实热型。邪热传里,胃热炽盛,舌见黄苔干涩,深黄而厚,甚或见芒刺、焦裂或夹灰、黑等色,或舌苔黄而干涩,中隔有花瓣形,均示胃里有实热内结。

(3)湿热型。舌苔黄而黏腻,滑润多津,犹如黄蜡涂在罩舌上;或舌见黄滑苔,并有身目俱黄,小便也黄,均属湿热为患。

10. 黄苔的形成与哪些因素有关?

黄苔形成机制的现代研究认为:

(1)黄苔形成与体温升高有关;

(2)黄苔与炎症感染有关;

(3)黄苔与消化道功能紊乱有关;

(4)黄苔与古苔微生物有关。

总的来说,黄苔与感染炎症及发热而导致消化功能紊乱关系最大,由于舌局部丝状乳头的增殖,口腔唾液腺体分泌减少。加上局部着色作用,舌的局部性炎症渗出,以及产色微生物作用,共同形成黄苔。黄苔可见于各种炎症感染,包括消化、呼吸、泌尿系统感染等。

11. 黑苔的具体症状是怎样的?

黑苔的色泽有棕黑、灰黑、焦黑和漆黑等,且不同深浅。一般在人字形界沟的附近黑色较深,接近舌的边尖部则色较浅。发鳞的丝状乳头其根部黑色较浅，越到顶部则黑色越深，黑苔的厚度，取决于丝状乳头的长度，可自轻度增厚 0.5 毫米到显著增厚可达 1 厘米以上。轻度增厚的黑苔，往往呈绒毯样密布于舌背上。显著增厚时，则要看丝状乳头的角化程度而有软硬之别，软者呈毛发状，自舌尖向舌根方向倾倒，如果用物体自后向前刮之，刮去唾液后则毛发样的黑苔也可根根竖立；其硬者往往布于舌根，如硬毛刷样，竖立而拂刷软腭，可引起患者疼痛不适或恶心感。经治疗后，黑苔可逐渐转淡而代之以薄白苔，也有黑苔脱落而见红舌苔的。黑苔患者的舌质则视病情而异，多数为红绛色，但也有淡白色。

12. 根据不同临床表现黑苔可分为哪些类型？

黑苔的出现是当疾病持续一定时日，发展到相当程度后，热极或亏虚至极所致。在临床上也比较少见。一般可分为以下三种辨证类型：

（1）热极耗阴型。多由伤寒或温病迁延日久，热邪传里化火，热极耗阴，致舌苔由白转黄，由黄转黑，热甚至芒刺干焦起裂，属热极伤阴的病症。这类病人的西医诊断大多是休克、败血症、霉菌细菌混合感染等危重病症。

（2）阳虚阴寒型。舌质淡白，上有薄润的黑苔。此种黑色呈淡墨色，较极热之黑色为淡，舌面嫩滑湿润，是阳虚极寒的症状。治宜温肾散寒。

（3）肾亏型。舌苔黑而较干，但不如热极之焦黑，舌体较瘦，且有一般肾亏的临床见症，而无发热。属阴虚肾水不足的症状。治宜补肾、调整阴阳。

13. 黑苔是如何产生的？

黑苔，一般为疾病加重和恶化的表现。导致黑苔的形成主要有两个方面的原因：

（1）各种原因导致的丝状乳头的延长：如高热、脱水、急性慢性炎症、毒素刺激、中枢神经系统功能失调。

（2）局部着色：黑色成分来源有认为系霉菌或其他产色微生物的增殖和产色染成的。也有认为是由于血色素、蛋白碎屑或烟草崩解产物，发生化学反应产生的。

14. 厚苔的形成与哪些因素有关？

以下因素与厚苔的形成关系密切。

（1）发热感染。发热是引起舌苔增厚的重要原因之一。由于发热使机体代谢增加，舌血流增多，导致舌乳头增生，另机体失水唾液减少，舌自洁作用消失，形成厚舌苔。

（2）植物神经功能紊乱。黄厚苔和白厚苔均较正常薄白苔厚，提示厚苔交感系统活跃。交感神经兴奋时唾液黏稠性增高而致舌苔增厚；情绪紧张使口腔及消化道酸度增高，而念珠菌易在酸性环境中增殖；植物神经系统过度刺激或胃扩张可反射性使舌血管收缩，此种相对缺血使舌表面上皮脱落变平而发生厚舌苔。

（3）脏腑功能状态。消化系统功能紊乱或减退时，舌苔上皮细胞营养受到障碍，产生异常代谢，引起舌苔变化，味觉减退，致舌苔增厚。

15. 腻苔多见于哪些病变？

腻苔是舌面上罩着一层黏腻状物质，给人以十分肮脏的感觉。腻苔是舌中心稍厚，舌边较薄，其黏腻的颗粒细小致密，揩之不去，刮之不脱。

腻苔多见于湿浊、痰饮、食积、顽痰等阳气被阴邪所抑的病变。凡苔白腻而色黄，为痰热、湿热、暑湿、湿温、食滞、痰湿内结、腑气不利；苔滑腻而色白，为湿浊、寒湿；苔厚腻不滑、粗如积粉，为时邪夹湿、自时而发；苔白腻不燥，自觉闷极，属脾湿重；苔白厚黏腻，口发甜、吐浊涎沫，为脾胃湿热气聚。

16. 剥苔的临床表现和分类是怎样的？

剥苔也是临床上一种很常见的舌象变化，舌背表面的舌苔发生剥落或缺损，舌上皮的丝状乳头萎缩、减少甚至消失。根据舌表面舌苔剥落的不同表现，剥苔又可分为三种。

（1）全舌光剥。舌背面的舌苔全部剥落，丝状乳头、蕈状乳头同时萎缩，舌背表面光滑如镜，所以又称为镜面舌。

（2）局部剥落。舌背表面的舌苔有部分缺损或剥落，缺损一般是一处，常位于舌根或舌中部，多处剥苔较少见；缺损中央舌黏膜平整光滑，周边的舌黏膜无明显隆起，舌黏膜色泽也没有明显的变化。

（3）地图舌。舌背表面的舌苔有多个缺损或剥落，缺损常有多处，形状不定，且时时变换位置（舌背某个部位舌苔缺损修复，却又在另一处出现新的舌苔缺损），缺损周边黏膜呈灰白色的隆起。现代医学称之为"良性游走性舌炎"。

17. 剥苔的形成与哪些因素有关？

导致剥苔形成有以下原因：

维生素缺乏：维生素作为细胞氧化还原的重要辅酶，其缺乏可导致细胞内氧化和能量代谢障碍，使舌乳头萎缩。另外酵母菌的生长需要维生素 B，若此时维生素缺乏，则酵母菌即不能繁殖而形成剥苔。

微量元素减少：锌铁与体内的多种酶的合成及活性有关，其缺少可致舌上皮氧化代谢障碍而不能正常成熟，变性坏死，形成剥苔。

pH 值变化：剥苔患者的唾液 pH 值高于正常人，可能是口腔内碱性环境会减弱细胞间的黏合作用，而有利于与剥苔的形成。

其他：各种贫血影响细胞内呼吸，消化道功能障碍影响了必要营养物质的吸收和利用，导致舌黏膜萎缩。其他因素如酒精的慢性刺激、手术、心血管疾病、肿瘤等。

18. 剥苔的临床意义有哪些？

舌苔的存在与胃气及五脏功能的盛衰有明显的关系，舌苔发生剥落，应从脾胃肝肾等脏腑功能盛衰方面去找原因。根据临床所见，舌苔剥落一般可做以下分析。

镜面舌是胃阴枯竭、胃气大伤的表现。大多数见于慢性疾病、迁延日久而逐步出现舌苔光剥、舌质暗红和红绛色（很少有呈鲜红色的），为气血双亏、阴血不足的表现，尤其是以气阴两虚为主的虚劳症患者多见，难以在短期内取得治疗效果。但也有极少数人，在服食红参等温热药品后出现全舌剥落、舌质红绛的现象。

如果舌苔剥落为局部，也属胃的气阴两伤之候。舌尖剥落，除胃阴不足外，心肺阴液也出现不足。如果局部剥苔兼有腻苔者，说明痰浊未化，正气已伤，病情较为复杂，治疗要根据病情的变化，不断地加以调整。

舌质的疾病信号

1. 怎样诊察舌质的色泽？

当身体有病时，血液的成分、浓度或黏滞度等有一定改变，以及舌黏膜上皮有增生肥厚或萎缩变薄，都可引起舌色的变化。

（1）淡舌。舌色较正常浅淡，主虚证、寒证，多见于血虚，为阳气衰弱、气血不足象。色淡而胖嫩为寒证；胖嫩而边有齿痕为气虚、阳虚。

（2）红舌。舌色较正常深，呈鲜红色，主热证，多为里热实证。舌尖红是心火上炎；舌边红为肝胆有热；红而干为热伤津液或阴虚火旺。

（3）绛舌。舌色深红，为热盛，多为邪热深入营分、血分或阴虚火旺。红、绛舌颜色越深，表明热邪越重。

（4）瘀斑舌。舌上有青紫色瘀点或斑点，多为内有瘀血蓄积。

（5）青紫舌。全舌舌质呈现青紫，或为热极，或为寒证。舌质绛紫色深而干燥为热极，温热病者为病邪传入营分、血分；舌质淡黄紫或青紫而润滑者为阴寒证。

2. 舌质的诊察可分为哪几个方面？

舌质，是指舌苔的质地。舌质的变化能反映出一定的病象，主要从以下几个方面来看：

（1）厚薄。透过舌苔能隐约见到舌质者为薄，不见舌质者为厚。正常人每于晨起时舌苔较厚，经洗漱、进餐说话等机械摩擦及唾液饮食的冲洗而变为薄净；吸烟、口腔卫生不良、口腔黏膜炎症、念珠菌感染等会引起舌苔增厚。

（2）润燥。舌苔润滑或露水为润，粉干无水为燥。润苔多见于天疱疮等口腔黏膜病，以及患有哮喘、慢性支气管炎、慢性肾炎、肾病综合征、肺心病等全身性疾病的患者；燥苔多见于感染性黏膜病的早期，如疱疹性口炎、带状疱疹以及猩红热引起的杨梅舌等全身性急性病症。

（3）腐腻。颗粒粗大，苔厚疏松，状如豆腐渣，称为腐苔；颗粒细小，致密而粘，称为腻苔，可见于白斑、盘状红斑狼疮、天疱疮、白色念珠菌病，伴全身性慢性疾病的患者，如糖尿病、贫血、慢性肝炎、胃溃疡、慢性肠炎等。

3. 正常舌质的颜色应该是怎样的？

舌质的颜色反映的是舌黏膜下毛细血管和舌肌内的血液色泽。正常人的舌尖蕈状乳头内有 6—12 个毛细血管襻，管襻粗细均匀，多数乳头内的微血管襻丛呈树枝或花瓣状，微血管内血流速度较快，极少有血细胞聚焦的现象，血色鲜红。正常人舌乳头固有层的血运十分丰富，舌又是由很多肌肉组成的器官，肌肉内的血运也十分丰富，使舌肌呈红色。但由于红色的舌肌上面和舌固有层上还覆盖着一层白色半透明，并带有角化细胞层的黏膜上层，从而使正常人的舌质呈现淡红色，滋润光泽。中医认为，舌质红活而润泽，说明血液充足、阳气和畅、血运正常，为健康的颜色。如果舌色改变，则为疾病的征象。

4. 淡白舌的舌象表现和临床意义是什么？

淡白舌，就是舌质的颜色比正常人浅淡的舌象，在中医临床中又叫作舌淡。按舌色的红、白比例不同，可大致分为两类：较正常人的舌色略淡，但仍可见有红色，虚证尚轻；若舌色枯白，血色全无，连口唇、齿龈均呈苍白色，则虚证较甚。淡白舌的舌苔一般以白苔为主，可见有黄苔，也会出现光剥无苔的情况。

淡白舌主要是红色的色度值下降，在中医里面，多主虚寒证或气血两虚。传统的中医认为，阳虚证的舌质是淡白的，但是舌体较正常肥大，舌面湿润多津液，舌质有种娇嫩的特点，舌边有齿痕，这样的淡白舌主要出现在阳虚寒证的人身上。传统的中医还认为，如舌体与正常大小相似或稍瘦小，舌面虽润而并不多津，则见于气血两虚之症。

5. 淡白舌常见于哪些病症？

现代医学证实，淡白舌多见于贫血及蛋白质缺乏，营养不良的患者。此外，慢性肾炎、甲状腺机能减退、低血压、晚期血吸虫病、低体温症、黏液水肿等也可伴有舌质淡白的表现。患者主要因为内分泌失调，新陈代谢降低，末梢血管收缩，血液充盈减少，血流较为缓慢，所以舌的颜色变淡。由于蛋白代谢产生障碍，蛋白总量不足，白蛋白降低，可使组织水肿，导致舌质出现浮胖娇嫩现象，就更使舌质变淡，显示出淡白而胖嫩的舌象。

6. 慢性肾炎与淡白舌的关系是怎样的？

慢性肾炎患者初期症状是舌质淡红，苔多腻；肾炎明显浮肿时，舌质均淡白，舌体胖大娇嫩，舌边有齿痕；浮肿消退后，舌质多转淡红而稍瘦，苔薄白；尿毒症期，舌质大多淡白无华，甚至枯白，舌体胖大，苔薄腻，病情危重者常见黑苔。

有研究证实，肾病是导致肾功能衰减而成为淡白舌较多的一个重要因素，其实关联因素还是慢性肾炎的水肿和贫血，在动态观察中观察到仅贫血一个因素较重时也可出现淡白舌。另一方面，有的血色素并不低，肾功能生化指标也不低而出现淡白舌，但在随后的观察中逐步出现肾功能衰竭，提示在肾病的舌诊中对偏淡舌色应引起警惕和重视。

7. 青紫舌的舌象有哪些？

古书中认为舌色为青色属寒，紫色属热，是很常见的病症。青紫舌有全舌青紫和部分青紫的区别。全舌青紫，即全身呈均匀的青色或紫色，或为红绛之中泛现青紫色（紫中带青），或为淡红之中混以青蓝色（青多于紫），虽红、青的比例不同，但相混却极为均匀，故称之为全舌青紫。部分青紫，即在舌的左侧，或右侧，或两侧，或在舌边与舌中央沟之间，有一条或两条纵行的青紫带，有时可呈斑块状，有的仅在舌边尖蕈状乳头中有点状青紫，而舌质的其他部分则不见青紫。青紫部分往往受舌的其他部分色泽的影响而为深暗色。

8. 青紫舌在临床上可分为哪几类？

青紫舌可分为三类。

（1）热毒内蕴型。舌质大多紫而带绛，舌上黄苔干燥、焦裂，或舌紫肿大而生大红点，或焦紫起刺如草莓状，均属热毒内蕴之症。此类型多由红舌转变而来。

（2）寒邪直中型。全舌大多淡紫带青，滑润无苔，舌质瘦小，或舌淡紫而带两路青筋，均为伤寒直中肝肾阴证。此种舌象，多由淡白舌转变而来。

（3）瘀血型。舌质青紫，色暗，潮湿不干，或舌边色青，或舌青口燥，漱水不欲咽，或舌体全蓝，或舌的边尖可见点状或片状的瘀点、瘀斑，均属体内有瘀血。

9. 为什么会出现青紫舌？

人在正常情况下，红细胞在血管内流动就像一根线一样，连贯不断。在有瘀血的情况下，红细胞之间就存在着空隙而不连贯，在血管内流动时也成为点状，甚至可看到几个红细胞扭结在一起，使毛细血管发生栓塞。现代研究证实，任何病因引起的静脉瘀血、血流缓慢、血黏度增高、毛细血管扭曲畸形、血管脆性增加、血管收缩痉挛、血中缺氧、血栓阻塞等，都可导致舌的微血管循环不良、血管颜色变深变紫，而出现青紫舌。如果用微循环电子显微镜观察，可以看到血管密布的舌头里血液流动像蜗牛爬行般缓慢，甚至阻塞不通，有的微血管还有破裂出血的痕迹，舌组织缺血缺氧，显现出一幅因瘀血阻滞而舌质青紫的彩色图像。

10. 出现青紫舌意味着什么疾病？

舌头发青发紫，是体内有瘀血或血流滞缓的特殊信号。在出现青紫舌的人群中，约有90%体内蕴藏着各种慢性疾病。

据临床统计，在青紫舌的人群中，癌症病人占大多数，尤其是食管癌患者、肝癌患者。临床还发现，中晚期癌症病人的青紫舌远远多于早期病人，转移者也多于无转移者。癌症病人在经过手术、放射治疗及化学治疗后如出现青紫舌，则预后较差，病情将恶化。若进行中医活血化瘀治疗后青紫舌消退，则病情好转或趋向稳定，反之预后不良。

虽然癌症病人往往会舌色青紫，但有青紫舌的人并不都患有癌症，其他诸如与瘀血积滞有关的慢性病，如冠心病、肺心病、慢性肝病、糖尿病、脉管炎、红斑狼疮、妇女痛经、闭经等亦可见有青紫舌，但其比例及严重程度远不及癌症。

11. 红绛舌的舌象表现是怎样的？

正常人舌质的色泽，淡红而润。如果舌质鲜红，以红色为主，称为红舌；如果舌红而颜色深暗，则较红色更进一层，就称为绛舌。绛舌在出现之前，多经过红舌的阶段。

红绛舌可以有多种不同的表现，基本上可以分为鲜红和红绛两种，结合舌质的光泽，则又有光亮和晦暗之分。其舌体大多较瘦瘪，如果为急性失水脱液患者，可因舌体组织中液体骤损而体积缩小，使舌黏膜呈皱缩现象。某些严重患者，舌可蜷缩而不能伸出口外，舌面的湿润度一般均较干燥，唾液黏稠而少；或舌面干燥，津液全无，以手摸之，毫不沾指。还可在多数病人的舌面上看到各种形状的裂纹，如纵裂、横裂、井纹裂、叶脉状裂及鹅卵石样裂纹，也有各种不规则的裂纹。裂纹有深有浅，达到整个舌厚度的 4/5 以上。

12. 红绛舌的丝状乳头有哪些变化？

红绛舌的乳头会有以下 5 个方面的变化。

净舌：正常薄白苔之银灰色表面消失。丝状乳头低矮，轻度萎缩或向蕈状乳头过渡，因之舌面洁净而色红。

剥舌：舌苔有部分缺损或剥脱，乃由于丝状乳头局限性萎缩所致，而蕈状乳头改变不多，或有轻度增生。

红刺舌：多见于舌之边尖，乃丝状乳头萎缩或减少，蕈状乳头数目增多而且显著突出所致，但蕈状乳头的大小尚属正常范围或轻度肥大。

红星舌：较红刺舌更为突出，犹如草莓。丝状乳头萎缩减少，蕈状乳头不但数目增多，而且显著变大充血。

光滑舌：舌面光华如镜，丝状乳头及蕈状乳头同时萎缩，称之为镜面舌。

13. 红绛舌的临床意义有哪些?

实热型红绛舌:大多由急性温热病引起,发病不久,邪虽盛但正气未衰,热度较高,甚至有神志昏昧,胡言乱语,舌质红绛较鲜明,多有红刺增生增大而突出,舌面干燥起裂纹,舌苔黄糙或焦黑,这时温邪已侵入营分。主要矛盾在于热毒邪实,即使伤阴也不严重,应该立即采用大剂量的清热凉营药物。随着热病好转,红绛舌也会转淡。

阴虚型红绛舌:多见于慢性消耗性疾病或温热病的后期,邪热的气焰已经低落,但阴血津液消耗过多,正气虚弱的现象比较突出,此时舌质红或绛,但色较暗,不鲜明,舌苔很少或不见舌苔,舌面干瘪少津,也有舌质的边尖特别红赤,并有红刺现象存在。这说明主要矛盾在于阴虚,应该用大剂量滋阴生津的中药治疗。

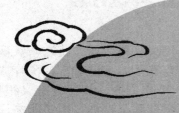

第四篇

灸除百病，艾灸是最古老的中医疗法

第一章 古法今用，探秘绿色健康的艾灸疗法

艾灸疗法——最古老的中医疗法

艾灸疗法历史悠久。数千年来，历代医家和劳动人民在与疾病斗争的过程中，积累了大量利用艾灸治疗疾病的临床经验，使灸疗逐步形成了系统理论。由于灸法成本低廉，操作方便，其适应证又很广，疗效显著且无副作用，既可祛除疾病，又能强身健体，数千年来深受广大人民群众的喜爱。

艾灸疗法具体起源于何时已无证可考，但因其用火，所以可追溯到人类掌握和利用火的旧石器时代。火的使用让人们认识到，用火适当熏烤或烧灼身体的某些部位，可以减轻或治愈某些病痛。于是，远古的先民就采取用火烧灼身体固定部位的方法治疗疾病，灸法从此也就产生了。后来，又经过不断实践，人们最终选用既易点燃又有药理作用的艾草作为灸疗的主要材料，于是将这种方法称为艾灸。

关于艾灸疗法的记载可以追溯到殷商时代，在出土的殷商甲骨文中，有这样一个字：其形象为一个人躺在床上，腹部安放着一撮草，很像用艾灸治病的示意。另外，长沙马王堆出土的《五十二病方》也记载了许多灸法，其中有"以艾裹，以艾灸癫者中颠，令烂而已"的说法。同一时期，《黄帝内经·灵枢·官能》中亦有"针所不为，灸之所宜"的记载。施灸主要用艾绒，《孟子·离娄》篇中说："七年之病，求三年之艾，苟为不蓄，终身不得。"由此可见，在春秋战国时代，灸法已初具形态。

伴随着中医的发展，艾灸疗法也在不断完善。东汉医家张仲景，提出阳证宜针，阴证宜灸的见解。在《伤寒论》中，涉及灸法有关的内容12条，许多条文有"可火""不可火"的记载。三国时出现我国最早的灸疗专著——《曹氏灸经》，总结了秦汉以来灸法的经验。到两晋南北朝时期，灸法已被运用到预防疾病、健身强体等方面。而此时瓦甑灸的发明，为日后的器械灸打下了基础。

唐代医学家孙思邈提出采用灸法预防传染病，治疗某些热性病，并开创了灸疗器械的运用。至唐代，灸法已发展成为一门独立学科，

并有了专业灸师。宋元时期灸法备受重视，国家医疗机构——太医局设针灸专科。北宋灸学著作《铜人腧穴针灸图经》中详细地叙述了经络、腧穴等内容。王唯一制造了两具我国最早进行针灸研究的人体模型——铜人，这些对经穴的统一、针灸学的发展起到很大的促进作用。此时，人们还发明了利用毛茛叶、芥子泥、旱莲草、斑蝥等有刺激性药物贴敷穴位，使之发疱，进行天灸、自灸的方法。

明代是针灸发展的高峰时期，《针灸大成》《针灸大全》《针灸聚英》等一批针灸著作相继问世。人们开始使用艾卷温热灸、桑枝灸、神针火灸、灯火灸、阳燧灸等灸法。后人将艾卷温热灸的艾绒中加进药物，发展成为雷火神针、太乙神针。

明末清初世乱纷纷，多数经历朝名医编撰之典籍惨遭流落，针灸亦只在民间流传。至此灸法的发展进程遭受重大打击。时至清末，由于西方文化的流入，灸法陷入了停滞发展时期。但由于其简便安全，疗效卓著，被缺医少药的民间流传下来。

近年来，国内外出现了"中医热""针灸热"，艾灸疗法也随之复兴，并取得了长足的进步，出现了"燎灸""火柴灸""硫黄灸"等新灸法，发明了电热仪等各种现代灸疗仪器。同时，灸法在对休克、心绞痛、慢性支气管炎、支气管哮喘、骨髓炎、硬皮病、白癜风等疑难病症的防治中取得了较好的效果。艾灸还开始涉及减肥、美容等领域，备受医学界的注目。

艾灸疗法作为我国医学的重要组成部分，自古以来也一直对世界医学有着深远影响，针灸先后传入朝鲜和日本，后又传入亚洲其他国家和欧洲。迄今为止，全世界已有100多个国家和地区将我国的艾灸疗法作为解除患者病痛的治疗方法之一。作为我国的医学瑰宝，艾灸疗法也应走入寻常百姓家里，解除人们的病痛，造福于民。

艾灸疗法祛病，既简单又有效

中医认为，人体是个有机的整体，经络沟通了脏腑与体表，将人体脏腑组织器官联系起来，并运行气血、调和阴阳，使人体各部的功能保持协调和相对平衡。灸法就是在中医阴阳五行、脏腑经络理论的指导下，运用辨证施治的原则，将艾绒或某些药物放置在体表穴位上烧灼、温熨，将艾火的温和热力以及药物的作用，通过经络的传导，发挥温经散寒、活血通络、回阳固脱、消瘀散结等功能，达到防治疾病的目的。

《扁鹊心书》有云："人于无病时常灸，虽未得长生，亦可保百余年寿矣。"意思是说：人们无病施灸，可以激发人体正气，增加人体抗病能力，以抵制病邪的侵袭。由于灸能益气温阳，而人身的阳气有"卫外而为固"的作用，若能使阳气保持常盛，正气充足，则病邪不易侵犯，身体就会健康。为什么艾灸会有这样的功效呢？原来，艾叶本身就是一种药，能宣理气血，温中逐冷，除湿开郁，生肌安胎，利阴气，暖子宫，杀蛔虫，灸百病，能通十二经气血，能回垂绝之元阳。用于内服治宫寒不孕，行经腹痛，崩漏带下；外用能灸治百病，强壮元阳，温通经脉，祛风散寒，舒筋活络，回阳救逆。

清代吴仪洛所著的《本草从新》中也说："（艾叶）苦辛，生温，熟热，纯阳之性，能回垂绝之阳，通十二经，走三阴，理气血，逐寒湿……以之灸火，能透诸经而除百病。"这句话是说艾绒制成的艾炷，能使热气内注，温煦气血，通达经络，并且艾灸一些具有补益强壮作用的穴位，能够达到扶正祛邪、强身保健的作用。

中医认为，艾灸的主要作用是调和阴阳，扶正祛邪，疏通经络，补气益血，协调脏腑，从而达到预防早衰、防治疾病的目的。中老年人多阳气衰退，应宜施艾灸起到补火助阳，振奋精神的作用。除此之外，艾灸疗法还可以广泛用于内科、外科、妇科、儿科、五官科疾病，尤其对乳腺炎、前列腺炎、肩周炎、盆腔炎、颈椎病、糖尿病等有特效。

事实上，不仅古代中医学对艾灸的保健功效大加赞赏，现代科学研究也发现，艾叶中含有多种药物成分及强烈的挥发物质，燃烧时药力可透入人体；艾灸可以升高局部温度，提高局部气血流量，升高局部温度，缓解局部痉挛症状；艾灸可提高白细胞及淋巴细胞的活性，增强人体细胞及体液免疫能力；艾灸还可以刺激人体体液发生改变，有增强肾上腺皮质激素分泌及胸腺细胞活力的作用；另外，艾灸还具有增加心脏搏动量，强心抗休克的作用。

艾灸疗法是集治病、寻病、养生为一体的妙方

艾灸是中医学中防病治病、养生延寿的一种简便易行而又切实有效的方法。唐代医学家孙思邈在《千金要方》中说："宦游吴蜀，体上常须三两处灸之，勿令疮暂瘥，则瘴疠温疟之气不能着人。"清代吴亦鼎在《神灸经纶》中则说："夫灸取于火，以火性热而至速，体柔而用刚，能消阴翳，走而不守，善人脏腑。取艾之辛香作炷，能下二经，入三阴，理气血，以治百病，效如反掌。"由此可见艾灸既可治病，又可防病。

《名医别录》曰："艾叶苦，微温，无毒，主灸百病。"《本草从新》又指出："艾叶苦辛……纯阳之性，能回垂绝之阳……"灸法所采用的

艾叶药性偏温，为纯阳之品，加之艾火产生的热力，所以使得灸法具有独特的温煦阳气，温通气血，温经散寒之功效。施灸时产生的"药气"由表皮和呼吸被身体吸收后，能起到抗菌、抗病毒及杀灭微生物的作用，也就是古人常说的艾灸有直接"驱邪的效应"。此外，这种药气还具有安神、醒神、通窍的效用。

艾灸是通过经络体表直接给予人体温阳功效。艾灸生热，适量的热刺激施于适当的穴位便产生治病效应。在绝大多数情况下，实证、热证、虚证、寒证在病体体表可以出现一些嗜热性。艾灸的温热刺激，使局部皮肤充血，毛细血管扩张，增强局部血液循环与淋巴循环，缓解消除平滑肌痉挛，使局部皮肤的代谢组织的代谢功能加强，促使炎症、粘连、渗出物、血肿等病理产物消散吸收；还可降低神经系统的兴奋性，发挥镇静、镇痛作用；同时，温热作用还能促进药物吸收。

《黄帝内经》中指出"不治已病，治未病"。体检对找到未病有帮助，但是体检并不是万能的。体检能查出血糖、血压高不高，骨密度是不是降低了，却查不出来体内是不是有寒邪或者暑湿等病邪。中医讲的"未病"，是找病因、找病邪，是把破坏健康的元凶找出来。中医认为，人是一个统一的整体，穴位是纵行人体之上的经络的点，刺激任何一个部位都可以引起人体全身的反应，刺激穴位也能引起本经络的反应。经络是气血的通路，也是病邪的通路。艾灸治病是活用了其通经络的作用。

使用艾灸治疗疾病的人很多，但每个用过的人感觉都不一样。有的人感觉很明显，见效很快，有的人见效就很慢。灸感的强弱一般代表了经络的阻塞程度。有灸感、灸感强，说明自身的经络通畅，作用立竿见影；没有灸感也不是没有效果，而是表示经络中邪气瘀积严重，需要一点时间开瘀散阻，作用慢一些。在《备急灸法·骑竹马灸法》中有这样的记载："灸罢二穴……其艾火即随流注先至尾闾，其热如蒸，又透两外肾，俱觉蒸热，移时复流足涌泉穴，自下而上，见见周遍一身。"可见灸感并非局限在施灸的部位，而是会沿着经络传导的。可以说，灸感是检验经络通畅程度的试金石。灸感的传导也可以认为是查找疾病的一种方式。哪条经络不通，病邪就在哪条经络里潜伏着。

人的抵抗力强，疾病就不易产生。艾灸通过对某些穴位如大椎、足三里、气海、关元等施灸，可以培扶人的正气，增强人防病治病的能力，而艾灸不同的穴位和部位可以产生不同的补益作用。无论是调节阴阳、调和气血，还是温通经络、扶正祛邪，艾灸对人体起到了一个直接的或间接的补益作用，尤其对于虚寒证，所起的补益作用尤为明显。正是这种温阳补益、调和气血的作用，帮助人们达到防病治病、保健养生的目的。

第二章　常用艾灸疗法介绍

艾炷灸：艾叶苦辛，能回垂绝之阳

艾炷灸就是将艾炷直接或间接置于穴位上施灸的方法。那么，艾炷又是什么呢？其实，艾炷就是把艾绒做成大小不等的圆锥形艾团，其制作方法也很简单：先将艾绒置于手心，用拇指搓紧，再放到平面桌上，以拇、食、中指捻转成上尖下圆底平的圆锥状。麦粒大者为小炷，蚕豆大者为大炷，黄豆大者为中炷。

在施灸时，每燃完一个艾炷，我们叫作一壮。施灸时的壮数多少、艾炷大小，可根据疾病的性质、病情的轻重、体质的强弱而定。根据不同的操作方式，艾炷灸可分为直接灸（着肤灸）和间接灸（隔物灸）两大类。一般而言，用于直接灸时，艾炷要小些；用于间接灸时，艾炷可大些。下面，我们为大家分别详细介绍：

1. 直接灸

即把艾炷直接放在皮肤上施灸，以达到防治疾病的目的。这是灸法中最基本、最主要且常用的一种灸法。古代医家均以此法为主，现代临床上也常用。根据对皮肤的刺激程度，直接灸又分为无化脓灸、发疱灸、化脓灸三种。

（1）无化脓灸。施灸时多用中、小艾炷，可在施灸穴位的皮肤上涂少许石蜡油或其他油剂，使艾炷易于固定，然后将艾炷直接放在穴位上，用火点燃尖端。当患者有灼热感时，用镊子将艾炷夹去，再更换新艾炷施灸。灸治完毕后，可用油剂涂抹，以保护皮肤。此法适用于一般虚寒证及眩晕、皮肤病等。

（2）发疱灸。用小艾炷施灸，等艾火烧到皮肤，病人感到皮肤稍微灼痛时，再继续3—5秒钟，此时施灸处皮肤出现一块比艾炷略大的红晕，且有汗出，隔1—2小时就会发疱，不需挑破，任其自然吸收，如水疱较大，可用消过毒的毫针点刺数孔，放出液体，局部涂些紫药水即可。一般短期内留有色素沉着，不遗留瘢痕。此法适用于哮喘、肺结核、瘰疬和肝硬化腹水等。

（3）化脓灸。用小艾炷直接安放在穴位上施灸，施灸前要选择平整而舒适的体位，在相关穴位上涂些蒜汁后，安放艾炷点燃施灸，待艾炷燃尽后方可除去艾灰，更换新炷再灸。每次换新炷时，需重新涂蒜汁。在施灸过程中，当艾燃烧近皮肤，患者感到灼痛时，可用手轻轻拍打施灸部位四周，以减轻疼痛。灸毕，可在施灸部位敷贴灸疮膏药（淡膏药）或一般膏药，封护灸疮，大约1周可化脓形成灸疮，化脓期每天换药1次，约5—6周结痂愈合，结痂脱落后遗留瘢痕。本法一般多用于四肢穴位，临床常用于治疗哮喘、慢性肠胃病、肺痨、瘰疬、痞块、癫痫、发育障碍等慢性疾病，以及皮肤溃疡日久不愈、痣、疣、鸡眼和局限难治的皮肤病，另对高血压、中风的防病保健也有较好作用。

2. 间接灸

即在艾炷与皮肤之间垫上某种药物而施灸，具有艾灸与药物的双重作用，加之本法火力温和，患者易于接受，故广泛应用于内、外、妇、儿、五官科疾病。间接灸根据其衬隔物品的不同，可分为多种灸法。

（1）隔姜灸。用厚约0.3厘米的生姜一片，在中心处用针穿刺数孔，上置艾炷放在穴位上施灸，病人感觉灼热不可忍受时，可用镊子将姜片向上提起，衬一些纸片或干棉花，放下再灸，或用镊子将姜片提举稍离皮肤，灼热感缓解后重新放下再灸，直到局部皮肤潮红为止。此法简便，易于掌握，一般不会引起烫伤，可以根据病情反复施灸，对虚寒病症，如腹痛、泄泻、痛经、关节疼痛等，均有疗效。

（2）隔蒜灸。取新鲜独头大蒜，切成厚约0.3厘米的蒜片，用细针于中间穿刺数孔，放于穴位或患处，上置艾炷点燃施灸。艾炷如黄豆大，每灸4—5壮更换蒜片，每穴1次灸足7壮。也可取适量大蒜，捣成泥状，敷于穴上或患处，上置艾炷点燃灸之。本法适用于治疗痈、疽、疮、疖、蛇咬、蝎蜇等外伤疾患。

（3）隔盐灸。用于脐窝部（神阙穴）施灸。操作时用食盐填平脐孔，再放上姜片和艾炷施灸。若患者脐部凸起，可用水调面粉，搓成条状围在脐周，再将食盐放入面圈内隔姜施灸，本法对急性腹痛吐泻、痢疾、四肢厥冷和虚脱等证，具有回阳救逆之功。

（4）隔葱灸。把葱白切成厚0.3厘米的葱片，或把葱白捣如泥状，敷于脐中及四周，或敷于患处，不要太厚，上置大艾炷施灸，一般灸治5—7壮，自觉内部温热舒适，不觉灼痛为度。本法适用于虚脱、腹痛、尿闭、疝气及乳腺炎等。

（5）隔附子灸。取熟附子用水浸透后，切片厚约 0.3 厘米，中间用针穿刺数孔，放于穴位或患处，上置艾炷点燃灸之。或将附子切细研末，用黄酒调和做饼如 1 元硬币大，厚约 0.4 厘米，中间扎孔，放于穴位上置艾炷灸之。本法适用于各种阳虚病症，如阳痿、早泄、遗精以及疮疡久溃不敛或一些阴虚性病症。

（6）隔胡椒饼灸。取白胡椒末加适量面粉，用水调制成 1 元硬币大、厚约 0.3 厘米，中间按成凹陷的圆药饼，再取丁香、肉桂、麝香各等份，共研细末，用药末填平凹陷，放于施灸穴位，上置艾炷点燃，施灸 5—7 壮，以局部温热舒适为度。本法可治风寒湿痹、局部麻木不仁、胃寒呕吐及腹痛诸证，亦可用于治疗湿疹、顽癣等皮肤病。

（7）隔鸡子灸。取鸡蛋 1 个，煮熟，对半切开，取半个（去蛋黄）盖于患处，于蛋壳上置艾炷，以局部感觉热痒为度。本法适用于发背、痈疽初起诸证。

（8）隔豆豉饼灸。取豆豉（或加花椒、生姜、青黛、葱白各等份）适量捣烂，用黄酒调制成直径 2 厘米、厚约 0.3 厘米的药饼，中间扎数孔，放在施灸穴位上置艾炷灸 3—5 壮。施灸中如豉饼被烧焦，可更换新饼再灸。本法适用于痈疽发背、顽疮恶疮、肿硬不溃或溃后不收口，疮面黯黑。

（9）隔胡椒灸。将白胡椒研末，加适量白面粉，用水调和制成圆饼，约 0.1 厘米厚，中央按成凹陷，内置药末适量（丁香、肉桂、麝香等），上置艾炷灸之。每次用艾炷灸 5—7 壮，以觉温热舒适为度。本法适用于治疗风湿痹痛及局部麻木不仁等。

（10）隔黄土灸。以黄色黏土做成泥饼，中间扎数孔，贴于患处，上置艾炷灸之。本法适用于湿疹、白癣及其他因湿毒而致的皮肤病。

（11）隔巴豆饼灸。取不去油巴豆 10 粒（或加黄连末适量）研细末加面粉少量，用水调制药饼放脐中，上置艾炷点燃施灸，也可与隔蒜灸合用，灸毕以温湿纱布擦净施灸处皮肤，避免药物刺激起疱。本法适用于治疗食积、泄泻、腹痛、胸痛、小便不通等症，也可用于水肿和肥胖症。

以上为艾炷灸的几种常见灸法，除此之外尚有隔韭菜灸、隔甘遂灸、隔皂角灸、隔陈皮灸、隔蓖麻仁等多种，总之根据不同的病症采用不同的间隔物。

艾条灸：调整人体机能，提高身体免疫力

艾条灸是目前人们最为常用的灸法，因其方便、安全、操作简单，最适于进行家庭自我保健和治疗。艾条灸又可分为无间隔物和有物衬垫两大类，前者一般称为艾条直接灸，后者称为艾条隔物灸。另外，艾条直接灸又分为温和灸、雀啄灸、回旋灸，艾条隔物灸又分为按熨灸、隔核桃壳灸等。下面我们为大家分别介绍。

1. 艾条直接灸

将艾条点燃后在穴位或病变部位进行熏灸的方法，又称艾卷灸法。根据艾条灸的操作方法，分为温和灸、雀啄灸和回旋灸三种。

（1）温和灸。施灸者手持点燃的艾条，对准施灸部位，在距皮肤3厘米左右的高度进行固定熏灸，使施灸部位温热而不灼痛。一般每处需灸5分钟左右，温和灸时，在距离上要由远渐近，以患者自觉能够承受为度，而对于小儿施行温和灸时，则应以小儿不会因疼痛而哭叫为度。也有用灸架将艾条固定于施灸处上方进行熏灸，可同时在多处进行灸治。本法有温经散寒、活血散结等作用，对于神志不清、局部知觉减退的患者及小儿施灸时，术者可将另一只手的食、中两指分置于施灸部位两侧，通过术者的手指感觉局部皮肤的受热程度，以便调节施灸距离，防止烫伤。进行温和灸时应注意周围环境的温凉度，以免因袒露身体而致伤风感冒。

（2）雀啄灸。施灸者手持点燃的艾条，在施灸穴位皮肤的上方约3厘米处，如鸟雀啄食一样做一上一下的活动熏灸，而不固定于一定的高度，一般每处熏灸3—5分钟。本法多用于昏厥急救及小儿疾病，作用上偏于泻法。注意向下活动时，不可使艾条燃及皮肤，及时掸除烧完的灰烬，此外还应注意艾条移动速度不要过快或过慢，过快则达不到目的，过慢易造成局部灼伤及刺激不均，均影响疗效。

（3）回旋灸。施灸者手持燃着的艾条，在施灸部位的上方约3厘米高度，根据病变部位的形状做速度适宜的上下、左右往复移动或反复旋转熏灸，使局部3厘米范围内的皮肤温热而不灼痛。适用于呈线状或片状分布的风湿痹痛、神经麻痹等范围稍大的病症。

2. 艾条隔物灸

即在使用艾条施灸时，在施灸部位垫上某种物质，以免造成灼伤

或烫伤。艾条隔物灸分为按熨灸和隔核桃壳眼镜灸两种。

（1）按熨灸。在施灸的穴位或部位上预先铺垫6—7层棉布或绵纸，将用于按熨的药艾条"太乙神针"或"雷火针"点燃后，直接在施灸部位上趁热按熨；或用6—7层棉布包裹住艾火，直接按熨在施灸穴位或部位上。若火熄灭，再次点燃艾条，按熨，每次治疗每穴按熨5—7次，也可同时多点燃几根艾条，交替使用，可保持火力的连续，使药力随火力持续不断地深入肌肤，加强治疗效果。

"太乙神针"和"雷火针"除配方不同外，其制作、使用方法和作用大致相同，都可用于治疗风寒湿痹、各种瘀证、痛证、虚证、痿证，如附骨疽、闪挫肿痛等。

（2）隔核桃壳眼镜灸。用于治疗眼科疾病，如结膜炎、近视眼、中心性视网膜炎、视神经萎缩等。取半个去仁干核桃壳，放在菊花液中浸泡15分钟，用细铁丝支成一副能够套住核桃壳的眼镜框架，眼镜框架外用钢丝向内弯成一个高与长约2厘米的钩形。将浸泡过的核桃壳套在眼镜框上，钩上插一段长15厘米的艾条，点燃后在患者的眼睛上熏灸，灸1段为1壮，一般1次灸1—3壮。

除此之外，艾条施灸时还须注意以下几点：艾绒易燃，在施完艾条灸后务必将艾条熄灭，避免引起火灾，治疗完毕后可用一瓶口直径与艾条直径相等的玻璃瓶将艾条燃着的一端插入瓶口，隔绝空气，即可熄灭；艾条积灰过多时，则须离开人体，吹去灰后再灸，使用艾条灸法时，可准备一个烟灰缸，以便及时掸落燃尽的灰烬，避免烫伤；施灸时应注意火与皮肤的距离，切勿烧伤皮肤。如出现烫伤，起小水疱时，不必做任何处理，待水疱自行吸收。大水疱则用消毒注射针头刺破，放出液体，再涂上龙胆紫，外用消毒纱布固定即可。

温针灸：严防艾火脱落，谨防烧伤

温针灸，又称温针、针柄灸或烧针柄等，是一种艾灸与针刺相结合的方法，适用于既需要留针，又需施灸的疾病。此法最早见于《伤寒论》，但具体方法不详。明代高武《针灸聚英》中说："近有为温针者，乃楚人之法。其法针于穴，以香白芷做圆饼，套针上，以艾蒸温之，多以取效。"近代已不用药饼承艾，在方法上也有一定改进。其适应证已不局限于风湿疾患，现以偏于寒性的一类疾病为主，如骨关节病、肌肤冷痛及腹胀、便溏等。

温针灸流传已久，多年来江浙一带颇为盛行，现在全国各地都有人使用。此法有一举两得之妙，既达留针之目的，又加热于针柄，借针体而传入深部。其适应证很广，南方有些针灸医生，几乎每针必温，不扎白针（干针、冷针）。

施用温针灸时，应选用略粗的长柄针，一般在28号以下最好，长短适度，将针刺入穴位所在部位的肌肉深厚处，行针得气后，留针不动，针根与表皮相距二三厘米为宜，在针柄上插入一段长1—2厘米的艾条（或将艾绒捏在针柄上），使其下端距离皮肤约3厘米高，或点燃下端（温针补法），或点燃上端（温针泻法），或同时点燃两端（温针平补平泻法），使热力通过针体传入穴内，传导至经脉脏腑，用以治疗寒滞经脉、气血痹阻一类疾病。

施灸中如果不热，可将艾条（或艾绒），放得靠下一些，过热觉痛时，可将艾条（或艾绒）向上提一些，以觉温热而不灼痛为度。每次可烧3—5壮或更多。此法方便易行，但必须小心防止折针，因烧过多次之后，针最易从针根部位折断。此外，采用本法施灸时，应防止烫伤皮肤或烧坏衣物。当艾绒或艾条段燃尽后，还有一些余火，此时最易脱落造成烫伤或烧坏病人的衣物。可在施灸穴位周围垫上厚纸片，以防止烫伤或烧伤的发生。

近年，采用帽状艾炷行温针灸的方法也比较盛行。帽状艾炷的主要成分为艾叶炭，类似无烟灸条，其长度为2厘米，直径1厘米，一端有小孔，点燃后可插于针柄上，燃烧时间为30分钟。因其外形像小帽，可戴于毫针上，故又称帽炷灸。帽炷温针灸，既无烟，不会污染空气；同时，它的作用时间又长，是一种较为理想的温针灸法。

电子温针灸是利用电热作用来替代艾炷、艾条使毫针发热行温针灸治疗疾病的一种灸法。施灸时，用毫针刺进预先选好的穴位或患处，施行手法得气后接通温针治疗机，每次灸治15—30分钟。适用于治疗颈椎病、骨质增生、关节痛、肩凝症、心痛偏瘫、下肢痹痛、哮喘、少腹痛、不孕症等。

天灸：灸除"内"毒，一身轻松

天灸，近人称之为药物发疱灸，是用一些对皮肤有刺激性、能引起发疱的药物敷贴于穴位或患处的一种无热源灸法。敷药后能使局部皮肤潮红、充血，甚至引起疱如火燎，故称灸。天灸所用药物大多是单味中药，但也有用复方的。常用的有毛茛、大蒜、斑蝥、白芥子、巴豆、细辛、吴萸、甘遂、天南星、蓖麻子等数十种。下面为大家简单介绍几种常用的天灸方法：

（1）毛茛叶灸：将鲜毛茛叶适量捣烂，敷贴于穴位或患处。初时皮肤有热辣感，继而局部潮红、充血，稍后出现水疱。敷灸时间为1—2小时。发疱后局部遗留色素沉着，以后可自行消退。常用于治疗疟疾（敷贴寸口、内关、大椎）、寒痹（敷贴局部）、急性结腹炎（与食盐和捣，敷于少商、合谷）等。

（2）斑蝥灸：施灸时先取一块胶布，中间剪一黄豆大圆孔，将胶布贴于穴位上，以暴露施灸穴位并保护周围皮肤，然后取斑蝥末适量（或甘油调和）置孔中，上面再用胶布固定，灸至局部发疱为度。或用95%酒精浸泡斑蝥10日后，取药液涂抹患处。适用于顽癣、银屑病、神经性皮炎、麻痹、胃痛、黄疸等。孕妇忌用。

（3）白芥子灸：取白芥子末5—10克，用水或醋调为糊状，敷贴穴位上，再以油纸覆盖，胶布固定；或取白芥子末1克，置于直径3厘米的圆形胶布中央，直接贴在穴位上。敷灸2—4小时，以局部充血、潮红或皮肤起疱为度。可用于治疗关节痹痛、肺结核、口眼歪斜等。现在，临床常用复方白芥子敷灸（冬病夏治哮喘膏）治疗支气管哮喘和支气管炎。取白芥子、延胡各21克，甘遂、细辛各12克，共研细末（为1人3次用量）。在夏季伏天施灸时，每次取药末1/3量用生姜汁调如糊膏状，并加麝香少许，分摊于6块直径3厘米的油纸上，分别敷于肺腧、心腧、膈俞处，用胶布固定，每次敷灸4—6小时。从初伏开始，每伏（10日）各敷灸1次，每年敷灸3次，连续治疗3年。

（4）旱莲草灸：取鲜旱莲草捣烂敷于大椎穴上，胶布固定。灸1—4小时，以局部皮肤充血潮红或起疱为度。可治疗疟疾。

（5）蒜泥灸：取紫皮大蒜适量，捣烂敷涌泉穴治疗咯血、吐血；敷合谷穴治疗扁桃体炎，敷鱼际治疗喉痹。一般敷灸1—3小时，以局部皮肤发痒、潮红或起疱为度。

（6）天南星灸：取天南星末适量，以生姜汁调成糊状，敷于颊车、颧髎穴，上用油纸覆盖，胶布固定，可治疗面瘫，左贴右，右贴左。

（7）威灵仙灸：取威灵仙嫩叶捣烂，加入少许红糖拌匀，敷贴足三里穴可治痔疮下血；敷贴身柱穴可治麦粒肿、结膜炎；涂擦还可治疗疥癣、神经性皮炎、痣、疣等。敷贴后如局部出现蚁爬感，应将药去除，以起疱为度，避免过度刺激。

（8）蓖麻仁灸：取蓖麻仁捣烂敷于涌泉穴，可治滞产及包衣不下；敷贴百会穴，可治胃下垂、脱肛、子宫脱垂；敷贴患侧颊车、下关、地仓，可治面瘫。

（9）细辛灸：取细辛末适量，用陈醋调敷于涌泉或神阙可治疗小儿口疮。

（10）吴茱灸：取吴茱末适量，用陈醋调敷涌泉穴可治高血压、口腔溃疡、小儿水肿。如加入黄连亦可治疗急性扁桃体炎。

（11）甘遂灸：取甘遂末少量敷贴肺腧穴治疗哮喘；敷贴大椎治疗疟疾；敷贴中极治疗尿潴留。也可以在甘遂中加入适量的面粉，用温开水调成糊状，敷贴在穴位上，再用油纸覆盖，胶布固定。

（12）马钱子灸：将适量马钱子切片或研成细末，敷贴颊车、地仓，可治疗面瘫。

（13）食盐灸：取细净食盐炒热待温，纳满脐窝，再取麸皮适量，加醋炒热，装入布袋放在脐部盐上敷灸，用来治疗脱证。

（14）半夏灸：取生半夏、葱白各等份，共捣烂如膏，敷贴患处，或制成栓剂塞入患侧鼻孔，每次30分钟，每天2次，可治疗急性乳痈。

（15）荆芥穗灸：取荆芥穗切碎炒热，装入布袋内敷灸患处，可治疗荨麻疹。

此外，还有葱白灸、巴豆霜灸、小茴香灸、芫花灸、鸦胆子灸、生附子灸、生姜灸、乌梅灸、五倍子灸、桃仁灸、川芎灸、透骨草灸、山楂灸、薄荷叶灸、蓖麻柄灸、丁桂散灸、椒豉膏灸、白胡椒丸灸、车桂散灸、桂术灸、鹅透膏灸、复方公丁香灸等。

熨灸：活血化瘀，扶阳正气

熨灸是使用一些重要及其他传热的物体，加热后不用包裹，直接或间接地放在穴位或患处皮肤上，做来回往返或旋转移动行熨烫以治疗疾病的一种方法。熨灸通过使特定部位皮肤受热或借助热力逼药气进入体内，起到温经散寒、疏通经脉、调和气血、活血化瘀、祛邪止痛等作用。

根据取热方式可分为直接和间接熨两种。直接熨是将温热的物体直接放在穴位或患处的皮肤上熨烫，包括将药物等材料煨炒温热后直接熨在皮肤上，或煨热的石块、砖块，盛火的熨斗，贮入热水的铜器等在皮肤上直接温灸；间接熨是将温热物体先烫熨药物或盛有药物的布帛上，借助温热的作用使药力透入皮肤、经络之内。例如《千金要方》说："治风头痛，虽重绵厚帛，不能御风寒者。艾叶揉如绵，用帛夹住，包头上，用熨斗熨艾，热气入内，良久即愈。"

根据所用的材料可分为药熨、盐熨、砖土熨、水熨、酒熨、烙铁熨、热沙熨等。

（1）药熨：将配好的药物加热后装入药袋，温熨患处，借温热烫熨使药物透入皮肤经络以发挥治疗作用。熨烫时间随病情而定，一般为20—60分钟。

（2）盐熨：取纯净大粒盐适量炒热，用布包趁热熨烫患处，加入适量药末同炒热熨烫亦可，热力下降后，可炒热再熨，时间同药熨。

（3）葱熨：用葱白适量，捣烂制成饼状，置于需熨部位上，再以盛火的熨斗在葱饼上反复熨烫。也可将葱白炒热，用纱布包起，放于需熨部位进行熨灸。本法适用于小便不通、痈肿、跌打仆伤、阳脱、结胸等证。例如，《景岳全书》治疝，"以葱白为一束，去须叶切为寸厚，葱饼烘热，置脐上，仍以熨斗熨之，尤便而妙"。

（4）姜熨：将生姜捣烂炒热，温熨胸腹部。临床上常配合葱白同用，适用于胸膈痞闷等症。也有用干姜配合其他药物的，如《幼幼新编》中说："小儿吐泻……或以白芷干姜为末，蜜丸置脐中，以绢敷定，用热鞋底时时熨之。"

（5）砖土熨：取大小适中的青砖（或红砖）2块，放在炉火上烧至烫手，用厚布包好，或取适量灶心土煨热装入布袋，并在治疗部位铺3—5层棉布，趁热在上面熨烫，热力降低后再换一块，反复多次，20—60分钟。

（6）水熨：用烫壶、烫瓶或热水袋盛贮热水温熨患处，也可用毛巾浸热水拧干后熨烫患处。有活血散结、消肿止痛的作用，临床广泛用于血瘀肿痛。

（7）酒熨：将60—65度的白酒置酒壶烫热后，用纱布蘸热酒熨摩患处。用于气郁不舒、胸膈胀闷、局部红肿等证。

（8）烙铁熨：将烙铁烧热，待温后反复熨贴患处，一般适用于疖子疮疡。治疗腰背痛及疟疾可熨贴背部；治疗眼部疾患则熨眼睑近处。

（9）热沙熨：取干净沙粒炒热用布包裹，趁热反复熨贴腹部以治疗腹泻等。

（10）蛋熨：《良方集腋》说："凡阴证将死，而胸前微有热者，法用鸡蛋十数个煮熟，将平者一头略去壳，开一圆孔，先将麝香少许安脐内，将鸡蛋对合脐上，稍冷又换一热蛋，须备数人将病者按住，恐蛋至六七枚时，病人要回阳发躁耳，换蛋至十余枚，其病乃愈。"

熨灸临床应用广泛，内、外、妇、儿科等均有其适应证。大凡寒侵入经络脏腑，或素体阳虚，气血不和而致的病症，如风寒湿痹、跌仆扭挫等，均可选用，但高热、急性炎症等实热证，以及肿痛、局部皮肤溃烂、急性出血证等应忌用。

第三章　灸疗的细节和注意事项

艾灸疗法的作用原理与功用

艾灸疗法是中医传统外治法之一，对人体可起到治疗疾病和预防保健作用。"灸"字，《说文解字》作"灼"字解释，是灼体疗法的意思。艾是最常用的灸用燃料。

《本草纲目》中记载："艾叶，生则微苦太辛，熟则微辛太苦，生温熟热，纯阳也。可以取太阳真火，可以回垂绝元阳……灸之则透诸经而治百种病邪，起沉疴之人为康泰，其功亦大矣。"艾叶除了具有易得、易燃的特点外，还具有显著的药物效应。艾燃烧生成物的甲醇提取物，有自由基清除作用。虽然在灸治过程中艾叶进行了燃烧，但药性犹存，其药性可通过体表穴位进入体内，渗透诸经，起到治疗作用；又可通过呼吸进入机体，起到扶正祛邪、通经活络、醒脑安神的作用；对位于体表的外邪还可直接杀灭，从而起到治疗皮部病变和预防疾病的作用。

艾灸是通过经络体表直接给予人体优良的温阳功效。在施灸过程中，患者会无一例外地感觉舒适。现代研究证实，艾灸燃烧时产生的热量，是一种十分有效并适应于机体治疗的物理因子红外线。艾灸时的红外辐射可为机体细胞的代谢活动、免疫功能提供所必需的能量，也能给缺乏能量的病态细胞提供活化能。

经络腧穴是艾灸施术的部位，灸法防治疾病的"综合效应"，是由艾灸理化作用和经穴特殊作用的有机结合而产生的。艾灸的药性作用和热作用只有作用于经络腧穴，才能起到全身治疗作用。艾灸施于穴位，其近红外辐射可通过经络系统，更好地将能量送至病灶而起作用；艾灸时产生的热恰到好处，更是一种良性治疗因子，这种因子作用于腧穴，具有特别的亲和力；艾火的热力不仅影响穴位表层，还特别能通过腧穴深入体内，影响经气，深透筋骨、脏腑以至全身，发挥整体调节作用，而用于治疗多种疾病。如利用艾灸作用于关元穴有回阳救逆的作用；艾灸作用于百会穴有升阳举陷的作用。

经穴是灸法作用的内因，而艾灸产生的药性和热是灸法作用的外因。内、外因素的有机结合，才能共同发挥灸法防治疾病的"综合效应"。艾灸的药化物质，通过穴位皮肤进入腧穴后，也完全可能通过此途径到达病位和全身，并较快地起到治疗作用。

综上所述，艾灸的作用是由艾灸燃烧时的物理因子和药化因子，与腧穴的特殊作用、经络的特殊途径相结合而产生的一种"综合效应"，各种因素互相影响、互相补充、共同发挥整体治疗的作用。经络腧穴对机体的调节是灸法作用的内因，艾灸时艾的燃烧和所隔药物是灸法作用的外因，两者缺一不可。

艾炷、艾条、药条的制作

吴亦鼎在《神灸经论》中说："凡物多用新鲜，唯艾取陈久者良。以艾性纯阳，新者气味辛烈，用以灸病，恐伤血脉。故必随时收蓄、风干、净去尘垢，捣成熟艾，待三年之后，燥气解，性温和，方可取用。"艾叶制成艾绒以后，还要经过进一步加工，即制成艾炷、艾条、艾饼等，才能用于灸疗。下面，我们就分别介绍一下艾炷、艾条、药条的制作方法。

1. 艾炷的制作

艾炷就是用艾绒制成下面钝、上面尖，呈圆锥形的艾团，以便于安放，并使火力逐渐由弱而强。制作艾炷的传统方法是用手捏，边捏边旋转，捏紧即成，应尽量做得紧实。这样，在燃烧时火力会逐渐加强，透达深部，效果较好。

《名堂上经》云："艾炷以小筋头作，如期病脉粗细，状如细线，但令当脉灸之，雀粪大者，亦能愈矣。"《名堂下经》又云："凡灸炷欲下广三分，若不三分则火气不达，病不能愈。"这两段话是说，艾炷的大小应该根据病情和施灸部位而定。艾炷小如小麦粒、雀粪者，多用于头部及四肢部位；艾炷如黄豆大小或半截枣核大小，多用于胸腹部及背部；炷如半截橄榄或筷头大小，多用于胸腹和腰背部。此外，用于直接灸，必须用极细的艾绒，搓得如麦粒大，做成上尖底平的圆锥形，直接放在穴位上燃烧；用于间接灸法，可用较粗的艾绒，做成蚕豆或黄豆大、上尖下平的艾炷，放在姜片、蒜片或药饼上点燃；用于温针灸法则做成既圆又紧、大小及形状如枣核样的艾炷，缠绕针柄上燃烧。

除了手工制作，还有用艾炷器制作艾炷。艾炷器中，铸有圆锥形空洞，洞下留有一小孔，将艾绒放入艾炷器的空洞中，另准备一支下端适于压入洞孔的圆棒，将艾绒压紧，制成圆锥形小体，待各洞都塞满艾绒后，翻转艾炷器，用细铁丝或细棍顺洞下小孔顶出艾炷。现代艾炷的制作，可用机器大规模生产，艾绒细致而紧密。为加工方便，炷形有的改为小圆柱，但用法和功效同前。

2. 艾条的制作

艾条是将艾绒放在纸中，搓成如香烟状的细长圆柱形即成。艾条分为纯艾条和药艾条两种。这里先讲纯艾条的制作。

普通艾条是取纯净细软的艾绒24克，平铺在26厘米长、20厘米宽的薄绵纸（桑皮纸、麻纸亦可）上，像卷烟一样将其卷成直径约1.5厘来的圆柱形，卷得越紧越好。外面再用质地柔软疏松而又坚韧的桑皮纸裹上，用鸡蛋清、胶水或糨糊将其封好，在纸皮上印上分寸，作为施灸的标准。将卷好的艾条阴干或晒干即成。

3. 药条的制作

在制作艾条时，除放入艾绒外，还在艾绒中掺入药物细末的，也称"药条"。一般加入艾绒中的药物有：肉桂、干姜、丁香，木香、独活、细辛、白芷、雄黄、苍术、乳香、没药、川椒等，也有加入麝香、沉香、松香、硫黄、穿山甲、皂角刺、细辛、桂枝、川芎、羌活、杜仲、枳壳、茵陈、巴豆、川乌、斑蝥、全蝎、桃树皮等药的。将需加入的药物等份研成细末，每支艾条内加入药末6克。

药条的种类很多，因药条疗效较好，故临床应用较为广泛。现代有人利用其他材料做成"无烟艾条"或"微烟艾条"，施灸时不出现烟雾，有它一定的优点，值得进一步研究。这种药条的处方是，艾绒500克，甘松30克，白芷、细辛、羌活各6克，金粉（或铝粉）40克。经临床观察，效果良好。

艾灸的取穴原则与配穴方法

只有依据经验、经络穴位理论，再结合临床实践，才能合理地选取适当的穴位，为正确施灸打下基础。采用灸法时，施灸穴位的选择，是以阴阳、脏腑、经络和气血等学说为依据的，其基本原则是"循经取穴"。在"循经取穴"的原则下，同时要结合病症反应局部取穴或对症取穴。这是灸法取穴的基本规则，可以单独使用或结合运用。

（1）循经取穴：是以经络理论为依据的取穴方法。某一经络或脏腑有病，就选该经脉或所病脏腑本经取穴施灸，也可取表里经、同名经或其他经络的腧穴配合使用。例如胃痛灸足三里，心绞痛灸内关，下肢外侧疼痛灸阳陵泉、悬钟、足临泣，都是在所病脏腑、经脉本经取穴，脾虚泄泻灸公孙、足三里穴则是表里经配合取穴的范例。

经络穴位还有远治作用，用艾灸作用在远离病痛的经穴，称之为远端取穴。人体许多穴位，尤其是四肢、关节上的穴位，不仅可以治疗局部病症，还能治疗远端病症。这种方法以提高全身机能为主，改善局部状况为辅。远部取穴具有调整全身的功能，激发经气流行的效果；对远端的穴位施灸能打通相关经络通道，清除积滞在患病处及关联区域的病理产物。远部取穴运用非常广泛，取穴时既可以取脏腑经脉的本经穴位，又可取与病变脏腑经脉相表里的经脉上的穴位或名称相同的经脉上的穴位。

（2）局部取穴：是指用艾灸直接作用在病痛的所在位置，或病痛临近之处取穴，以调整局部功能为主，提高全身机能为辅的取穴方法。局部取穴是根据每一穴位都能治疗所在部位的局部或邻近部位的病症这一特性，选取病症局部或邻近的穴位施灸。局部取穴具有改善病灶处血管和淋巴管的功能效果。局部取穴的应用非常广泛，凡是症状在体表表现明显的病症和较为局限的病症，均可使用此方法选取穴位，进行治疗。用艾灸给局部升温，能疏导患病处的血液循环和淋巴循环，增强局部的抗病能力，加速新陈代谢，促进渗出物的吸收，有助于减轻水肿和消退炎症。

局部取穴还包括在体表可见的病损部位，相应选取阿是穴或其他刺激点、刺激面施灸。如关节患处等都是按局部取穴原理施灸。

（3）随证取穴：亦叫对症取穴或辨证取穴，是指针对某些全身症状或疾病的病因病机而选取穴位。它是根据中医理论和腧穴的特殊功效提出的，与循经取穴和局部取穴有所不同。因为有许多全身性疾病难以判辨方位，如失眠、昏迷等，不适合采用循经取穴和局部取穴的方法，此时就必须根据病症的性质进行分析判断，弄清病症所属脏腑和经脉，再按照随证取穴的原则选取适当的穴位进行治疗。如对虚脱者急灸百会、气海、关元或神阙穴隔盐灸以温阳益气固脱。对急性腮腺炎患儿点灸角孙穴泻热消肿；对胎位不正灸至阴穴转胎等，都属随证取穴的范畴。根据《难经》提出的"腑会太仓，脏会季胁，筋会阳陵泉，髓会绝骨，血会膈俞，骨会大杼，脉会太渊，气会三焦外"的理论可知，这些腧穴与某一方面病症有密切关系，临床也可作为对症选穴的依据，例如血虚或慢性出血患者灸膈俞，筋病灸阳陵泉，无脉症灸太渊等。

以上三种方法既可单独应用于临床，也可结合使用，还可针灸并用、拔罐与灸法并用。

配穴是根据病症的需要选取两个或两个以上，主治相同或相近并具有协同作用的穴位，加以配伍应用的方法。配穴时应处理好主穴与配穴的关系，配穴时应做到少而精，主次分明。配穴是否得当，直接影响治疗效果。常用的配穴方法主要包括本经配穴法、表里经配穴法、同名经配穴法、上下配穴法、前后配穴法和左右配穴法等。

（1）本经配穴法：某一脏腑、经脉病变而未涉及其他脏腑时，即选取该病变经脉上的穴位，配成处方进行治疗。如肺病咳嗽，可取中府肺募穴，同时选取本经尺泽、太渊。

（2）表里经配穴法：表里经配穴法是以脏腑、经脉的阴阳表里配合关系为依据。即当某一脏腑经脉有病时，取其表里经穴组成处方施治。如肝病可选足厥阴经的太冲配与其相表里的足少阳胆经的阳陵泉。

（3）同名经配穴法：此法是以同名经"同气相通"的理论为依据，以手足同名经穴位相配的方法。如牙痛可取手阳明经的合谷配足阳明经的内庭；头痛取手太阳经的后溪配足太阳经的昆仑等。

（4）上下配穴法：将腰部以上或上肢穴位与腰以下或下肢穴位配合应用的方法。上下配穴的应用很广泛，如胃病取内关配足三里，牙痛取合谷配内庭，脱肛或子宫脱垂取百会配长强。此外，八脉交会穴配合，如内关配公孙，外关配临泣，后溪配申脉，列缺配照海等，也属于本法的具体应用。

（5）前后配穴法：选取胸腹和后背的穴位配合应用的方法称为前后配穴法，也称"腹背阴阳配穴法"。凡治脏腑疾患，均可采用此法。例如，胃痛前取中脘、梁门，后取胃腧、胃仓；哮喘前取天突、膻中，后取肺腧、定喘等。

（6）左右配穴法：此法是选取肢体左右两侧穴位配合应用的方法。临床应用时，一般左右穴同时取用。如心病取双侧心腧、内关，胃痛取双侧胃腧、足三里等；另外，左右不同名穴位也可同时并用，如左侧面瘫，取左侧颊车、地仓，配合右侧合谷等；左侧偏头痛，取左侧头维、曲鬓，配合右侧阳陵泉、侠溪等。

禁灸穴——这些穴位千万不能灸

禁灸穴是艾灸应用过程中避免事故发生的根据，是我国古人几千年艾灸实践得来的经验。如睛明、丝竹空、瞳子髎、承泣等布于头面部，接近眼球而且施灸会留下难看的疤痕，《肘后备急方》指出："口喎僻者，灸口吻、口横纹间，觉火热便去艾，即愈，勿尽艾，尽艾则太过。"人迎，经渠位于重要脏器和表浅大血管的附近，以及皮薄肌少筋肉结聚的部位，瘢痕灸容易损伤到血管；还有一些穴位位于手或足的掌侧，如中冲、少商、隐白，对这些穴位施灸时会感到较疼痛、易造成损伤，且易引起脏器的异常活动。使用艾炷直接对这些穴位施灸，会产生不良后果，禁忌是很有道理的。此外，关节活动处亦不用瘢痕灸，避免化脓、溃烂，不易愈合。

我国医学古籍首次明确提出禁针禁灸穴的是《针灸甲乙经》，其中记载禁灸穴位有23个：头维、承光、风府、脑户、喑门、下关、耳门、人迎、丝竹空、承泣、白环腧、乳中、石门、气冲、渊腋、经渠、鸠尾、阴市、阳关、天府、伏兔、地五会。清代《针灸大成》记载禁灸穴45个，分别为：哑门、风府、天柱、承光、头临泣、头维、丝竹空、攒竹、睛明、素髎、禾髎、迎香、颧髎、下关、人迎、天牖、天府、周荣、渊腋、乳中、鸠尾、腹哀、肩贞、阳池、中冲、少商、鱼际、经渠、地五会、阳关、脊中、隐白、漏谷、阴陵泉、条口、犊鼻、阴市、伏兔、髀关、申脉、委中、殷门、承扶、白环腧、心腧。《针灸逢源》又加入脑户、耳门二穴为禁灸穴，至此，禁灸穴总计为47穴。《针灸集成》记载禁灸穴49个，《医宗金鉴》记载禁灸穴97个。

随着现代医学的进步，通过人体解剖学，人们更加深入地了解人体各部位的结构，古人所说的禁灸穴大都可以用艾条或者艾灸盒温和施灸，这样既不会对机体有创伤，也能使艾灸疗法很好地为我们服务。如灸少商治鼻衄，灸隐白治血崩，灸鸠尾治癫病，灸心腧治夜梦遗精，灸犊鼻治膝关节痹痛等。实践证明，有的禁灸穴位值得进一步深入研究。在掌握施灸部位的禁忌时，如遇危急重症，有些部位改用变通之法还是可灸的。变通之法可用艾条灸、间接灸等，最好在临证时灵活施行。

现代中医临床认为，所谓禁灸穴只有四个，即睛明穴、素髎穴、人迎穴、委中穴。不过妇女妊娠期小腹部、腰骶部、乳头、阴部等也均不宜施灸。

艾灸疗法的注意事项

艾灸疗法既可治疗虚证、寒证，又可治疗热证、实证，对治疗内科、外科、妇科、儿科、耳鼻喉科、皮肤病科以及在预防疾病、延年益寿等方面，疗效都很显著。

艾灸疗法的治疗范围非常广泛，但在艾灸疗法的具体操作中，还应注意以下事项：

（1）术者在施灸时要聚精会神，以免烧烫伤患者的皮肤或损坏病人的衣物。

（2）对昏迷的病人、肢体麻木及感觉迟钝的患者和小儿，在施灸过程中灸量不宜过大。

（3）如果患者的情绪不稳，或在过饥、过饱、醉酒、劳累、阴虚内热等状态下，要尽量避免使用艾灸疗法。

（4）患者在艾灸前最好喝一杯温水，水的温度宜略高于体温为宜，在每次灸治结束后还要再补充一杯60℃左右（水稍稍有点烫嘴）的热水。

（5）施灸的过程如果出现发热、口渴、红疹、皮肤瘙痒等异常症状时，一般不要惊慌，继续采用艾灸疗法灸治下去，这些症状就会消失。

（6）施灸的时间长短应该是循序渐进的，施灸的穴位也应该由少至多，热度也是逐渐增加的。

（7）患者在采用艾灸疗法治疗疾病的过程中，尽量不要食生冷的食物（如喝冷水、吃凉饭等），否则会不利于疾病的治疗。

（8）患者的心脏附近和大血管及黏膜附近少灸或不灸，身体发炎部位禁止采用艾灸的方法进行治疗，孕妇的腹部及腰骶部也属于禁灸部位。

（9）施用瘢痕灸前，要争取患者的意见并询问患者有无晕针史。施灸的时间一般以饭后1小时为宜。患者的颜面、大血管、关节处、眼周附近的某些穴位（如睛明、丝竹空、瞳子髎等）不宜用瘢痕灸。

（10）在采用艾灸疗法治疗或保健时，如果上下前后都有配穴，施灸的顺序一般是先灸阳经后灸阴经，先灸背部再灸腹部，也就是先灸身体的上部后灸下部，先灸头部后灸四肢，依次进行灸治。

（11）采用瘢痕灸治疗疾病时，半年或一年灸一次即可，其他灸法可每天或隔天灸1次，10次为一个疗程。

影响艾灸疗效的六大因素

有些患者自己在家使用艾灸疗法进行治疗后，经常出现没有疗效或者疗效不佳的现象。出现这种情况，除了是因少数患者不适宜用艾灸进行治疗外，大多数是由取穴不够精准，施灸时手法、时间、壮数，施灸顺序等没有掌握好而造成的。

影响艾灸疗效的要素有六个，分别是施灸的材料、艾灸的刺激强度、施灸时选取的穴位、艾灸治疗的时间及疗程、均匀连续的作用、艾灸的感传。下面为大家一一介绍。

1. 施灸的材料

艾灸的施灸材料就是艾叶。艾叶具有温经通络、祛湿除寒、消肿散结、行气活血等作用。艾叶加工成的艾绒，其作为施灸材料，具有其他材料不可比拟的优点。因为艾绒取材方便，易于燃烧，燃烧时热力温和，能透过皮肤直达深处，艾绒也便于根据病人的需求制作成大小不等的艾炷。

2. 艾灸的刺激强度

从历代的医学文献中可以看出，有创伤的艾灸疗法（例如发疱灸、瘢痕灸）的效果极佳。灼，即艾灸的刺激强度，刺激较强，灼伤的刺激就可以维持较长时间。灼和久这两个影响艾灸疗效的因素密切相关，多次短时间地强刺激，可以达到连续多次灸治的时间整合后的效果。

3. 施灸时选取的穴位

艾灸离不开穴位，穴位是艾灸的刺激点，艾灸的疗效就是通过穴位产生的。点刺激即艾灸时针对穴位的刺激。这里说的影响艾灸疗效的穴，一是指穴位的刺激，另外还指配穴要正确。施灸时一定要对症选取要穴，要精确对症而不要一味地追求数量上的多。

4. 艾灸治疗的时间及疗程

久用火即为灸。艾灸治疗的时间长短及疗程的应用即为"久"。想要取得好的疗效，艾灸的时间和疗程就必须要"久"。在这里，久也有两个含义，一是指每次施灸的时间不能太短，二是指灸治的疗程要尽量多。要想使身体有根本性的彻底转变，久治是很有必要的。

5. 均匀、连续的作用

连续均匀的艾灸刺激是获得良好疗效的关键，这也是灸法的要旨之一。一般情况下连续均匀的刺激可以使刺激量累积，在达到一定作用量之后，就能出现灸感的传导，否则感传就不能够出现，而感传是影响疗效的重要因素。

6. 艾灸的感传

灸感是艾灸取得疗效的保证。感传是艾灸疗法取得效果的标志。想要提倡灸法，推崇灸法，就必须掌握灸法的这一基本规律。

总之，艾炷、艾条等施灸材料是刺激源，穴位是施灸的对象，施灸时选取的穴位、艾灸治疗的时间及疗程、均匀连续的刺激是艾灸的方法，艾灸的感传即是艾灸疗法的效果。连续均匀的刺激需要治疗时间和疗程做保障，而艾灸达到了一定的灸治时间和疗程，灸感就会出现，感传就会起作用，而艾灸疗法就取得了疗效。六个要素构成一个整体，六者之间密不可分，缺一不可。

掌握施灸体位和顺序很重要

《千金要方·针灸上》说："凡灸当先阳后阴，言从头向左而渐下，次后从头向右而渐下，先上后下。"这句话是说，施灸顺序一般是先灸阳经，后灸阴经；先灸上部，后灸下部；先背部，后腹部；先头部，后四肢；施灸的壮数也应先少后多。《千金翼方》有这样的记载："凡灸法先发于上，后发于下；先发于阳，后发于阴。"按这种次序进行，取其从阳引阴而无亢盛之弊。《明堂灸经》也说："先灸上，后灸下，先灸少，后灸多，宜慎之。"如果不按顺序，先灸下部，后灸头面，病人往往有面烘热、咽干口燥等不适之感。即便无此后遗症状，颠倒乱灸，可导致病人反复改变姿势，拖长灸疗时间。

临床施灸，应选择正确的体位，要求病人的体位宜平正舒适，这不仅有利于准确点穴，而且还有利于艾炷的安放和施灸的顺利完成。其原则是，便于医生正确取穴，方便操作，病人肢体舒适，能坚持施灸的全过程。一般来说，采取卧位，体位自然，肌肉放松，施灸的腧穴明显暴露，艾炷放得平稳，燃烧时火力集中，热力易于深透肌肤，从而提高疗效。灸膝盖以下穴位以正坐为宜。若体位勉强，往往取穴不准，疗效不佳。正如《备急千金要方·针灸上》所说："凡点灸法，皆须平直，四肢无使倾侧，灸时孔穴不正，无益于事，徒破好肉耳，若坐点则坐灸之，卧点则卧灸之，立点则立灸之，反此亦不得其穴矣。"常用的体位姿势有以下六种：

（1）仰卧坐位：患者坐在软椅上，在后颈部放一软垫，头后仰，以便暴露施灸部位。用于前头和面部、颈前部位及上胸部的穴位。

（2）侧伏坐位：患者侧身坐在桌前，桌上放一软枕，患者侧俯在软枕上，以便手臂和头侧舒适，同时暴露施灸部位。用于头部两侧的穴位。

（3）仰卧位：平躺，上肢平放，下肢放直或微曲，全身放松，同时暴露要施灸的部位。用于面部、颈部、上肢、掌侧、下肢前侧和手足背部等穴位及胸腹部以任脉、足三阴经、阳明经为主的穴位。

（4）俯伏坐位：患者坐在桌前，桌上放一软枕，患者俯在软垫上或用双手拖住前额，同时暴露施灸部位。用于头颈部、后颈部及背部的穴位，有时也用于前臂穴位。

（5）侧卧位：非施灸部位在下，侧卧，上肢放在胸前，下肢伸直，同时充分暴露施灸部位。用于头面两侧或胸腹两侧以少阳经为主的穴位。

（6）俯卧位：俯卧，在胸前放一软枕，曲收两上肢，以便背部肌肉舒展、平坦，同时充分暴露施灸部位。多用于后头、后颈、肩部、骶部、臀部、下肢后侧、足底部等经穴及背腰部以督脉、太阳经为主的穴位。

在坐位和卧位的基础上，根据取穴的要求，四肢可放在适当的屈伸姿势，常用的姿势有以下三种：

（1）仰掌式：取坐位，将上肢放于适宜高度的桌上仰掌。适用于上肢屈（掌）侧（手三阴经）的穴位。

（2）曲肘式：取坐位，将上肢放在桌上屈肘或立掌。用于上肢伸（背）侧（手三阳经）的穴位。

（3）屈膝式：取坐位，将左（右）腿放置于右（左）腿上。适用于下肢内外侧和膝关节处的穴位。

当然，施灸时也应根据病人的具体情况，因病制宜，在遇到特殊情况时，宜灵活应用。

施灸的灸量与疗程因人而异，因病而异

《医宗金鉴》上说："有病必当灸巨阙、鸠尾二穴者，必不可过三壮，艾炷如小麦，恐火气伤心也；背腰下皮肉深厚，艾炷宜大，壮数宜多，使火气到，始能去痼冷之疾也。"由此可见，施灸的用量与疗效之间的关系十分密切，灸量和施灸的疗程直接影响着艾灸的疗效。

灸量即施灸的用量，具体就是指施灸时所用的单位。艾炷灸，以每燃完1个艾炷为1壮。《千金要方》中说："凡言壮数者，若丁壮遇病，病根深笃者，可倍于方数，其人老少羸弱者，可复减半。"《扁鹊心书》也说："凡灸大人，艾炷须如莲子，底阔三分，若灸四肢及小儿，炷如苍耳子大，灸头面，艾炷如麦粒大；穴若倾侧，宜作炷坚，实置穴上，用葱涎粘固。"临床使用时，可以根据病人具体情况，如病人身体的强弱、年龄的大小、病症的虚实以及穴位的不同来选择大小不同的艾炷。

具体来讲，在给体弱且病程较长的患者施灸时，宜用较小的艾炷，且每次灸的壮数要少。对于身体强壮且疾病初起的患者，在施灸时艾炷宜大，壮数宜多。头、面、颈、项、四肢末端及胸膈以上的部位，由于肌肉薄浅，最好使用较小的艾炷，且施灸的壮数不宜过多；而在肩部及腰、背、腹、股等下部肌肉深厚处，适合采用大艾炷施灸，且灸的壮数要多。在临床上，凡是肌肉薄浅、大血管附近、皮肤皱纹和活动关节部位的穴位，都应该避免采用直接灸的灸法，而在肌肉深厚的部位，各种灸法都可以使用。随年壮即每岁灸1壮，多少岁就灸多少壮。古代医书中所记载的"数十壮""数百壮""随年壮"多指分次灸治的总和。

采用艾炷直接灸时，以选用麦粒大的艾炷为宜。急性病和偶发病，有时只需灸1—2次即可痊愈；如果是慢性病，灸治的时间相对较长，可以灸1—3个月或半年甚至一年以上；用艾灸进行保健灸时，每个月灸3—4次即可，如果能坚持长期使用，则效果更好。在灸治时，一般来说前3天每天只需灸1次，以后隔1—3天灸1次即可；对于急性病的患者，可每天施灸2—3次；而慢性病的患者，可每隔3—7天灸一次。具体操作，在实际应用中要根据具体情况全面考虑。

艾条灸是以艾条段的长度和施灸的时间作为施灸单位的。用粗艾条施灸时，以燃尽长度3厘米左右的艾条段为1壮，而采用细艾条施灸时，以每个穴位每次灸5—20分钟为1次的施灸单位。根据施灸方式的不同，艾条灸的施灸量也不同：采用艾条温和灸时，每次需施灸10—15分钟；采用雀啄灸时，每次每穴需灸5分钟；采用回旋灸时，每次需灸治20—30分钟；而实按灸（雷火神针、太乙神针）的施灸时间为每次每穴实按在穴位上1—2秒，每个穴位需按10次；采用温灸器灸（温盒灸）时，施灸时间需达到20分钟左右。

灯心草灸以每爆1次为1壮，每个穴位每次可灸1—3壮。线香灸每次每个穴位需灸3—5分钟，其具体操作方法与雀啄灸相同。

《针灸资生经》上说："下经云，凡著艾得灸疮发，所患即差，不得疮发，其疾不愈。"由此可见，古人使用灸法时，多采用瘢痕灸或发疱灸，而且认为每灸必须化脓，病才能痊愈。采用艾灸疗法进行治疗时，必须达到一定的温热程度，才能有疗效。如果只是用艾烟熏烤，只能使表面皮肤温热而不能直达深处，是达不到治疗目的的。

灸疮的处理及灸后调养

艾炷着肤灸，是一种借助艾火之力治病的方法，使灸处皮肤起疱后所致的无菌性化脓状态，即为灸疮，又叫灸花。轻者皮肤红赤，重者起疱溃烂。若灸后局部不红不起疱，说明火力未达到治病的要求。

《小品方》说："灸得脓坏，风寒乃出；不坏，则病不除也。"可见古人认为施用瘢痕灸时，只有灸疮起发，才能发挥治愈疾病的功效。灸疮的起发与否，是瘢痕灸成败的关键。《太平圣惠方》说："灸炷虽然数足，得疮发脓坏，所患即差；如不得疮发脓坏，其疾不愈。"《针灸易学》甚至强调："灸疮必发，去病如把抓。"当然，过度地引发，也会伤人元气，而且也难为一般病人所耐受，故灸疮的引发宜适度。

现代医学施用温和灸，不令发疱，亦可达到治疗目的。施用艾炷着肤灸后，局部皮肤多有红晕灼热感，不需处理，经数小时即可消失，或遗有黄色瘢痕。如因施灸过量，时间过长，局部出现小水疱，只要注意不擦破，可任其自然吸收。发疱灸，灸后皮肤起疱大者，可用消毒针头刺破，放出液体，或用注射针抽出水液，再涂以龙胆紫，敷以消毒纱布固定；或用淡膏药覆盖，再灸时揭开，灸后再盖上。瘢痕灸，灸火较重，水疱较大，发了灸疮，除了用消毒粗针穿刺水疱、放出水液、避免污染外，可用赤皮葱、薄荷适量煎汤，趁热淋洗，外贴玉红膏，促其结痂而愈。在灸疮无菌性化脓期间不能做重体力劳动。若要防止灸疮化脓，在施灸时，热度应恰当，灸炷宜捏紧小些，这样可以使施灸面积不致过大，起疱亦小，吸收也较快。如需连续施灸，可先用消毒针刺破水疱，去其皮痂，涂上墨汁，即可很快结痂。如灸疮呈现黑色而溃烂，可用桃枝、嫩柳枝各等份，芫荽适量，煎汤温洗，有生肌长肉的作用，痛不可忍者，煎洗汤中再入黄连。在灸疮化脓期间，要注意适当休息，加强营养，保持局部清洁，并可用敷料保护灸疮，以防感染，待其自然愈合。灸疮长时间不收敛者，为气虚所致，可服内托黄芪丸。当灸疮退痂后，仍宜用桃枝柳枝汤温洗，保护局部皮肤免受风邪外袭。如护理不当，灸疮脓液呈黄绿色，或有渗血现象者，可用消炎膏涂敷。

由于古人喜用瘢痕灸法，而此法对病人精血津液会有些影响，故古人对灸后的调养颇为注意。《针灸大成·灸后调摄法》曰："灸后不可就饮茶，恐解火气；及食，恐滞经气，须少停一二时，即宜入室静卧，远人事，远色欲，平心静气，凡百事俱要宽解。尤忌大怒、大劳、大饥、大饱、受热、冒寒。至于生冷瓜果，亦宜忌之。唯食茹淡养胃之物，使气血通流，艾火逐出病气。若过厚毒味，酗醉，致生痰涎，阻滞病气矣。"

保持情绪乐观，静心调养，勿过度劳累，食用清淡而富有营养的食物，有助于艾灸疗法的疗效。此外，灸后还需慎避风寒。民间流传灸后调养口诀是：灸后风寒须谨避，七情莫过慎起居，切忌生冷与厚味，唯食素淡最适宜。

第四章　温经活血治妇科病

艾灸温热止痛，轻松消除经期疼痛

月经期间发生剧烈的肚子痛，月经过后自然消失的现象，叫做痛经。多数痛经出现在月经时，部分人发生在月经前几天，月经来潮后腹痛加重，月经后一切正常。痛经可以说是女性的一大困扰，很多女性都存在痛经问题，其中有一半的人找不到病因，从而无法得到根治。

痛经可分为原发性痛经和继发性痛经两种。原发性痛经是指从有月经开始就发生的腹痛，继发性痛经则是指行经数年或十几年才出现的经期腹痛，两种痛经的原因不同。原发性痛经的原因为子宫口狭小、子宫发育不良或经血中带有大片的子宫内膜。继发性痛经的原因，多数是疾病造成的，其病机有气滞血瘀、寒湿凝滞、气血虚弱、肝肾亏损等。

在现实生活中，很多女性对痛经具有恐惧感，只要痛经一出现就立即服用止痛药，其实这并不是解决问题的根本方法。虽然止痛药可以暂时缓解疼痛，但造成痛经的根源并没有解除，甚至还会导致神经系统功能紊乱、记忆力降低、失眠等不良后果。

痛经可以通过按摩经络来解决。中医认为，虽然痛经产生的原因有很多种，但最终无外乎冲、任二脉气血不通畅，使血在子宫中瘀滞所造成的。俗话说"痛则不通，通则不痛"，要想使痛经远离，就得把瘀滞在子宫里的经血化解开，使身体内的气血通畅起来，也就是中医常说的"活血化瘀"。在每次月经来潮前3—5天按摩关元、三阴交、中封三个穴位，每次以按摩部位有热感为度，如果条件允许，也可以用艾草灸一下，效果会更好。

我们知道，关元是任脉上的大穴，同时也是治疗妇科疾病的要穴，《针灸大成》这样记载它的主治范围："妇人带下，月经不能，绝嗣不生，胞门闭塞，胎漏下血，产后恶露不止。"它是任脉气血运行的关卡，只要把它打通了，痛经也就解决了。三阴交也是妇科要穴，具有调经活血的功效。另外，痛经的发生与肝关系密切，肝为"将军之官"，是藏血的，是血的仓库，肝气郁滞则血行不畅，中封是肝经的经穴，具有疏肝理气的作用，治疗痛经也有很好的效果。

此外，还可以用发疱灸来治疗女性痛经。附片放置在中极穴上，在将底部直径约1厘米的艾炷放置在附片中心点燃施灸。艾炷燃尽后及时更换艾炷进行灸治。如果热度使患者难以忍受时，可以将附片提起数秒后再放下继续施灸，直至灸处皮肤红晕直径达5厘米以上，红晕中间微微泛白透明时停止施灸，将灸处用消毒敷料覆盖，外面再用胶布固定。数小时后灸处就会起水疱，无需特殊处理，令其自行吸收即可。此法在经前10天施用为宜，对虚证、寒性痛经疗效较好。

其实，要想打通经脉治疗痛经，除了按摩和用艾灸穴位之外，还有一个小方法，就是用生姜水泡脚：每次取生姜300克，切成片，下锅加半盆清水后大火煮沸，用小火再煮10分钟，煮成浓浓的生姜水，倒入洗脚盆内泡脚。用这种方法很快就可以见效。这是因为脚上有众多的人体关键穴位，而且足厥阴肝经与足太阳脾经都源于脚上，这两条经脉都与血有关，前者主藏血，后者主统血。当女性处于经期，而它们又运行不畅、产生瘀堵时，就会出现剧烈腹痛，即为痛经的症状。因此，只要让这两条经脉畅通了，治愈痛经也就容易了。

艾灸补气行血，调理肾脏治闭经

月经是女人的一种正常生理现象，如果女子年龄超过18岁仍无月经来潮（暗经除外），或已形成月经周期而又中断达3个月以上者（妊娠及哺乳期除外），即是闭经，其发病多与内分泌、精神因素等有关。临床表现为形体瘦弱，面色苍白，头昏目眩，精神疲倦，腹部硬满胀痛，大便干燥，忧郁恼怒等症。

中医学将闭经称为经闭，其形成的原因有很多种，如先天不足，体弱多病，或多产房劳，肾气不足，精亏血少；大病、久病、产后失血，或脾虚生化不足，冲任血少；情志失调，精神过度紧张，或受刺激，气血瘀滞不行；肥胖之人，多痰多湿，痰湿阻滞冲任等。现代女性由于生活、工作压力过大，以及创伤、手术等，也可引起闭经。

中医认为闭经产生的根源无外乎"肝肾不足、气血亏虚、阴虚血燥、血海空虚，或因痨虫侵及胞宫，或气滞血瘀、痰湿阻滞冲任"。对于不同病因导致的闭经，应采用不同的诊治手法。以由肝气郁结致使气滞血瘀而形成的闭经为例，治疗时应以疏肝理气、活血通滞为主，取穴中极、气海、膻中、合谷、血海、三阴交、太冲、行间，进行诊治。其中，中极、合谷、血海、三阴交、行间诸穴可以退烦热，舒郁结，祛瘀生新；而气海、膻中二穴则可以补气行血。

找到这些穴位之后，我们就可以进行自我调理了，建议采用艾灸法或者点按法，点按法每次点按一分钟。另外，对位于腹部的三个任脉穴位——中极、气海、膻中，也可以采用摩法来刺激，只要找到三个穴位的大致位置，以顺时针方向按摩 5 分钟，腹部有热感即可。

口服避孕药也可以导致闭经，相对来说，这种原因导致的闭经在现代社会可能更为普遍，因为目前人们已经广泛地接受了这种不健康的避孕方式。口服避孕药造成的闭经大多没有明显的疼痛，或者疼痛非常轻微。《素问·上古天真论》有云："女子七岁，肾气盛；二七而天癸至，任脉通，太冲脉盛，月事以时下，故有子。"这表明女人的月经与肾的关系密切。但长期服用避孕药会抑制自身内分泌功能，扰乱生理周期，从而对肾造成极大的伤害。

因口服避孕药导致的闭经，应采用补肾之法来进行治疗。三阴交可疏调肝肾脾经之气，合谷可理气通经，膈俞可以补益气血，脾俞、胃俞能健补脾胃以资气血生化之源，肝俞、肾俞、太溪可养肝肾，调和冲任。施灸方法是：将艾条点燃后，在距离穴位皮肤 2—3 厘米处施灸，每次每个穴位灸 20—30 分钟，每天施灸 2 次。

女性想要经血通畅，就应该养成良好的生活习惯，注意劳逸结合并保持乐观和积极向上的心态。只有好好爱自己，才能保持年轻健康的状态。

艾灸疗法是产后调养的首选方法

生产对女人而言是一个阶段性的改变，除了坐月子外，产后调养也是一门学问。

产妇分娩后突然头晕眼花，不能坐起或心胸满闷，恶心呕吐，痰涌气急，心烦不安，甚至不省人事，称为产后血晕。许多产妇向来体质虚弱，再加上生产时间过长，失血过多，或产时受寒血瘀，容易引起产后血晕。产后阴道出血量多，突然头晕目眩，面色苍白，四肢厥冷，汗出淋漓，渐至昏迷不省人事等症状多见于血虚气脱型血晕；血瘀气逆型产后血晕多见产后阴道出血量少，小腹疼痛拒按，恶心呕吐，面、唇、舌色紫暗等症状。

用灸法治疗产后血晕，宜采用益气固脱，活血祛瘀的灸法。艾条灸简便易行，其具体灸法如下：取百会、神阙、中极、关元、隐白、足三里六个穴位，将艾条点燃后，在距离皮肤2厘米处施灸，以皮肤感到温热为度，连续灸至苏醒为止。也可以采用艾炷直接灸，方法是：取百会、神阙、关元、三阴交4穴，将黄豆大小的艾炷放置在上述穴位上，点燃直接施灸，每穴连续灸10—20壮，直至苏醒为止。隔物灸也是治疗产后血晕的良方，将盐敷于神阙穴，取蚕豆大小的艾炷置于盐上，点燃艾炷施灸，可连续灸10壮，直至苏醒为止。

产后小腹部疼痛，是指产后子宫收缩时引起的收缩痛，又称"产后痛"，这种疼痛一般来说是属于生理性的，以新产妇多见。轻者不需治疗，腹痛可逐渐消失。妊娠期子宫高度扩张，产后恢复至原来状态时产生的子宫疼痛，一般不需要特殊治疗，多数在产后3—5天，或1周左右即可逐渐消失。初产妇因子宫纤维较为紧密，子宫易复原，疼痛不明显。经产妇由于子宫肌纤维多次牵拉，复原较难，疼痛时间相对延长。产后腹痛包括腹痛和小腹痛，以小腹部疼痛最为常见，大多由于血瘀、气血虚或感受风寒所致。

灸法治疗产后腹痛，以温通经脉，或行气化瘀为主，多取任脉、足阳明、足太阴经穴为主。《神灸经纶》中说：脐下冷痛灸气海、膀胱腧、曲泉；《世医得效方》中有脐下绞痛灸关元和膏肓二穴的记载。施灸时，多采用隔附子饼灸法，具体操作如下：取气海、关元、神阙、足三里穴，将附子饼放置在上述穴位上，把枣核大的艾炷放在附子饼上点燃施灸，直至身体变温暖为止，每个穴位各灸7壮。

行气活血，轻轻松松灸除盆腔炎

盆腔就像一朵娇艳的花，点缀着女性的身体。但它生性娇气，稍不注意，就会感染炎症，让女人小腹隐痛，白带和月经异常，不孕不育，甚至引起致命的宫外孕。当今生活节奏加快，有些问题往往被忽略，女人要懂得爱护自己的身体。

盆腔炎是指妇女盆腔内器官（子宫、卵巢、输卵管、宫旁结缔组织及盆腹膜）的炎症，由多种化脓菌感染所致，多发生于30—40岁之间，可局限于某部位，也可涉及整个内生殖系统。女性生殖系统有自然的防御功能，在正常情况下，能抵御细菌的入侵，中医认为是女性体质虚弱，或经期、产后胞脉空虚，邪毒乘虚侵袭，湿浊热毒蕴结于胞宫脉络，导致气血运行不畅，进而损伤冲任而发病。

引起盆腔炎的主要病因有以下几种：分娩后产妇体质虚弱，或分娩造成产道损伤，产后过早有性生活，容易引起感染；自然流产、药物流产过程中阴道流血时间过长，引发感染；人流手术前有性生活、手术消毒不严格或术前适应证选择不当，生殖道原有慢性炎症经手术干扰而引起急性发作并扩散；不注意经期卫生，使用不洁的卫生巾和护垫，经期盆浴、经期性交等也可使病原体侵入而引起炎症；女性患阑尾炎、腹膜炎时，炎症可以通过直接蔓延，引起盆腔炎症；患慢性宫颈炎时，炎症也可通过淋巴循环，引起盆腔结缔组织炎。

盆腔炎可以分为急性期和慢性盆腔炎两类。急性期可见发热、头痛，下腹痛，拒按，甚至全腹剧痛，带下黄浊臭秽，尿黄赤。慢性盆腔炎往往是急性期治疗不彻底迁延而来，因其发病时间长，病情较顽固，外阴部的细菌可以逆行感染，通过子宫、输卵管而到达盆腔。慢性炎症形成的瘢痕粘连以及盆腔充血，可引起下腹部坠胀、疼痛及腰骶部酸痛，常在劳累、性交、月经前后加剧。

艾灸多适用于慢性盆腔炎。治则调理脾胃，活血化瘀，通调冲任带三脉。取大肠腧、次髎、神阙、气海、归来、中极这六个穴位，采用艾炷直接灸的方法，将麦粒大的艾炷直接放置在上述穴位上点燃施灸，每次灸3—5个穴位，每个穴位3—5壮，每天灸治1次，10次为一个疗程。艾炷隔姜灸对盆腔炎也有很好的疗效，把鲜姜切片贴在上述穴位上，再取黄豆大的艾炷放置在姜片上点燃施灸，每次选3—5个穴位，每个穴位各灸3—5壮，每天灸治1次，10次为一个疗程。如果时间比较充裕，也可以采用复方大黄敷灸的方法：取大黄、黄柏、姜黄、苍术、红藤、枳壳、赤芍、三棱、莪术、白芷、厚朴、防风、红花、香附、没药、丹参、花粉、艾叶、泽兰叶、全当归、生川乌、生草乌、败酱草各10克，共研细末，加白酒适量用温水调成糊状，用纱布包裹，敷灸腹部病变部位，药包上面可用热水袋保持温度，每次灸治10分钟，每晚施灸1次。

第五章 补虚养精治男性病

男人亚健康，及早治疗防阳痿

阳痿，中医又称"阴痿""阳事不举"，是指男性生殖器痿软不举，不能勃起或勃起不坚，不能完成正常房事的一种病症。临床表现上，有男子未到性欲衰退期，阴茎不能充血勃起，或勃起不够坚硬，或不能保持足够的勃起时间，甚至是有些男子性欲衰退，甚至完全没有性欲、阴茎痿软等，而上述情况经过反复多次出现性交失败者，称为阳痿。

阳痿是最常见的男子性功能障碍性疾病。常见原因可套用古书《景岳全书》的《辨证论》来说明："凡男子阳痿不起，多由命门火衰，精气虚冷，或以七情劳倦损伤生阳之气，多致此证。"阳痿的病因主要为房事不节、情志刺激、湿热浸渍、寒邪侵袭、瘀血阻滞、饮食不节、先天不足等。简单而言，阳痿的发生常受精神、环境、生理、药物等因素的影响。阳痿的发生大多与肝、肾、阳明三经有关，而且属肾阳虚命火不振、精气清冷者居多。在过去，医家多认为阳痿是由虚衰邪热引起的，因此大多从劳伤、肾虚立论治疗。

现代中医认为阳痿多数是由于神经系统功能失常引起的。通常，阳痿患者会有神经衰弱症状，如头昏脑涨、腰背酸痛、乏力或盗汗等。此外，神经系统器质性病变，如肿瘤、损伤、炎症等均可引起神经功能紊乱而影响性功能。内分泌系统的疾病，如双侧隐睾、睾丸发育不全和外生殖器本身的损伤或疾病，如尿道下裂、阴茎局部病变等都可引起性功能障碍。阴茎不举或举而不坚的心理障碍也会成为引起阳痿的主要因素，如不及时纠正，将使阳痿的程度越演越烈。

艾灸疗法治疗本病，以温补肾阳为主。采用小茴香敷灸法时，取炮姜和小茴香各5克，放在一起研成细末，再加少许的食盐；用蜂蜜调成糊状，敷在神阙穴进行灸治，每5—7天灸治1次即可。当然，也可以采用艾炷隔盐灸的方法，用适量的细食盐填满神阙穴，再取半个枣核大的艾炷放在食盐上点燃施灸，每次灸 5—30 壮，每天或隔天灸 1 次，10 次为一个疗程。在施灸时，也可在食盐上放置姜片或用艾条在食盐上进行熏灸，熏灸时每次灸 10—30 分钟。

此外，每天练练"兜肾功"，也可起到治疗阳痿的作用。兜肾功又名"铁裆功"，是古代养生家发明的健身功，其具体步骤是：两手搓热，一手兜睾丸，一手小指侧放在小腹毛际处，双手齐用力向上擦兜睾丸、阴茎等 100 次左右；然后换手，同样再擦兜 100 次左右；两手搓热，然后来回适当用力搓揉睾丸、阴茎 100 余次；最后两手掌挟持睾丸和阴茎用力向上、下各拉 3—5 次。

灸除早泄，让男人重拾尊严

早泄是夫妇生活的噩梦。早泄是射精过快或叫早发性射精，一般指男子在阴茎勃起之后，未进入阴道之前，或正当纳入、刚刚进入而尚未抽动时便已射精，阴茎也自然随之疲软并进入不应期的现象。对于男人来说，早泄是非常可怕的，不仅让自己无法享受"性"福，更重要的是会在女性面前丢失尊严。

随着现代生活节奏的加快和工作压力的增加，早泄患者人数日趋增多。导致早泄的原因主要可以分为心理和生理两种。明代医学家徐春甫认为，此症是由于纵欲过度，或因犯手淫，致损伤精气，命门大衰；或思虑忧郁，损伤心脾；或恐惧过度，损伤肾气所致。早泄患者主要有以下症状：由于惊恐伤肾引起的早泄，主要表现为心悸胆怯，性欲淡漠，恐惧不安，一交即泄；而阴虚上亢引起的早泄主要表现为阳事易举，早泄滑精，腰酸膝软，五心烦热，盗汗；肾虚肝郁型早泄的症状是精神抑郁，腰膝酸软，一交即泄，头晕目眩，口苦咽干。

中医学认为，早泄的原因虽然很多，不过最根本的原因还是虚损（肾、心、脾虚）和肝胆湿热。当然，如果是心理性早泄，则不在这个范围之内，因此中医提倡的艾灸疗法其实也是针对这些早泄的根本原因入手的。

采用艾灸疗法进行治疗时，主要取关元、三阴交、太溪、中极、曲骨这五个穴位，如果患者有腰膝酸软的症状，加腰阳关、肾腧二穴；夜尿多者，加中极和膀胱腧；潮热盗汗者配合谷、复溜穴；精神抑郁的患者，配内关、太冲；心虚胆怯者则需加心腧、胆腧、大陵、丘墟。

采用温和灸法时，每次选用 5—6 个穴位，每个穴位每次灸 20 分钟左右，隔天灸 1 次即可，10 次为一个疗程。采用艾炷隔姜灸时，每次选用3—4个穴位，将鲜姜切成0.3—0.5厘米的薄片，覆盖在穴位上，再根据病人的症状选用大小不等的艾炷放在姜片上点燃施灸，每个穴位每次灸5—10壮，隔天灸1次，10次为一个疗程。隔姜灸多用于肾虚型早泄的患者。此外，患者还可以在家中用穴位按摩法进行治疗。具体方法是：点按两侧三阴交，轮流进行，点按时做收腹提肛动作。每日1—2次，每次30—40分钟。

另外，在日常生活中要积极参加体育锻炼，以提高身心素质；调整情绪，消除各种不良心理，性生活时要做到放松；切忌纵欲，勿疲劳后行房，勿勉强交媾；多食一些具有补肾固精作用的食物，如牡蛎、胡桃肉、芡实、栗子、甲鱼、文蛤、鸽蛋、猪腰等。但阴虚火亢型早泄患者，不宜食用过于辛热的食品，如羊肉、狗肉、麻雀、牛羊鞭等，以免加重病情。

艾灸补心养肾，灸除遗精难言之隐

肾藏精，宜封固不宜外泄。发育成熟的男子，未经过性交，每月偶有1-2次梦中醒来有精液自行外泄，且无任何不适者，属正常生理现象，若遗精频繁则此病程日久，肾阴亏耗，会导致元气大伤。遗精有生理性与病理性的不同，其中有梦而遗者名为"梦遗"，无梦而遗，甚至清醒时精液自行滑出者为"滑精"。中医认为，遗精是精关不固、肾亏或肾虚，虚火扰动而致。凡劳心太过，郁怒伤肝，恣情纵欲，嗜食醉酒，均可影响肾之封藏而遗精。

遗精的发生跟人的心神有关，人的心神白天比较理性，即使有欲望也不会发生什么事情，但是到了晚上，所谓日有所思、夜有所梦，晚上心神潜藏起来，人就有可能做春梦，导致遗精。另外，遗精发生的时间不同，代表的健康问题也不同。如果是晚上11点前遗精，是肾的收敛功能出了问题，病在肾；如果发生在夜里11点以后，阳气开始生发，这个时候如果出现遗精，就是生发失常，属于心的问题。所以，有遗精病症的男性要根据自己的实际情况，看看自己是肾出了问题，还是心出了问题，然后再决定是补肾还是养心。

艾灸疗法对增强体质、调整神经功能、治疗遗精有独特的功效，在治疗时，多选取任、督脉和足太阴、厥阴经穴为主。采用艾炷隔姜灸的灸法时，取肾俞、次髎、大赫、关元这四个穴位，将鲜姜切片后覆盖在上述穴位上，再把艾炷放置在姜片上点燃施灸。每个穴位每次各灸5—10壮，每天或隔天灸1次，10次为一个疗程。隔附子饼灸选用的是内关、阴陵泉、三阴交这三个穴位，将附子饼放置在以上三穴上后，再取艾炷放在附子饼上点燃施灸。每次每个穴位各灸 2—3 壮，每天灸治 1 次，10 次为一个疗程。甘遂敷灸神阙穴也是治疗遗精的有效方法，其具体做法是：取等量的甘遂和甘草，一起研成细末，每天晚上临睡前取 1 克左右的药末放在脐窝内，再敷上黑膏药进行敷灸，第二天清晨除去即可。男性朋友也可以采用艾条温和灸的方法预防遗精的发生，取关元、足三里、三阴交穴，将艾条点燃后在距离穴位皮肤 2—3 厘米处施灸。

众所周知，站桩是练习武术的基本功，可以锻炼腿部力量，但是站桩能治疗男性遗精，恐怕有些人就不知道了。下面就教给大家具体的练习方法：挺胸直腰，屈膝做 1/4 蹲（大腿与小腿之间的弯曲度为 120—140 度左右），头颈挺直，眼视前方，双臂向前平举，两膝在保持姿势不变的情况下，尽力向内侧夹，使腿部、下腹部、臀部保持高度紧张，持续半分钟后走动几步，让肌肉放松后再做。如此反复进行 6 次。每天早晚各做一回。随着腿力的增强，持续时间可逐渐延长，重复次数亦可逐渐增加。

以上各种方法治疗遗精不是几次就能奏效的，只有树立恒心，坚持不懈，才能收到良好的效果。同时，还要注意培养广泛的兴趣爱好，多参加集体活动，制定合理的生活制度，养成良好的生活习惯，如戒除手淫、早睡早起、用热水洗脚、内裤要宽松、不要憋小便等。更重要的是，患者要消除心理障碍，采用清心寡欲的精神疗法，往往会达到不治而愈的效果。

慢性前列腺炎不用愁，艾灸帮你来解忧

在我们的印象中，中青年男士应该是孔武健壮的代名词，与前列腺疾病搭不上边，认为那是老年人的专利。实际情况却并非如此，近年来临床数据显示，前列腺炎的发病年龄正不断年轻化。调查显示，前列腺炎患者六成是白领。

久坐办公室的白领们，整日里西装革履，天天洗澡，讲究个人卫生，为什么前列腺疾病会特别青睐他们呢？这是由于白领男士必须久坐的工作生活模式造成的。中医认为"久坐伤身"，朝九晚五的白领一族，一天坐八个小时甚至更久是常事，久坐加上缺乏体育运动，使白领人士的气脉运行和血液流通受阻，就容易造成男性阴部充血，引发前列腺充血、肿胀、发炎。另外，社会竞争的日趋激烈使白领阶层工作压力越来越大，令他们过度紧张、精神疲劳，长期下去就会导致前列腺功能下降，性欲减退，造成男性功能障碍。

前列腺是男性特有的器官，也是男性最大的附属性腺，参与生殖代谢。然而，前列腺是个"多事"的地方。前列腺炎在中医学属于"白浊""精浊"等范畴。中医认为该病是由于"下焦湿热""气化失调"所引起。由于前列腺扼守着尿道上口，一旦发炎，首先排尿便会受到影响，从而导致尿频、尿急、尿痛、尿线细、尿等待、尿分叉、小腹胀等症状，给男性带来难以言状的痛苦。此外，前列腺炎还会导致性功能障碍，甚至可能成为癌症的帮凶。

不过，我们也不能把前列腺炎想象的那么可怕，只要不是细菌感染，稍微有点炎症并不严重，遵循有规律的性生活完全可以使其自然痊愈。其实，对于相对严重的前列腺炎，我们也可以通过艾灸疗法的调节治愈。具体操作方法是：取三阴交、阴陵泉、内关三穴，将艾条点燃后在距离穴位皮肤2—3厘米处施灸，每个穴位每次灸15—20分钟，每天施灸1次。当然，我们可以采用艾炷直接灸的方法来进行治疗：取关元、归来、三阴交、肾俞、志室、太溪、内关这几个穴位，取大小适中的艾炷放置在穴位上进行施灸，每次每个穴位灸3—5壮，每天灸1—2次，10次为一个疗程。

除了用艾灸疗法来治疗慢性前列腺炎外，还可以采用坐浴疗法，具体操作如下：将40℃左右的水（手放入不感到烫）倒入盆内，约半盆即可，每次坐10—30分钟，水温降低时再添加适量的热水，使水保持有效的温度，每天1—2次，10天为一个疗程。热水中还可加适当的芳香类中药，如苍术、广木香、白蔻仁等。若导入前列腺病栓后再坐浴，可促进药物的吸收，提高疗效。

应当注意的是，对已确诊为因前列腺炎引起的不育者，不应采用坐浴法。这是因为精子对生存条件要求很高，当阴囊内的温度升高时，可使精子的产生出现障碍，造成精子停止产生的严重后果，从而减少受孕的可能。

疏肝理气，延缓前列腺增生肥大

前列腺是男性特有的性腺器官，它扼守着尿道口，形状像一个栗子，底朝上，与膀胱相贴，尖朝下，抵泌尿生殖膈，前面贴耻骨联合，后面依直肠。它的主要功能为分泌前列腺液，每天大约分泌2毫升，是构成精液的主要成分。小儿的前列腺非常小，性成熟期前列腺迅速生长，到老年时则退化萎缩，如果腺内结缔组织增生，就会形成前列腺增生。

　　一般情况下，男性的前列腺从35岁开始，就会以每年1.5—2克的速度增生。前列腺增生多发生于中老年人群中，其临床表现初为尿频、尿急、夜尿增多，继而呈现尿液点滴而出，严重的还会闭塞不通，形成尿闭，所以中医又称前列腺增生为"癃闭"，如果不及时正规治疗，会导致急性尿潴留、泌尿道感染、结石、肾积水、肾功能不全、肾衰竭等许多严重并发症，甚至会危及生命。

　　中医认为，前列腺增生的病机在于年高则肾气衰，肺气虚，脾气弱，津亏血虚，五脏失润，气化不周，造成膀胱失养，阳气不化，日久则膀胱下口外侧肥大，增生形成。故而，在治疗上当扶正与祛瘀并重，首先补益肾气助膀胱气化以扶正，然后清热利湿、活血软坚以祛瘀。此外，"足厥阴肝经湿热遏郁，经气阻滞"也会造成前列腺增生肥大并发感染，故而在治疗中应配合疏肝理气之法。

　　艾灸疗法治疗前列腺增生，有两组处方，可以交替使用。第一组处方是膀胱腧、肾腧、膈俞、太溪；第二组处方是中极、京门、飞扬、关元。太溪配肾腧和京门，可以补肾气；飞扬配中极可以利膀胱之气；膈俞穴能调节内分泌；灸关元穴能补元气。如果患者有排尿困难或尿失禁的现象，加灸水道穴。采用温和灸或者隔姜灸，每天灸治1次，每次每个穴位各灸3—5壮，10次为一个疗程，疗程之间可休息3—5天。如果能在膀胱腧、肾腧、膈俞采用瘢痕灸，疗效会更好。

　　平时注意调节日常饮食和生活习惯。一天饮用的水量控制在1500—2000毫升，少食辛辣刺激性食品，因为这些食品既可导致性器官充血，又会使痔疮、便秘症状加重，压迫前列腺，加重排尿困难。大小便时尽量用力排干净，憋尿会造成膀胱过度充盈，使膀胱逼尿肌张力减弱，排尿发生困难，容易诱发急性尿潴留。多做臀部训练，如跑步爬山，活动筋骨，避免打麻将或骑自行车等长时间久坐的活动，经常久坐易使会阴部充血，引起排尿困难。如必须久坐也不可端坐，宜将重心移至左右臀部，并适当轮换。有些药物如阿托品、麻黄素片等可加重排尿困难，剂量大时可引起急性尿潴留，故应慎用。

　　该病若早期发现，灸法治疗不仅能延缓病情发展，且能治愈。一旦发现尿频、夜尿增多、排尿不畅等症状，中老年男性就应及时到具有泌尿专科的正规医院就诊，进行相关检查与合理治疗。

第六章 益气延寿治老年病

止咳定喘，治疗肺气肿

肺气肿，中医又称"虚喘"或"肺胀"，是指终末细支气管远端气腔的异常扩大及气腔壁的破坏，以年老、有长期吸烟史的患者最为多见。临床症状主要表现为：发病缓慢，咳声短促，胸中痞闷，喘息，咳逆气喘，不得平卧，动则尤甚，颈肩背部酸痛，两目如脱状，随气候变化而病情时轻时重。

中医认为，肺气肿是在漫长的岁月里，久咳、久喘、久哮不愈致使肺叶胀满，气血津液运行受阻，肺脾肾虚损所致，其症多虚少实，但多为虚中挟实，因此病情复杂，病程也长。其发病原因多于感染、遗传因素、环境因素、大气污染及吸烟等因素有关。如果肺气肿长期得不到有效治疗，最终会导致自发性气胸或肺源性心脏病。

艾灸疗法治疗常用于治疗阳虚引起的肺气肿及肺气肿的缓解期。本病的治疗主要以补肾培本、纳气平喘为主。多取任脉、肺经及背腧穴。用艾炷隔姜灸治疗本病时，取大椎、肺腧、膏肓腧、心腧、肾腧、膻中、气海、关元、太渊、足三里、太溪穴，每次选用3—5个穴位，每个穴位每次灸3—5壮，每天或隔天灸1次，10次为一个疗程。疗程中间休息7天。当然也可以采用复方白芥子敷灸的方法：取白芥子、细辛、延胡各30克，甘遂15克，将上述药物一起研成细末后，加入适量面粉，用姜汁调制成直径2厘米大小的药饼，将药饼敷在百劳、肺腧、膏肓穴，以胶布固定，2—4天更换一次。

肺气肿患者日常护理须注意气温变化，防止感冒。流行性感冒高发季节不要到公共场所去，以免感染。一旦被感染，应及时治疗。经常开窗通风，保持室内空气新鲜，避免吸入煤烟、油烟等各种刺激性气体。适当参加室外活动，如散步、做呼吸操（腹式呼吸和缩唇呼气锻炼）等，有益健康。生活要有规律，避免过度紧张及疲劳。哮喘病人应避免接触诱发因素，如吸入花粉、尘螨及进食鱼、虾、海鲜等。加强营养，特别是多吃高蛋白饮食。疾病缓解期可用扶正固本的中药或核酪口服液等药物，以提高机体免疫力。

疏通经络，让脉管炎消失于无形

脉管炎是发生于血管的变态性的炎症，可导致中小动脉节段性狭窄和闭塞，使肢端失去营养而出现溃疡和坏死的一种较顽固的血管性疾病。《黄帝内经》有关脉管炎的记载："发于足指，名曰脱疽。其状赤黑，死不治。不赤黑，不死。不衰，急斩之，不则死矣。"中医讲本病归于"脱疽"的范畴，多见于北方寒冷地区。

脉管炎多发于吸烟者、精神紧张者、营养不均衡、寒冷潮湿地区的居民及有遗传因素的家庭，多见于下肢的一侧。患者绝大多数为20—40岁的男性，女性很少见。

患病初期，患肢出现发凉、怕冷、麻木及脚趾刺痛和小腿酸麻胀痛，行走时加重，休息时则减轻，足背动脉搏动微弱或消失，小腿可伴有浅静脉炎；中期可见患肢呈持续性疼痛，肢端皮肤温度降低，患肢皮肤呈潮红色、紫红色或苍白色、趾甲生长缓慢、增厚变形、汗毛脱落、小腿肌肉萎缩、患肢动脉搏动消失并伴有头晕腰痛、筋骨松软等证；晚期由于患肢血液循环发生严重的障碍，脚趾或足部会发生溃疡或坏死，疼痛剧烈难忍，溃疡处经久不愈合并伴有发热、失眠食欲减退、便秘等症状。

中医认为，脉管炎的发生多因先天不足，正气虚弱，复感寒湿之邪，导致脉络瘀阻、气血不畅。若该病出现脚趾皮肤青紫色，不再是灸法的适应证了。艾灸疗法治疗本病时，分两组处方。第一组为委中、承山、膈俞、肾腧、阴陵泉；第二组为太渊、冲养、八风、关元、足三里、三阴交。以上各穴，除太渊、膈俞、肾腧、关元外，余者均取患侧穴位。两组穴位，交替使用，每天灸1—2次，10次为一个疗程，疗程期间休息1—2天。疼痛剧烈时，也可随时灸患处的穴位。以上诸穴均可使用温和灸或隔姜灸，若在肾腧、膈俞、关元三穴施用瘢痕灸，疗效会更好。但是，太渊、冲阳二穴尽量不要采用艾炷直接灸，因为桡动脉和足背动脉的血管从这两个穴位下面通过。一旦出现水疱，要及时消毒，以防感染化脓。

脉管炎的患者平时应穿着松软的布鞋，注意患肢的保暖，并适当透气，使脚处于温暖干燥的环境中。剪趾甲时要小心谨慎，防止外伤，以免引起严重的后果。一旦患肢出现坏疽或溃疡，应及时到医院诊治。此外还应进行全身治疗，以控制病情的发展。

艾灸降血糖，糖尿病不用慌

各种社会因素的交织使糖尿病的发病率越来越高，得了糖尿病以后饮食习惯和其他相关的生活习惯都会受到很多限制。糖尿病在临床上以高血糖为主要特点，可出现多尿、多饮、多食、消瘦等表现，即"三多一少"的典型症状，且常并发肺结核、肾脏疾病、神经系统病变、眼病等，严重时可危及生命，是对人类健康危害较严重的一种疾病。

糖尿病的致病因素首先是遗传因素。举世公认，糖尿病是遗传性疾病，遗传学研究表明，糖尿病发病率在直系亲属中与非直系亲属中有显著差异，前者较后者高出 5 倍。其次还有精神因素。近年来，中、外学者确认了精神因素在糖尿病发生、发展中的作用，认为伴随着精神的紧张、情绪的激动及各种应激状态，会引起升高血糖激素的大量分泌，如生长激素、去甲肾上腺素、胰升糖素及肾上腺皮质激素等。

长期摄食过多很容易诱发糖尿病。现在国内外亦形成了"生活越富裕，身体越丰满，糖尿病越增多"的概念。因此糖尿病也被叫做"富贵病"。肥胖因素是常见的致病因素。目前认为肥胖是糖尿病的一个重要诱发因素，有 60%—80% 的成年糖尿病患者在发病前均为肥胖者。相关研究表明：随着年龄增长，体力活动逐渐减少时，人体肌肉与脂肪的比例也在改变。自 25 岁至 75 岁，肌肉组织逐渐减少，此是老年人，特别是肥胖多脂肪的老年人中糖尿病明显增多的主要原因之一。

使用艾灸疗法治疗老年人糖尿病时，根据病人的不同症状，分 3 组处方。以多饮证较突出者，取尺泽、中府、肺俞、膈俞、胰俞；多食症状明显者，取足三里、胃俞、中脘、膈俞、胰俞；多尿症状明显者，取阴谷、肾俞、京门、膈俞、胰俞。如果患者兼具"三多"症状，就将以上 3 组处方交替使用。若并发肺结核，则可加灸膏肓穴；若并发心血管疾病，可加心俞、巨阙两个穴位；并发眼底病变，可加光明、翳明两个穴位。以上诸穴，均可采用温和灸或隔姜灸，膈俞和肾俞两个穴位，用隔蒜灸法并形成瘢痕，效果最好。每天灸 1 次，10 次为一个疗程，疗程间可休息 3—5 天。每治疗 9—10 个疗程，进行一次空腹血糖化验，以观察疗效。

　　老年糖尿病人也必须参加体育锻炼，持之以恒、切合实际的体育锻炼，可使患者血糖、血脂下降，体重减轻，体质增强，而且精神愉悦，充分享受幸福的晚年生活。但老年人毕竟是老了，有些问题在体育锻炼中必须予以注意：要选择适当的运动方式、运动时间和运动强度。避免过分剧烈的运动，避免可能引起血压急剧升高或者造成心、脑血管意外的运动方式。运动要适量，不要玩起来就忘乎所以，要注意适可而止，以免运动过量，反而影响健康。老年糖尿病人皮酥骨脆，在运动中要善于保护自己的皮肤及骨骼，避免穿过硬、过紧的鞋子，以防皮肤损伤或发生骨折。

降火祛痰，自然疗法防中风

　　中风，又称脑卒中，也称脑血管意外，是由于脑部血液循环发生急性障碍所导致的脑血管疾病。也就是说，因为大脑血管破裂出血，或血栓形成以及血块等堵塞脑血管，造成部分脑组织缺血和损害，从而发生猝然昏倒，不省人事，或半身瘫痪、口眼歪斜、言语不利等现象。中风多发于40岁以上的中老年人，此病发病急，病情重或变化快，危险性较大。

　　中风是具有高患病率、高发病率、高死亡率、高致残率的"四高"疾病。脑卒中发病既有年龄、性别、遗传因素等无法干预的高危险因素，又和吸烟、高脂血症、高血压、心脏病、糖尿病、暂时性脑缺血发作等可以干预的高危险因素有关。历代医家多认为中风是由于气血不和、阴阳失调、正气内虚，或饮食不节、起居失宜、劳倦内伤而引起阴虚阳亢，风火挟痰升腾，造成气血逆乱而致。因此，中医主张在防治上采用各种药物或非药物的手段，促使其经脉疏通、气机调畅，防止血瘀形成。

　　对于风、火、痰、湿壅盛或阳气闭阻等闭证者，用艾灸疗法进行治疗时，以降火祛痰为主要原则，取人中、太冲、内关、劳宫、足三里、丰隆，其中人中、内关用针刺法，其他各穴以艾条悬灸；在治疗阳气外脱的中风脱证时，多以回阳固脱、补益元气为治疗原则，取百会、关元、气海、神阙、肾俞、命门、足三里，其中关元、足三里、气海、神阙穴采用艾炷隔盐灸，灸治的壮数不限，余穴采用艾条悬灸；对于痰血瘀阻、气机不利的中经络者，采用通经活络、调畅气血的方法，取手足阳明经穴为主，语言不清者，配哑门、廉泉、通里；口眼歪斜配翳风、地仓、颊车、下关、合谷、攒竹、太冲、颧髎；下肢瘫痪者配环跳、大肠腧、阳陵泉、足三里、承扶、风市、悬钟、三阴交、委中；上肢瘫痪配肩髃、曲池、青灵、手三里、合谷、外关。以上各灸法在具体操作时，每次选用3—5个穴位，每个穴位灸10—30分钟或5—7壮，发病初期每天灸1次即可，中风恢复期时，隔天灸1次，15次为一个疗程。

治病不如防病，中老年人应从以下几个方面来预防中风的发生：高血压病人要遵医嘱，按时服用降压药物，有条件者最好每日测1次血压，特别是在调整降压药物阶段，以保持血压稳定。要保持情绪平稳，少做或不做易引起情绪激动的事，如打牌、搓麻将、看体育比赛等；饮食须清淡有节制，戒烟酒，保持大便通畅；适量活动，如散步、打太极拳等。建立健康的饮食习惯，多吃新鲜蔬菜和水果，少吃脂肪高的食物如肥肉和动物内脏等；适量运动增加热量消耗；服用降血脂药物。季节与气候变化会使高血压病人情绪不稳，血压波动，诱发中风，在这种时候更要防止中风的发生。蔬菜和水果中含有大量维生素C。据研究，血液中维生素C浓度的高低与脑中风密切相关，浓度越高，脑中风的发病危险就越低。此外，许多果蔬中含有寡糖（又称低聚糖），有减少血流凝集的作用，也可以防止中风。

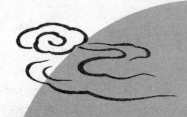

第五篇

刮痧保健——排出血毒，让疾病远离

第一章　了解刮痧及其基本原理

刮痧疗法的历史与发展

刮痧疗法，起于民间，其确切的发明年代及发明人，难以考证。元代医家危亦林在公元1337年较早地记载了这一疗法，他在撰写的《世医得效方》卷二"沙证"（当时用"沙"字而未用"痧"字）一节中说："沙证，古方不载……所感如伤寒，头痛呕恶，浑身壮热，手足指末微厥，或腹痛闷乱、须臾能杀人"，又说："心腹绞痛，冷汗出，胀闷欲绝，俗谓搅肠沙，今考之，此证乃名干霍乱，此亦由山岚瘴气，或因饥饱失时、阴阳暴乱而致。""沙"从这段后来看是指一种病症，具体地说"搅肠沙"就是指心腹绞痛、高热头痛、吐泻不得、烦闷难耐、冷汗自出、手足发凉，能在较短时间内就可以致人死命的霍乱证。很类似于现代医学所说的细菌性食物中毒、沙门氏菌属感染，乃至烈性传染病霍乱、副霍乱等病症。到了明代"沙"字在医书里就都作"痧"字了。

对于"痧证"的治疗，除药物治疗外，在《世医得效方》里提到了3种外治法。

一是"近世只看头额上、胸前两边，有小红点在于皮肤者，用纸捻或大灯草，微蘸香油，灯上点烧，于红点上，峻爆者是"。是说痧证病人，往往在头额和胸胁出现散在的小出血点或小充血点（这应该就是把这些症候叫作痧证的原因），用纸捻或大个的灯草蘸上少量香油点燃，然后用火头直接淬到痧点上，火头爆出一声响即熄灭，再点燃去淬烧其他痧点。这就是后世所说的"淬痧法"。

二是"如腹痛不止，又用针于两下十指近甲，稍针出血即愈"、"两足坠痛、亦名水沙，可于两脚屈膝内两筋两骨，间刺出血愈，名委中穴"。是说痧证腹痛不止的，可以在十指尖放血，两腿沉重疼痛的，可以在委中穴处放血。这就是后世所说的"放痧法"，也叫刺血疗法或放血疗法。

　　三是"又法治痧证，但用苎麻蘸水，于颈项两肘臂两膝腕等处戛掠，见得血凝皮肤中，红点如粟粒状，然后盖复衣被，吃少粥汤或葱豉汤，或清油个葱茶，得汗即愈"、"此皆使皮肤腠理开发松利，诚不药之良法也"。是说治痧证，可以用苎麻纤维团，蘸水在颈项、肘臂、膝腕等部位进行"戛掠"。唐朝人李周翰注说："戛，历刮也。"可见"戛掠"就是刮掠，直到刮出皮下出血凝结成像米粒样的红点为上，然后通过盖衣被保暖，喝粥、汤、茶等发汗，使汗孔张开、痧毒外泄。这就是后来所说的"刮痧法"。

　　以后在明清的医学著作中，不仅继承了危亦林《世医得效方》在痧证及刮痧疗法方面的知识，而且有了进一步的发展。清代康熙十四年（1676）郭右陶所撰的《痧胀玉衡》为其中具有代表性的痧证辨治专著。该书对刮痧疗法进行了比较系统的论述，包括痧证的病因、病机分类、症状表现及治法用方，还包括刮痧、放痧、淬痧等的具体方法和适应证。

　　从痧证的病因病机和症状来看，《痧胀玉衡》认为："痧胀（因痧证有遍身肿胀、疼痛难忍的症状，故郭氏也称其为痧胀）或因秽气所触，或因暑气所感，或动时行不正之气，或乘伏寒伏热过时而来，总不外于外伤风热，故肌表必实，实则热毒之气既胀于胸腹肠胃之中，若更用热饮用热气，适助其肿胀，元从而泄。故犯此者，有立时胀死之害。""痧证先吐泻而心腹绞痛者，从秽气痧发者多；先心腹绞痛而吐泻者，从暑气痧发者多；心胸昏闷，痰涎胶结，从伤暑伏热痧发者多；遍身肿胀，疼痛难忍，四肢不举，舌强不言，从寒气冰伏，过时郁为火毒而发痧者多。"可见这里所说的"痧"，是指人体感受风寒暑湿燥火、疫气、秽浊之气后，毒邪内郁外发所造成的多种症候，主要可以包括现代医学所说的病毒或细菌所引起的多种传染性疾病和感染性疾病。除前面提到的细菌性食物中毒、沙门氏菌属感染、霍乱、副霍乱外，像病毒性感冒、细菌性痢疾、伤寒、副伤寒、斑疹伤寒、猩红热、败血症、白喉、流行性出血热、流脑、乙脑等，还有气候因素所导致的疾病，如小暑，以及误吸毒气、秽气所造成的肺水肿、晕厥等，都可以归属痧证的范畴。

　　这些疾病在其病程中，由于病毒的侵害、细菌毒素或毒物毒性的作用，大多可见到黏膜、肌肤之下呈现出血点或充血点，状如沙粒，或散开，或密集，或聚积成片，或融合成斑块，因此中医就以"痧"字来命名这些病症，并统称"痧证"，还把这些毒素叫"痧毒"。由于痧证是包含了许多疾病的一个统称，所以根据不同疾病的不同症状表现，在《痧胀玉衡》及其后的一些医书中，就有了许多痧证名称，像暑痧、瘟痧、斑痧、乌痧、丹痧、疫痧、烂喉痧、抽筋痧、吊脚痧等。

只不过随着科学和医学的发展，人们对疾病的认识和辨别更加精确，像"痧证"这样笼统的、包括范围很广的病症名称，才渐渐淘汰不用了。但治疗痧证的一些外治法，如淬痧法、放痧法、刮痧法等，却被保留了下来。

痧证是很重的病症，并不是单靠上述外治法就都可以治愈的，在什么情况下使用这些外治法，《痧胀玉衡》说："痧在肌肤者，刮之而愈；痧在血肉者，放之而愈"，"凡气分有痧，宜用刮；血分有痧，宜用放，此不易之法，至脏腑经络有痧，若昏迷不醒等症，非放刮所得治，兼用药疗之，无足怪也"。也就是说，刮痧疗法适用于痧证初起，痧毒表浅，在肌肤、气分的病症；而放痧疗法则适用于痧毒在血肉、血分的病症。若痧毒深入脏腑，就必须靠药物来治疗了。

刮痧、放痧的目的，《痧胀玉衡》说得也很清楚，这就是"肌肤痧，用油盐刮之，则痧毒不内攻，血肉痧有青紫筋（主要指肘弯、膝弯部的青紫筋，也叫痧筋），刺之则痧毒有所泄，"也就是说，刮痧、放痧的目的是为了排泄体内的痧毒或说是毒素，使体内毒素能得以外排，从而达到治愈痧证的目的。

刮痧所用的工具和刮拭的部位，《痧胀玉衡》载："背脊颈骨上下及胸前胁肋两背肩臂痧症，用铜钱蘸否油刮之，或用刮舌刨子脚蘸香油刮之。头额腿上之痧，用棉纱线或麻线蘸香油刮之。大小腹软肉内之痧，用食盐以手擦之。"可见所刮拭的部位，涉及头额项背胸腹及上、下肢全身，所用工具则根据皮肤粗厚、柔嫩的不同，肌肉脂肪丰厚、寡薄的差别，分别选用坚硬、柔软的刮具，并且还可以用手指作刮具。

刮痧法作为一种简便易行的外治法，或说是物理疗法，以其有立竿见影的疗效，既在民间流传不衰，也被医家广泛重视。明清直至近代，许多医书中都收载了这一方法，而且还有专门的《刮痧疗法》一类的小册子问世。主要用于治疗感冒、发热、中暑、急性胃肠炎、其他传染性疾病和感染性疾病的初起，肩、背、臂肘、腿膝疼痛等一类病症。所用刮具及润滑剂也有发展，刮具用到了瓷器类如瓷勺、瓷碗边、瓷盘边、瓷酒杯；金属类如铜板、铜币、银圆、铜勺、铝合金硬币；动植物类如光滑的嫩竹板、小蚌壳、毛发团、棉纱团、麻线团，鹿、牛、羊的角等。润滑剂则用到了香油和其他植物油以及水、白酒等。这都可以看成是对刮痧疗法的继承和发展。

淬痧疗法也流传了下来，被收入了许多医书中。近代曾有人专门对这一方法进行了研究和发掘，并在有关杂志上撰文进行了介绍和推广。

放痧疗法，实际是流传久远的放血疗法在痧证治疗方面的应用。作为在人类医学史上算是最古老的一种疗法，放血疗法在古代也叫"启脉"法或"刺络"法。远在石器时代华夏先人就学会了使用专门制作的五制放血器具——砭石来治病，随着金属的冶炼和应用，才使用了金属的针具来放血。《痧胀玉衡》将放血疗法用于治痧证，并改名叫"放痧"，除了在十指指尖点刺挤血的方法外，主要突出了在肘弯、腿弯（即肘窝、膝窝）静脉处放血的方法。书中把痧证病程中，在肘窝、腿窝出现的怒张的静脉叫"痧筋"，或呈深青色，或呈紫色，或呈暗红色。并认为痧筋现者，毒入血分者多；乍隐乍现者，毒入营分者多；微现者，毒阻于气分者多；伏而不现者，毒结于血分者多。用三棱针刺痧筋出血，可以达到排泄痧毒的效果。所以民间医生或是医院大夫，在治疗此类痧证时，总是刮痧疗法和放痧疗法并用的。

其实放血疗法并不仅仅局限在治疗痧证，在古代和现代都广泛用于治疗各种外感病和内科、妇科、儿科、外科、五官科等病症。放血的部位也不仅仅局限在十指尖和肘窝腿窝，而是引入了经络腧穴和经外奇穴主治知识、运用了辨证、辨病选穴方法，在所选穴位的部位寻找表浅的或比较隐伏的怒张的静脉或小静脉团。局部严格消毒后，用锋利的三棱针刺破静脉，放出适量的瘀紫的静脉血。当血流将止时，再用火罐拔吸在针孔处，使渗入皮下的瘀血尽皆排出体外。

另外在按摩手法中，有撮挤提拉等法，即用手指撮捏提患者的皮肉，使局部充血或出现出血点，此法若用于治疗痧症，则叫撮痧法。直到今日，人们仍常用此法治疗头痛、咽痛、实证的胃脘痛等证。因这种撮法可以归属按摩推拿等手法中，故本书也不详加介绍。

刮痧疗法的现实意义和应用现状

近些年来，众多的医务工作者、科技工作者及其他有识之士，在发掘弘扬自然疗法的领域中，做了许多有意义的工作，诸如对饮食疗法、气功疗法、体育疗法、音乐疗法、耳穴疗洁、手足按摩疗法等，都进行了整理弘扬、普及推广，使广大民众受到了许多益处。专家的刮痧工具、刮痧油及刮痧手法进行了全面革新。使用水牛角精工制作的刮痧板，涂布具有疏经活络、消炎镇痛、活血化瘀的刮痧活血剂，依据患者的病变和体质实施补泻手法，刮拭经络腧穴，起到调血行气，疏通经络，活血祛瘀的作用，恢复人体自身的愈病能力。使民间的传统刮痧，发展成为现代的循经走穴的经络刮痧。经络刮痧法对一些常见病如：高热、心绞痛、哮喘、颈椎病、高血压、神经性头痛、肩关节周围炎、坐骨神经痛等有立竿见影的疗效。经络刮痧法的普及推广，使古老的刮痧疗法焕发了新的青春，可以说这标志着刮痧疗法进入了发展的新阶段。

由于革新后的刮痧疗法，不但适应证广泛，疗效明显，而且简便易行，人人可学，利于普及。所以很快就被迫切寻求自然疗法的广大民众所接受和认可，同时也引起一些专业医务工作者的重视，并对这一自然疗法进行了理论研究和临床实践。我们在大量经络刮痧的临床实践中，体会到经络刮痧适应证广，临床效果显著，但也发现按经络理论选经配穴，刮拭部位多、面积大，体质虚弱者和环境温度较低时，治疗受到一定的限制。另外，第一次治疗结束后，要等到局部痧消退后才能进行第二次治疗，两次间隔时间较长。为进一步丰富、发展和完善这一疗法，根据生物全息理论，我们将全息诊疗法的一些知识借鉴到刮痧疗法中，从而总结出刮拭局部器官的全息穴区，防治全身疾病的"全息刮痧法"。

全息刮痧法拓宽了刮痧法选区配穴的思路。实践证明，全息刮痧法可供选择的刮拭部位灵活多样，刮拭面积小，刮拭时间短，与疾病部位对应性强，疗效显著，又可通过在刮拭过程中所发现的敏感点和出痧形态，察知内脏健康损害的部位和程度。全息刮痧法与经络刮痧法根据病情交叉或重叠使用，不仅增强了治疗效果，还可使刮痧治疗连续进行。当刮拭头、耳、手等暴露部位的全息穴区时，可不必脱衣服，简便易行，不受环境的限制，更容易推广普及。

在刮拭手法上，除传统刮法外，我们借鉴推拿按摩中的点、按、揉、理等手法，总结出适合于经络全息刮痧法特点的有效手法。

刮痧疗法的迅速普及，使不同形状、不同质地，便于操作、便于刮拭的不同部位的各种多功能的刮痧板、刮痧梳子、刮痧棒相继问世。在刮痧润滑剂方面，也研制出了不同配方，多种效能的不少新产品，从而使刮痧疗法进入了一个更新的发展阶段。

刮痧疗法的作用机理

刮痧，是用刮痧板蘸刮痧油在人体选取一定的部位反复刮动，摩擦患者皮肤，以治疗疾病的一种方法。

刮痧是根据中医十二经脉及奇经八脉、遵循"急则治其标"的原则，运用手法强刺激经络，使局部皮肤发红充血，从而起到醒神救逆、解毒祛邪、清热解表、行气止痛、健脾和胃的效用。

刮痧施术于皮部对机体的作用大致可分为两大类，一是预防保健作用，二是治疗作用。

1. 刮痧是如何预防保健的

刮痧疗法的预防保健作用又包括健康保健预防与疾病防变两类。刮痧疗法作用部位是体表皮肤，皮肤是机体暴露于外的最表浅部分，直接接触外界，对外界的湿、热、风、寒等毒邪起适应与防卫作用。皮肤所以具有这些功能，主要依靠机体内卫气的作用。卫气出于上焦，由肺气推送，先循行于皮肤之中，卫气调和，则"皮肤调柔，腠理致密"（《灵枢·本脏》）。健康人常做刮痧（如取背腧穴、足三里穴等）可增强卫气，卫气强则抵御外邪能力强，外邪不易侵表，机体自可安康。若外邪侵表，出现恶寒、发热、鼻塞、流涕等表证，及时刮痧（如取肺腧、中府等）可将表邪及时祛除，以免表邪不祛，蔓延进入五脏六腑而生大病。

痧是什么？刮痧时，刮板向下的压力会使微循环障碍部位瘀滞的血液从毛细血管壁的间隙渗出于血脉之外，暂留在皮下组织和肌肉组织之间，这些含有体内毒素的离经之血就是我们看到的痧。

刮拭瞬间所出现的痧迅速改变了血管腔内血液的瘀滞状态，减轻了血管腔内的压力，使含有营养物质的新鲜血液畅行无阻，也将代谢废物及时带走。局部组织不再受代谢废物瘀滞和新鲜营养无法获得之苦，就可维持良好的内循环和生命活力，远离疾病了。

肌体在亚健康的未病状态或脏腑器官有病理改变时，相关部位的微循环均会有异常改变。只要出现微循环障碍，无论有无自觉症状，刮痧都可起到保健作用。

刮出之痧颜色逐渐变浅，最后消失，皮肤恢复正常颜色。刮出的痧哪里去了？用现代医学免疫学的理论来分析退痧的现象和过程：痧的消失不是毒素被身体吸收了，而是毒素被身体内具有免疫功能的细胞分解排出体外了。

痧是渗透到血脉之外，存在于组织之间、皮肤之下的离经之血。这些离经之血被身体视为异物，交给具有免疫功能的淋巴细胞及血液中的吞噬细胞来识别、化解，最终通过呼吸、汗液、尿液等途径排出体外。

免疫系统是身体的防卫部队，免疫力低下是身体生病的主要原因之一。而刮痧正可以增强免疫力，经常刮痧，清除痧的过程可以激发免疫系统的功能，使体内免疫细胞得到锻炼，排异能力增强，可以有效、快速清除病理产物，提高肌体的应激能力和组织创伤的修复能力。这是刮痧的另一个重要的保健作用，这一点对免疫机能逐渐下降的现代人尤为重要。

2. 刮痧治病的科学机理

"痧症"是中医书上常见的病名。现代认为"痧"，就是用特定的工具在病人身上循经走穴刮拭后，皮肤很快出现一些紫红颜色，类似细沙粒的点，人们据此将其取名为"痧症"。"痧"就是体内毒素瘀积、阻塞，一旦"不通"，病症便随之而来。"痧毒"由无法消化的食物或无法排除的代谢废物累积而成，人体痧毒瘀积到一定程度，除了血液循环可能受阻外，还有许多液体的循环也可能受阻，如淋巴液、细胞外液、组织间液等。用西方医学的观点解释，一旦液体流动受阻，就容易产生慢性筋膜炎，会感觉局部肌肉僵硬。而刮痧就如同按摩，可以促进体内液体的循环，避免阻塞。

早在明代医学家张凤逵的《伤暑全书》中，对于"痧症"这个病的病因、病机、症状都有具体的描述。他认为，毒邪由皮毛而入，可以阻塞人体的脉络，阻塞气血，使气血流通不畅，毒邪由口鼻吸入的时候，就阻塞络脉，使络脉的气血不通。这些毒邪越深，郁积得越厉害，发病就越剧烈，对于这种情况，就必须采取急救的措施，即可以用刮痧放血的办法来治疗。

刮痧疗法就是将刮痧器皿在表皮经络穴位上进行刮治，刮出皮下出血凝结成像米粒样的红点为止，通过这种出痧的方式来排除体内毒素。刮痧后通过发汗使毛孔张开，痧毒（也就是体内毒素）随即排出体外，从而达到预防和治愈疾病、增强体质的目的。

3. 刮痧疗法的六大治疗作用

刮痧的治病作用可表现在以下六个方面：

第一，活血祛瘀

刮痧可调节肌肉的收缩和舒张，使组织间压力得到调节，以促进刮拭组织周围的血液循环。增加组织的血液流量，从而起到"活血化瘀""祛瘀生新"的作用。

第二，调整阴阳

刮痧对内脏功能有明显的调整阴阳平衡的双向作用，如肠蠕动亢进者，在腹部和背部等处使用刮痧手法可使亢进者受到抑制而恢复正常。反之，肠蠕动功能减退者，则可促进其蠕动恢复正常。这说明刮痧可以调整脏腑阴阳的偏盛偏衰，使脏腑阴阳得到平衡，恢复其正常的生理功能。

第三，舒筋通络

肌肉附着点和筋膜、韧带、关节囊等软组织受损伤后，可发出疼痛信号，通过神经的反射作用，使相关组织处于警觉状态，肌肉的收缩、紧张甚至痉挛便是这一警觉状态的反映，其目的是为了减少肢体活动，从而减轻疼痛，这是人体自然的保护反应。此时，若不及时治疗，或是治疗不彻底，损伤组织可形成不同程度的粘连、纤维化或疤痕化，以致不断地发出有害的刺激，加重疼痛、压痛和肌肉收缩紧张，继而又可在周围组织引起继发性疼痛病灶，形成新陈代谢障碍，进一步加重"不通则痛"的病理变化。

临床经验得知，凡有疼痛则肌肉必紧张；凡有肌紧张又势必疼痛。它们常互为因果关系，刮痧治疗中我们看到，消除了疼痛病灶，肌紧张也就消除；如果使紧张的肌肉得以松弛，则疼痛和压迫症状也可以明显减轻或消失，同时有利于病灶修复。

刮痧是消除疼痛和肌肉紧张、痉挛的有效方法，主要机理有：

一是加强局部循环，使局部组织温度升高，增加组织血液循环；

二是在用刮痧板为工具配用多种手法直接刺激作用下，提高了局部组织的痛阈；

三经脉的分支为络脉，皮部又可说是络脉的分区，故《素问·皮部论》又说："凡十二经络脉者，皮之部也。"皮部之经络的关系对诊断、治疗疾病有重要意义。《素问·皮部论》："皮者脉之部也，邪客于皮则腠理开，开则邪客于络脉，络脉满则注于经脉，经脉满则舍于府藏也。"这是指出病邪由外入内，经皮部积聚于经脉之中。通过用刮痧板为工具配用多种手法刺激皮部，刺激通过皮部传导到深部静脉之中，从而解除深部肌肉的紧张痉挛，以消除疼痛。

第四，信息调整

人体的各个脏器都有其特定的生物信息（各脏器的固有频率及生物电等），当脏器发生病变时有关的生物信息也会随之发生变化，而脏器生物信息的改变可影响整个脏器系统乃至全身的机能平衡。

刮痧可以产生各种刺激或各种能量，并传递的形式作用于体表的特定部位，产生一定的生物信息，通过信息传递系统输入到相关脏器，对失常的生物信息加以调整，从而起到对病变脏器的调整作用。这是刮痧治病和保健的依据之一。如用刮法、点法、按法刺激内关穴，输入调整信息，可调整冠状动脉血液循环，延长左心室射血时间，使心绞痛患者的心肌收缩力增强，心输出量增加，改善冠心病心电图的 sT 段和 T 波，增加冠脉流量和血氧供给等。如用刮法、点法、按法刺激足三里穴，输入调整信息，可对垂体、肾上腺髓质功能有良性调节作用，提高免疫能力和调整肠运动等作用。

第五，排除毒素

刮痧过程（用刮法使皮肤出痧）可使局部组织形成高度充血，血管神经受到刺激使血管扩张，血液及淋巴液流动增快，吞噬作用及清除力量加强，使体内包含毒素和废物的离经之血加速排除，组织细胞进一步得到营养，从而使血液得到净化，全身抵抗力得到增强，从而达到减轻病势，促进康复的目的。

第六，行气活血

气血通过经络系统的传输对人体起着濡养、温煦等作用。刮痧作用于肌表，使经络通畅，气血通达，则瘀血化散，凝滞固塞得以崩解消除，全身气血通达无碍，局部疼痛得以减轻或消失。

现代医学认为，刮痧可使局部皮肤充血，毛细血管扩张，血液循环加快；另外刮痧的刺激可通过神经—内分泌调节系统改变血管舒、缩功能和血管壁的通透性，增强局部血液供应而改善全身血液循环。刮痧出痧的过程是一种血管扩张渐至毛细血管破裂，血流外溢，皮下局部形成瘀血斑的现象，血凝块（出痧）不久即能溃散，起到自体溶血作用，这时候便形成一种新的刺激素，能加强局部的新陈代谢，有消炎的作用。

自家溶血是一个延缓的良性弱刺激过程，其不但可以刺激免疫机能，使其得到调整，还可以通过向心性神经作用于大脑皮质，继续起到调节大脑的兴奋与抑制过程和内分泌系统的平衡。

刮痧保健的五大特点

用刮痧治疗常见病有五大特点：简便；安全；疗效迅速；性价比高；应用范围广。下面逐一介绍之：

1. 简便

所用工具简单：只需一块薄厚合适、材质无害、表面光滑、使用起来顺手的小刮痧板和适量润滑剂。

操作方法简单：只需掌握人体各部位的基本刮拭操作，随时随地可以进行，受限少。

2. 安全

俗话说"是药三分毒"，刮痧不用针药，只需在皮肤表面刮拭身体的特定部位，就可达到改善微循环、活血化瘀、防治疾病的效果，对身体没有任何损伤，更不会出现由某些药物导致的副作用。

3.疗效迅速

"不通则痛，通则不痛"这是中医对疼痛病理变化认识的名言。"不通"指经络气血不通畅，实践证明，经络气血不通畅不仅可以引起疼痛，也是众多病症的原因。刮痧以出痧速通经脉的治疗方法可以形象地感知这句至理名言。刮拭过程中随着痧的排出，经脉瞬间通畅，疼痛及其他不适感立刻减轻，甚至消失。人们常常用立竿见影来形容刮痧的效果。

4.性价比高

刮痧只需一块板、一小瓶刮痧油即可，花费不过百元，疗效却很显著。特别是对于疼痛性疾病和神经血管功能失调的病症，效果迅速，对各种急、慢性病也有很好辅助治疗效果。而且一次投资，多次享用。

5.适应范围广

目前刮痧已广泛用于治疗各种常见病，凡适用于针灸、按摩、放血疗法的病症均适应于刮痧疗法，以血液循环瘀滞为特征的各种病症更是刮痧的最佳适应证，而且对某些疑难杂症也有意想不到的疗效。

刮痧是适合现代人体质特点的养生绝技

"因瘀致虚"是现代人的体质特点。现代人常常摄入过量肥甘油腻的食物而使肠胃负担过重，加之生活不规律，工作压力大，用脑过度，体力活动少，睡眠不足等，身体很容易出现疲劳、内分泌紊乱、代谢紊乱，使体内环境代谢废物积聚过多瘀滞脉络而阻碍气血运行，导致微循环障碍。久而久之不仅影响人体健康，甚至可诱发疾病。刮痧可以快速排毒解毒，改善微循环，活血化瘀，增强免疫调节功能，清洁体内环境，是适合现代人体质特点的养生绝技。

1.快速排毒解毒，预防各种慢性病

体内毒素是导致脏腑功能失调的病理产物，即污染体内环境，又阻滞经络气血运行，也是疾病发生、发展的重要诱因，如不及时治疗，会出现严重的微循环障碍、代谢异常而产生各种疾病。

体内毒素引起的症状或疾病：肌体各种亚健康症状以及高脂血症、糖尿病、心脑血管疾病、乳腺增生、痛经、肠胃病、骨关节疼痛、免

疫功能异常、炎症等。

在体内毒素积聚的部位刮痧就会有痧出现。刮拭出痧可将含有内毒素的血液以痧的形式排出血管之外。出痧还有消炎杀菌的作用。与药物不同，刮痧的消炎杀菌作用是通过调整肌体气血运行，改善微循环，增强淋巴细胞、白细胞的吞噬能力，促使体内废物、毒素加速排泄，以自身新陈代谢能力和调节能力增强而消炎杀菌的。

2. 快速清洁体内环境，抗衰美容

当某脏腑器官处于亚健康或出现病理改变时，新陈代谢速度随之减慢，代谢产物不能及时通过正常渠道排出，就会污染内环境导致早衰。

内环境污染引起的症状或疾病：面色晦暗、口渴、口臭、便秘、尿黄、急躁易怒、食欲减退或头晕、疲劳、失眠健忘等各种症状。

刮痧使皮肤汗孔开泄并出痧，可直接快速地排除血液中的代谢产物，推动经络气血的运行，促进新陈代谢，改善微循环，清洁、净化肌肤和脏腑内环境。刮拭躯干四肢部位经穴和全息穴区，可以调理脏腑，恢复和增强肌体自身的排泄功能，通过利尿、通便、发汗等途径，及时排泄代谢产物。

3. 增强免疫调节功能，提高抗病能力

竞争压力、吸烟、酗酒、敖夜等不良的生活方式严重影响了现代人的免疫调节功能。舒适的生活环境，使肌肉的收缩力减弱，自身的应激能力和调节功能下降；精加工的食物，使胃肠的蠕动能力降低；严重的空气污染刺激呼吸道，污染血液。由此带来的结果是人们同样易患感冒、哮喘、过敏性疾病、传染性疾病以及免疫调节功能异常。

人体血液、淋巴液和组织间液中有许多具有免疫功能的淋巴细胞及血液中的吞噬细胞，对体内异物（非正常组织、外来组织）有识别和排除的能力，被称为体内的"清道夫"。刮拭所出的痧会很快被它们识别出来并排出体外。经常刮痧，出痧和退痧的过程可以激活肌体的免疫细胞，使体内清道夫的排异能力增强，有效、快速清除病理产物。

4. 快速活血化瘀、消除身体疼痛

中医认为，经络气血"不通则痛"，气滞血瘀是引发疼痛性疾病的重要原因。比如头痛、颈肩腰腿痛、胃肠痉挛性疼痛、神经痛等各种疼痛性疾病。气滞血瘀还可以引起头晕目眩、疲乏无力、气短胸闷、痤疮、黄褐斑、面色萎黄或晦暗等各种亚健康症状。

刮痧疗法的特点是"以通为补""以泄为补"，而不是从外部向体内补充营养物质。刮拭刺激皮肤，使汗孔开泄，迅速出痧，疏通经脉，活血化瘀，排毒解毒。血脉畅通，气血运行通达五脏六腑，即可以及时为细胞补充氧气和各种营养素。

刮痧是自我诊断治疗和自我美容的妙法

刮痧之所以在民间广泛流传，经久不衰，除了它具有安全速效、好学好用、操作简便的特点以外，还和它能帮助人们自我诊断健康状况，自我防病治病、自我养颜美容分不开。

1. 自我诊断健康状况

刮痧可以根据痧象（出痧的多少，所在的部位，颜色深浅）和刮拭过程中的阳性反应（局部有无疼痛、疼痛轻重、疼痛性质，刮痧时刮板下有无障碍和阻力）诊断对应脏腑器官的健康状况，具有操作简便、超前诊断、诊断和治疗同步进行、无毒副作用等特点。

2. 自我防病治病

气血是构成人体和维持生命活动的基本物质之一。气血运行通畅，人体就能保持健康；气血运行不畅，则组织器官缺氧，细胞早衰，影响人体健康。刮痧具有疏通经络，畅达气血，营养细胞等作用，有预防疾病、防衰抗老的效果。

3. 自我养颜美容

刮痧可以活血化瘀，排除体内毒素，清洁净化内环境的作用。刮痧使肌肤局部的毛细血管扩张，局部组织血容量增多，血液循环加快而产生热效应。这种热效应使皮肤新陈代谢活跃，有利于受损组织的修复、更新与功能恢复，从而达到养颜美容，延缓面部皮肤衰老的目的。

第二章 刮痧时必须要做的准备

刮痧的器具

1. 选择刮痧的工具

刮痧工具包括刮痧板和润滑剂。工具的选择直接关系刮痧治病保健的效果。古代用汤勺、铜钱、嫩竹板等作为刮痧工具，用麻油、水、酒作为润滑剂。这些工具虽然取材方便，能起到一些刮痧治疗作用，但因其简陋、本身无药物治疗作用，均已很少应用。现多选用经过加工的有药物治疗作用并且没有副作用的工具。这样的工具能发挥双重的作用，既能作为刮痧工具使用，其本身又有治疗作用，可以明显提高刮痧的疗效。

刮痧板

刮痧板是刮痧的主要工具。目前各种形状的刮痧板、集多种功能的刮痧梳已相继问世，其中有水牛角制品，也有玉制品和玛瑙制品。水牛角质地坚韧，光滑耐用，药源丰富，加工简便。药性与犀牛角相似，只药力稍逊，常为犀牛角之代用品。水牛角味辛、咸、寒。辛可发散行气、活血润养；咸能软坚润下；寒能清热解毒。因此水牛角具有发散行气，清热解毒，活血化瘀的作用。玉性味甘平，入肺经，润心肺，清肺热。据《本草纲目》介绍：玉具有清音哑，止烦渴，定虚喘，安神明，滋养五脏六腑的作用，是具有清纯之气的良药，可避秽浊之病气。古人常将玉质品佩戴在手腕、颈部及膻中部位，若将玉质刮痧板佩戴在膻中部位，不仅方便使用，通过其对局部的按摩和某些成分的慢性吸收，还可养神宁志，健身祛病。水牛角及玉质刮痧板均有助于行气活血、疏通经络而没有副作用。

刮痧板一般加工为长方形，边缘光滑，四角钝圆，弧度自然。刮板的两长边，一边稍厚，一边稍薄。薄面用于人体平坦部位的治疗刮痧，凹陷的厚面适合于按摩保健刮痧，刮板的角适合于人体凹陷部位刮拭。

水牛角刮板如长时间置于潮湿之地，或浸泡在水里，或长时间暴露在干燥的空气中，容易发生裂纹，影响使用寿命。因此刮毕洗净后应立即擦干，最好放在塑料袋或皮套内保存。玉质板在保存时要避免磕碰。

为避免交叉感染，最好固定专人专板使用。水牛角刮痧板可以使用1：1000的新洁尔灭、75%的酒精或者0.5%的碘伏擦拭消毒。玛瑙和玉制品的刮痧板，除了擦拭消毒还可以使用高压或者煮沸消毒。

润滑剂

刮痧治疗的润滑剂应为有药物治疗作用的润滑剂，这种润滑剂应由具有清热解毒、活血化瘀、消炎镇痛作用，同时又没有毒副作用的药物及渗透性强、润滑性好的植物油加工而成。药物的治疗作用有助于疏通经络，宣通气血，活血化瘀。植物油有滋润保护皮肤的作用。刮痧时涂以润滑剂不但减轻疼痛，加速病邪外排，还可保护皮肤，预防感染，使刮痧安全有效。比如活血润肤脂和刮痧活血剂两种。活血润肤脂的作用较为广泛，因为活血润肤脂为软膏制剂，不但润滑性好，涂抹时不会因向下流滴而弄脏衣服，易被皮肤吸收，活血润肤作用持久，特别适合于面部美容刮痧，可作刮痧和美容护肤两用。

2. 刮痧板什么材质最好

常用的多功能刮痧板主要材料为砭石与水牛角两种，其结构包括面、厚边、薄边和棱角部分。治疗疾病用刮法时多用薄边，保健多用厚边，关节附近穴位和需要点按穴位时多用棱角刮拭。

砭石刮痧板：

（1）砭石质感非常细腻、柔和，摩擦皮肤时有很好的皮肤亲和力，受术者感觉非常舒服。

（2）砭石刮痧板刮拭人体皮肤时，可产生丰富的超声波脉冲，每刮拭一次可产生的平均超声波脉冲数可达3698次。科学研究表明，超声波有改善人体血液微循环、镇痛、改善心肌的血液供应、增加胃肠蠕动、抑制癌细胞生长、消除体内多余脂肪等作用。

（3）砭石具有极佳的远红外辐射能力，可增强人体细胞的正常机能，提高吞噬细胞的吞噬功能，使杀菌力、免疫力等均有所提高，能改善各种疾病引起的病变，延缓衰老；同时能改善人体血液微循环，从而可防治冠心病、高血压、肿瘤、关节炎、四肢发凉等病症的发生；砭石还能促进新陈代谢，使新陈代谢产生的毒素和废物迅速排出体外，减轻肝脏及肾脏的负担；砭石刮痧还具有能降低血液黏度，防止血栓形成的作用，可减轻胸闷、心悸、头昏、麻木等症状。

水牛角刮痧板：

（1）以天然水牛角为材料，水牛角本身是一种中药，水牛角味辛、苦、寒，所以水牛角具有清热解毒、凉血、定惊、行气等功效，对人体肌表无毒性刺激和化学不良反应。

（2）水牛角在中国古代以至现代南方少数民族地区均视为避邪祛灾之吉祥物，随身携带或刮拭皮肤都有避邪强身之功，为理想的强身祛病之佳品。

（3）水牛角的角质蛋白和人体肌肤蛋白大致相同，水牛角做成的刮痧板光滑柔润，皮肤感觉舒适。使用水牛角刮痧板刮痧时，与人体体表摩擦生热，可使水牛角刮痧板蛋白轻微溶解，还可起到滋养皮肤的作用。

3. 刮痧的持板方法及手法

正确的持板方法是把刮痧板的长边横靠在手掌心，大拇指和其他四个手指分别握住刮痧板的两边，刮痧时用手掌心的部位向下按压。单方向刮拭，不要来回刮。刮痧板与皮肤表面的夹角一般为30度到60度，以45度角应用的最多，这个角度可以减轻刮痧过程中的疼痛，增加舒适感。

手拿刮板，治疗时刮板厚的一面对手掌，保健时刮板薄的一面对手掌。刮拭方向从颈到背、腹、上肢再到下肢，从上向下刮拭，胸部从内向外刮拭，力度要均匀。刮痧板一定要消毒。刮痧时间一般每个部位刮3—5分钟，最长不超20分钟。对于一些不出痧或出痧少的患者，不可强求出痧，以患者感到舒服为原则。刮痧次数一般是第一次刮完等3—5天，痧退后再进行第二次刮治。出痧后一至两天，皮肤可能轻度疼痛、发痒，这些反应属正常现象。

刮痧时患者的体位

人体的整体刮拭顺序是：先头部、颈部、背部、腰部，然后腹部、胸部，最后刮上肢、下肢。刮拭的方向都是从上往下刮拭，胸部处由内向外刮拭。每个部位先刮阳经，后刮阴经。先刮人体左侧，再刮人体右侧。

1. 头部

【方法】

头部有头发覆盖，可以不涂抹刮痧润滑剂而直接在头发上面用刮痧板刮拭，方法用平补平泄的方法，刮至头皮有热感。

【主治病症】

头部刮痧具有改善头部血流循环，疏通全身阳气等作用，可预防和治疗脑血栓、神经衰弱、各种类型的头痛、高血压、眩晕、记忆力衰退、老年痴呆、感冒、脱发等。利用牛角梳子对头部进行刮拭，可产生良好的治疗效果。

2. 面部

【方法】

（1）刮拭前额部：从前额正中线开始，分别向两侧刮拭，上方刮至前发际，下方刮至眉毛，经鱼腰穴、丝竹空穴等。

（2）刮拭两颧部：由内侧向外刮拭，经承泣穴、四白穴、下关穴、听宫穴、耳门穴等。

（3）刮拭下颌部：以承浆穴为中心，分别向两侧刮拭，经过地仓穴、颊车穴等。

【主治病症】

面部刮痧具有养颜美容的功效，可防治眼病、鼻病、耳病、面瘫、雀斑等五官科疾病。面部刮痧适宜选用S形刮痧板或小的多功能刮痧板，动作宜轻柔，不可过猛过重，以不出痧为度。对于眼耳口鼻等部位可以用手指刮摩来代替刮痧板。

3. 颈部

【方法】

（1）刮拭颈部正中线：从哑门穴刮至大椎穴。

（2）刮拭颈部两侧到肩：从风池穴开始到肩井穴。

【主治病症】

颈部刮痧可治疗感冒、头痛、近视、咽炎、颈椎病等。还可以用于治疗癫痫、脑震荡后遗症、失眠等。适宜采用多功能牛角刮痧板或者方形牛角刮痧板。

4. 背部

【方法】

背部的刮拭方向是从上到下，骶部的刮拭方向是自下而上。一般先刮背正中线的督穴，再刮两侧的膀胱经和夹脊穴。也可以根据病变在背部的全系反射对应区进行刮拭并结合揉法，由轻至重进行刮拭。

【主治病症】

可预防全身五脏六腑的病症。适宜使用多功能牛角刮痧板或者方形牛角刮痧板。

5.胸部

【方法】

（1）刮拭胸部正中线：从天突穴经膻中穴向下刮至鸠尾穴，用刮板角部自上而下刮。

（2）刮拭胸部两侧：以任脉为界，沿肋骨走向由内向外，先左后右刮拭。

（3）中府穴：宜用刮板棱角部从上向下刮。

【主治病症】

胸部刮痧主治心肺疾患，可预防支气管炎、哮喘、乳腺炎、乳腺癌等。可采用多功能牛角刮痧板或者肾形牛角刮痧板等。

6.腹部

【方法】

腹部由上往下刮拭。用砭板的一边 1/3 边缘，从左侧依次排刮至右侧，对内脏下垂的患者，宜从下往上刮拭。

【主治病症】

主要治疗肝胆、脾、肾、大小肠等腹腔脏器的病变。比如胆囊炎、消化不良、便秘、泄泻等。

刮痧疗法的种类

刮痧方法包括持具操作和徒手操作两大类。持具操作又包括刮痧法、挑痧法、放痧法。徒手操作又叫撮痧法，具体为揪痧法、扯痧法、挤痧法、焠痧法、拍痧法。

1.刮痧法

刮痧法又分为直接刮法和间接刮法两种：

直刮法：指在施术部位涂上刮痧介质后，然后用刮痧工具直接接触患者皮肤，在体表的特定部位反复进行刮拭，至皮下呈现痧痕为止。

具体操作为：病人取坐位或俯伏位，术者用热毛巾擦洗病人被刮部位的皮肤，均匀地涂上刮痧介质。术者持刮痧工具，在刮拭部位进行刮拭，以刮出出血点为止。

间接刮法：先在病人将要刮拭的部位放一层薄布，然后再用刮拭工具在布上刮拭，称为间接刮法。此法可保护皮肤。适用于儿童、年老体弱、高热、中枢神经系统感染、抽搐、某些皮肤病患者。

2. 挑痧法

术者用针挑病人体表的一定部位，以治疗疾病的方法。具体方法为：术者用酒精棉球消毒挑刺部位，左手捏起挑刺部位的皮肉，右手持三棱针，对准部位，将针横向刺入皮肤，挑破皮肤 0.2—0.3 厘米，然后再深入皮下，挑断皮下白色纤维组织或青筋，有白色纤维组织的地方，挑尽为止。如有青筋的地方，挑 3 下，同时用双手挤出瘀血。术后碘酒消毒，敷上无菌纱布，胶布固定。

3. 放痧法

放痧法又分为"点刺法"和"泻血疗法"。

泻血疗法具体为：常规消毒，左手拇指压在被刺部位下端，上端用橡皮管结扎，右手持三棱针对准被刺部位静脉，迅速刺入脉中 0.5—1 分深，然后出针，使其流出少量血液，出血停止后，以消毒棉球按压针孔。当出血时，也可轻按静脉上端，以助瘀血排出，毒邪得泄。此法适用于肘窝、腘窝及太阳穴等处的浅表静脉，用以治疗中暑、急性腰扭伤、急性淋巴管炎等病。

点刺法，即针刺前先推按被刺部位，使血液积聚于针刺部位，经常规消毒后，左手拇、食、中三指夹紧被刺部位或穴位，右手持针，对准穴位迅速刺入 1—2 分深，随即将针退出，轻轻挤压针孔周围，使出血少量，然后用消毒棉球按压针孔。此法多用于手指或足趾末端穴位，如十宣穴、十二井穴或头面部的太阳穴、印堂穴、攒竹穴、上星穴等。

挑痧法及放痧法必须灭菌操作，以防止感染，针刺前消除患者紧张心理，点刺时手法宜轻宜快宜浅，出血不宜过多，以数滴为宜。注意勿刺伤深部动脉。另外，病后体弱、明显贫血、孕妇和有自发性出血倾向者不宜使用。为防止晕针，患者最好采取卧位，术后休息后再走。

4. 揪痧法

指在施术部位涂上刮痧介质后，然后施术者五指屈曲，用自己食、中指的第二指节对准施术部位，把皮肤与肌肉揪起，然后瞬间用力向外滑动再松开，这样一揪一放，反复进行，并连续发出"巴巴"声响。在同一部位可连续操作 6—7 遍，这时被揪起部位的皮肤就会出现痧点。

5. 扯痧法

扯痧疗法是医者用自己的食指、大拇指提扯病者的皮肤和一定的部位，使表浅的皮肤和部位出现紫红色或暗红色的痧点。此法主要应用于头部、颈项、背部、面部的太阳穴和印堂穴。

6. 挤痧法

医者用大拇指和食指在施术部位用力挤压，连续操作4—5次，挤出一块块或一小块紫红痧斑为止。此种方法一般用于头额部位的腧穴。

7. 焠痧法

用灯心草蘸油，点燃后，在病人皮肤表面上的红点处烧燃，手法要快，一接触到病人皮肤，立即离开皮肤，往往可听见十分清脆的灯火燃烧皮肤的爆响声。适用于寒证。如见腹痛，手足发冷等。

8. 拍痧法

用虚掌拍打或用刮痧板拍打体表施术部位，主要拍双肘关节内侧和膝盖或大腿内侧，或者是发病有异常感觉的身体部位，比如痛痒、胀麻的部位。

刮痧的疗程及实施步骤

1. 刮痧的疗程

刮痧疗法属自然疗法。用刮痧板在皮肤表面进行治疗，刮痧板和润滑剂虽然有一定的药物作用，但二者只接触皮肤表面，起保护滋润皮肤、加强疏通经络、刺激全息穴区的效果，进入体内的药量微乎其微。因此，刮痧治疗无严格的疗程之分。在治疗刮痧时，为便于观察治疗反应及疗效，根据病情的轻重缓急，大致确定疗程如下：急性病两次治疗为一个疗程。慢性病4次治疗为一个疗程。

任何疾病的发生，都是经络气血运行失常，脏腑阴阳失调所致。经络学说是中医刮痧治疗的理论基础，以经络学说和全息诊疗学说为基础的经络全息刮痧法，广泛适用于临床各种病症。经络全息刮痧法采用刮拭皮肤的经络穴位和全息穴区为治疗手段，这种特殊的治疗手段使其对某些疾病有显著的疗效，这些疾病就是其最佳适应证。

2. 刮痧实施步骤

选择工具

刮痧板应边缘光滑，边角钝圆，厚薄适中。应仔细检查其边缘有无裂纹及粗糙处，以免伤及皮肤。

解释说明工作

初诊病人刮痧时，应先向病人介绍刮痧的一般常识。对精神紧张、疼痛敏感者，更应作好解释安抚工作，以便取得病人的积极配合。

选择体位

应选择便于刮痧者操作，既能充分暴露所刮的部位，又能使患者感到舒适，有利于刮拭部位肌肉放松，可以持久配合的体位。

一般采取坐位，选用有靠背的椅子。刮腰背部，男士面向椅背骑坐，女士侧坐，使其身体有所依靠。刮胸腹部、上肢及下肢前侧采取正坐位。刮下肢后侧采取双手扶靠椅背的站立姿势，病情重或体力衰弱的虚证病人可采取卧位，根据刮拭部位的需要仰卧、俯卧或侧卧。被刮拭部位肌肉放松有利于操作。

涂刮痧润滑剂

暴露出所刮拭的部位，在刮拭的经络穴位处涂刮痧润滑剂。使用活血润肤脂可从管口中挤出少量，涂抹在被刮拭部位，用刮板涂匀即可。如使用刮痧活血剂则将瓶口朝下，使刮痧活血剂从小孔中自行缓慢滴出，忌用手挤压。因刮痧活血剂过多，不利于刮拭，还会顺皮肤流下弄脏衣服。

刮拭

手持刮板，先用刮板边缘将滴在皮肤上的刮痧润滑剂自下向上涂匀，再用刮板薄面约 1 寸宽的边缘，沿经络部位自上向下，或由内向外多次向同一方向刮拭。注意每次刮拭开始至结束力量要均匀一致，每条经络或穴区依病情需要刮 20 至 30 次左右。

刮痧保健运板方法

1. 刮痧的运板方法有几十种之多，但是最常用的主要有以下几种：

面刮法：面刮法是刮痧最常用、最基本的刮拭方法。手持刮痧板，向刮拭的方向倾斜 30 度至 60 度，以 45 度角应用最为广泛，根据部位的需要，将刮痧板的 1/2 长边或整个长边接触皮肤，自上而下或从内到外均匀地向同一方向直线刮拭。面刮法适用于身体比较平坦部位的经络和穴位。

平刮法：操作方法与面刮法相似，只是刮痧板向刮拭的方向倾斜的角度小于15度，并且向下的渗透力比较大，刮拭速度缓慢。平刮法是诊断和刮拭疼痛区域的常用方法。

推刮法：操作方法与面刮法相似，刮痧板向刮拭的方向倾斜的角度小于45度（面部刮痧小于15度），刮拭的按压力大于平刮法，刮拭的速度也慢于平刮法，每次刮拭的长度要短。推刮法可以发现细小的阳性反应，是诊断和刮拭疼痛区域的常用方法。

单角刮法：用刮痧板的一个角部在穴位处自上而下刮拭，刮痧板向刮拭方向倾斜45度。这种刮拭方法多用于肩部肩贞穴，胸部膻中、中府、云门穴，颈部风池等穴。因接触面积比较小，所以要特别注意用力过猛而损伤皮肤。

双角刮法：用刮痧板凹槽处的两角部刮拭，以凹槽部位对准脊椎棘突，凹槽两侧的双角放在脊椎棘突和两侧横突之间的部位，刮痧板向下倾斜45度，自上而下的刮拭。这种刮拭方法常用于脊椎部位的诊断、保健和治疗。

点按法：将刮痧板角部与穴位呈90度角向下按压，由轻到重，逐渐加力，片刻后迅速抬起，使肌肉复原，多次重复，手法连贯。这种刮拭方法适用于无骨骼的软组织处和骨骼缝隙、凹陷部位，如人中穴、膝眼穴。

厉刮法：将刮痧板角部与刮拭区呈90度角垂直，并施以一定的压力，刮痧板始终不离皮肤，做短距离（约1寸长）前后或左右摩擦刮拭。这种刮拭方法适用于头部全息穴区的诊断和治疗。

平面按揉法：用刮痧板角部的平面以小于20度角按压在穴位上，做柔和、缓慢的旋转运动，刮痧板角部平面始终不离开所接触的皮肤，按揉压力应渗透至皮下组织或肌肉。这种刮拭方法常用于对脏腑有强壮作用的穴位，如合谷、足三里、内关穴以及手足全息穴区、后颈、背腰部全息穴区中疼痛敏感点的诊断和治疗。

垂直按揉法：垂直按揉法将刮痧板的边缘以90度角按压在穴区上，刮痧板始终不离开所接触的皮肤，作柔和的慢速按揉。垂直按揉法适用于骨缝部穴位，以及第二掌骨桡侧全息穴区的诊断和治疗。

2. 特殊刮痧方法

揉刮法：根据刮拭范围的大小，以刮痧板整个长度的一半长边接触皮肤，刮痧板向刮拭的方向倾斜，倾斜的角度尽量小于15度，自上而下或从内向外均匀地连续做缓慢、柔和的旋转刮拭，即边刮拭边缓慢向前旋转移动，向前移动的推动力小于向下按压的力量。

摩刮法：两手各持一块刮痧板，将刮痧板平面置于手掌心或四指部位，手指不接触皮肤，两块刮痧板平面紧贴面部两侧皮肤，以掌心或四指力量按压刮痧板的平面，将按压力渗透进肌肉深部，两块刮痧板在面部两侧同时自下而上或从外向内均匀连续做缓慢、柔和的旋转移动，即边按压边缓慢向前旋转移动，向前移动的推动力小于向下按压的力量。

提拉法：两手各持一块刮痧板，放在面部同一侧，用刮痧板整个长边接触皮肤，刮痧向刮拭的方向倾斜，倾斜的角度为20—30度，两块刮痧板交替从下向上刮拭，刮拭的按压力渗透到肌肉的深处，以肌肉运动带动皮肤向上提升，边提升边刮拭，向上提升的拉力和向下按压的力度相等。也可以两手各持一块刮痧板，分别放在面部两侧，同时刮拭提拉两侧肌肤。

刮痧刺激后的痧痕和痧象

刮痧工具作用在人体表面后，皮肤会对这种刺激产生各种各样的反应，发生颜色和形态的变化，这种变化和反应就是"痧象"，也称"痧痕"。常见的痧痕包括体表局部潮红，紫红或紫黑痧斑，点状紫红小疹子，与此同时常伴有不同程度的热痛感。皮肤的这些变化会持续一至数天。只要刮数分钟，凡有病原的部位它的表面轻则可见微红或花红点，重者出现斑块，甚至见黑色块，摸上去稍有阻碍或隆突感。较严重的青黑斑块在刮拭时会有痛感，如无病，就没有反应和痛感。

痧痕对疾病的诊断，治疗，病程，预后判断方面有一定的临床指导意义。痧色鲜红，呈点状多为表证，病程短，病情轻，预后好；痧色暗红，呈斑片状或瘀块，痧粒密集，多为里证，病程长，病情重，预后差。随着刮痧的治疗，痧象颜色由暗变红，由斑块变成散点，说明病情在好转，治疗是有效的。一般说来，无病者或属于减肥、美容或保健刮拭者，一般无明显痧象。

"痧象"是疾病在体表的病理反应，而刮痧疗法就是利用边刮痧工具或手指或针具在人体体表一定的特定刺激部位或穴位上施以反复的刮拭、提捏、挑刺、揪挤等手法，使皮肤出现片状或点片状瘀血的刺激反应，以达到疏通经络、扶正祛邪、调整脏腑功能、恢复生理状态、排泄毒素、退热镇痉、开窍醒神、祛除疾病为目的的一种物理性的外治疗法，也是从临床实践中总结出来的一种非药物治疗法，多年来一直流传和应用于民间，深受广大群众的欢迎。

刮拭要领与技巧

一个刮痧治疗的成功与否，刮拭要领是至关重要的，一次刮痧的疗效如何和刮拭要领是紧密联系的，我们主要介绍常用刮痧手法的刮拭要领。

1. 按压力

刮痧时除向刮拭方向用力外，更重要的是要有对肌肤向下的按压力，须使刮拭的作用力传导到深层组织，才能达到刺激经脉和全息穴区的深度，这样才有治疗作用。刮板作用力透及的深度应达到皮下组织或肌肉，如作用力大，可达到骨骼和内肌。刮痧最忌不使用按力，仅在皮肤表面摩擦，这种刮法，不但没有治疗效果，还会形成表皮水肿。但人的体质、病情不同，治疗时按压力强度也不同。各部位的局部解剖结构不同，所能承受的压力强度也不相同，在骨骼凸起部位按压力应较其他部位适当减轻。力度大小可根据患者体质、病情及承受能力决定。正确的刮拭手法，应始终保持稳定的按压力。每次刮拭应速度均匀，力度平稳。

2. 点、面、线相结合

点即穴位，穴位是人体脏腑经络之气输注于体表的部位。面即指刮痧治疗时刮板边缘接触皮肤的部分，约有1寸宽。这个面，在经络来说是其皮部；在全息穴区来说，即为其穴区。线即指经脉，是经络系统中的主干线，循行于体表并连及深部，约有1毫米宽。点、面、线相结合的刮拭方法，是在疏通经脉的同时，加强重点穴位的刺激，并掌握一定的刮拭宽度。因为刮拭的范围在经脉皮部的范围之内，经脉线就在皮部范围之下，刮拭有一定的宽度，便于准确地包含经络，而对全息穴区的刮拭，更是具有一定面积的区域。刮痧法，以疏通调整经络为主，重点穴位加强为辅。经络、穴位相比较，重在经络，刮拭时重点是找准经络，宁失其穴，不失其经。只要经络的位置准确，穴位就在其中，始终重视经脉整体疏通调节的效果。点、面、线相结合的方法是刮痧的特点，也是刮痧简便易学、疗效显著的原因之一。

3. 刮拭长度

在刮拭经络时，应有一定的刮拭长度，约市尺的4至5寸，如需要治疗的经脉较长，可分段刮拭。重点穴位的刮拭除凹陷部位外，也应有一定长度。一般以穴位为中心，上下总长度4至5寸，在穴位处重点用力。在刮拭过程中，一般需一个部位刮拭完毕后，再刮拭另一个部位。遇到病变反应较严重的经穴或穴区，刮拭反应较大时，为缓解疼痛，可先刮拭其他经穴处。让此处稍事休息后，再继续治疗。

刮拭后的反应

刮痧治疗，由于病情不同，治疗局部可出现不同颜色、不同形态、不同数量的痧。皮肤表面的痧有鲜红色、暗红色、紫色及青黑色。痧的形态有散在、密集或斑块状，湿邪重者皮肤表面可见水疱样痧。皮肤下面深层部位的多为大小不一的包块状或结节状。深层痧表面皮肤隐约可见青紫色。刮痧治疗时，出痧局部皮肤有明显发热的感觉。

刮痧治疗半小时左右，皮肤表面的迹逐渐融合成片。深部包块样痧慢慢消失，并逐渐由深部向体表扩散。在12小时左右，包块样痧表面皮肤逐渐呈青紫色或青黑色。深部结节状痧消退缓慢，皮肤表面12小时左右亦逐渐呈青紫色或青黑色。

刮痧后24至48小时内，出痧严重者局部皮肤表面微微发热，出痧表面的皮肤在触摸时有疼痛感。如刮拭手法过重或刮拭时间过长，体质虚弱者会出现短时间的疲劳反应，严重者24小时以内会出现低烧，休息后即可恢复正常。

刮出的痧一般5至7天即可消退。痧消退的时间与出痧部位、痧的颜色和深浅有密切的关系。阴经所出的痧，较阳经所出的痧消退得慢，慢者一般延迟至2周左右消退。胸背部的痧、上肢的痧、颜色浅的痧及皮肤表面的痧消退较快，下肢的痧、腹部的痧、颜色深的痧，及皮下深部的痧消退较慢。

刮痧操作步骤

（1）首先要向患者做简要解释，以消除其紧张恐惧心，以取得信任、合作与配合。

（2）准备齐全刮痧器具与用品。检查刮具边缘是否光滑、安全，并做好必要的消毒工作。

（3）根据病人所患疾病的性质与病情，并结合患者的体质。确定治疗部位，尽量暴露，用毛巾擦洗干净，选择合适的体位。

（4）在刮拭部位均匀地涂布刮痧介质，用量宜薄不宜厚。

（5）一般右手持刮痧工具，灵活利用腕力、臂力，切忌生硬用蛮力，硬质刮具的平面与皮肤之间角度以45度为宜，切不可成推、削之势。

（6）用力要均匀、适中，由轻渐重，力度要均匀，并保持一定的按压力，以病人能耐受为度，使刮拭的作用力传达到深层组织，而不是在皮肤表面进行摩擦。刮拭面尽量拉长，点线面三者兼顾，综合运用，点是刺激穴位，线是循径走络，面是作用皮部。

（7）刮痧时要顺一个方向刮，不要来回刮，以皮下出现轻微紫红或紫黑色痧点、斑块即可。应刮完一处之后，再刮相邻部位，不要无序地东刮一下，西刮一下。

（8）保健刮须和头部刮治，可不用刮溶介质，亦可隔衣刮拭，以病人能耐受为度。

（9）任何病症，宜先刮拭颈项部，再刮其他患处。一般原则是先刮头颈部、背部，再刮胸腹部，最后刮四肢和关节。关节部位应按其结构，采用点揉或挤压手法。

（10）如刮取头、额、肘、腕、膝、踝及小儿皮肤时，可用棉纱线或头发团、八棱麻等刮擦之。腔部柔软处，还可用食盐以手擦之。

（11）刮拭方向原则按由上而下、由内而外的顺序刮拭。

（12）刮完后，擦干水渍、油渍。让病人穿好衣服，休息一会儿，再适当饮用一些姜汁糖水或白开水，会感到异常轻松和舒畅。

（13）一般刮拭后半小时左右，皮肤表面的痧点会逐渐融合成片，刮痧后24—48小时出痧表面的皮肤触摸时有痛感或自觉局部皮肤有微微发热。这些都属于正常反应，休息后即可恢复正常。一般深部出现的包块样痧或结节样痧在皮肤表面逐渐呈现紫色或青黑色，消退也较缓。

（14）刮痧时限与疗程，应根据不同疾病之间的性质及病人体质状况等因素灵活掌握。一般每个部位刮20次左右，以使病人能耐受或出痧为度。在刮痧治疗时，汗孔开泄，为了有利于扶正祛邪，防止耗散正气，或祛邪而不伤正，所以每次刮治时间，以20—25分钟为宜。初次治疗时间不宜过长、手法不宜太重，不可一味片面强求出痧。第二次间隔5—7日痧象消失后或患处无痛感时再实施，直到原处清平无斑块，病症自然就痊愈了。通常连续治疗7—10次为1个疗程，间隔10日再进行下一个疗程。如果刮拭完成两个疗程仍无效者，应进一步检查，必要时改用其他疗法。

刮痧板的清洗和保存

水牛角和玉石制的刮痧板，刮拭完毕可用肥皂洗净擦干或以酒精擦拭消毒，绝对不可高温消毒。

水牛角刮痧板长时间置于潮湿之处或浸泡在水里，或长期置于干燥的空气中，均会产生裂纹，影响使用寿命。因此刮毕洗净后应立即擦干，最好放在塑料袋或皮套内密封保存。

玉质刮痧板不怕水泡，也不忌干燥。但是容易碎裂，所以在保存时要避免磕碰。

有些刮痧板的上端有小孔，可以穿入线绳，随身携带，但在携带中要注意避免磕碰。

刮痧保健的方式

保健刮痧有两种方式，涂刮痧油刮拭和不涂刮痧油刮拭。这两种刮痧的目的不同，所以在刮拭时间、用力程度和保健效果等方面也各有不同。

涂刮痧油刮拭适用于定期保健刮痧（如1—2周或1—2月刮拭一次），亚健康的诊断和治疗。它具有行经活血、疏通经络、排毒解毒、化瘀止痛、净化血液和体内环境、调理脏腑的作用。

涂刮痧油刮拭必须涂刮痧油，使用刮痧油在皮肤上进行刮拭。根据体质和病症，用轻力，或介于轻重之间，局部适当用重力。刮痧后一般情况下皮肤会出痧或者毛孔张开。每次刮拭不超过30分钟。它的间隔期为同一部位的痧消退后再进行第二次刮痧。

不涂刮痧油刮拭适用于短时间刮痧保健，它有激发经气运行，疏通经络，舒筋活血的作用。

刮拭时不必涂刮痧油，直接在皮肤上刮拭，也可隔衣刮拭。根据健康状况，刮拭时用轻力或介于重力和轻力之间。刮拭到皮肤出现局部的潮红或有热感即可。每次刮拭同一部位不超过两分钟。不涂刮痧油刮拭可以每天进行。

保健刮痧的应用范围

刮痧在中医理论的指导下可以进行宏观的中医定位诊断。与西医学的诊断不同，刮痧保健也可以对亚健康进行定位和定性。

不同的亚健康症状或不同的疾病，出痧和再现阳性反应的部位各异，同一种亚健康症状或同一种疾病，出痧和出现阳性反应的部位又有一定的规律性。这种规律性多与经络的循行分布，全息穴区的分布以及脏腑器官、经络的病理状态有直接的关系，掌握了这种规律，排除局部的病变，就可以根据出痧和阳性反应的部位来判断是否为亚健康或疾病的病位。

同一部位，痧象形态、疏密、深浅颜色不同的轻重程度有一定的规律性。皮下或肌肉组织发现有结节或条索状的阳性反应，不伴有疼痛感觉，提示虽然经脉气血瘀滞时间长，是以前病变的反应，目前没有症状表现。如果发现有结节或条索状的阳性反应，并伴有经脉气血瘀滞时间长，目前仍有炎症或症状表现。

刮痧后不同的阳性反应也反映了不同的病因，比如酸痛是气血不足的虚证，胀痛是气机运行障碍的气郁、气滞证；刺痛是血液运行障碍的血瘀证。根据痧的色泽，形态，多少也可以判断人的体质、病因、病性等，因为这些都与人的健康状况有直接的关系。

通过痧象和阳性反应的变化可以了解病情的进退，判断刮痧调理的效果。

有时候痧象的形态可以反映病变的形态，如乳腺增生者、背部乳腺对应区痧象的形态，即提示胸部相对应部位乳腺增生的位置和形态，均匀的痧象提示乳腺弥漫性增生条索状或圆形痧斑提示乳腺条索状或结节状增生，痧的颜色越深，增生部位瘀血越严重。出痧不但可以判断乳腺增生的部位和程度，还可以迅速缓解症状。

第三章 刮痧的注意事项

刮痧前的注意事项

1. 刮痧疗法的适应症状

刮痧疗法临床应用范围较广。以往主要用于痧症，现扩展用于呼吸系统和消化系统等疾病，涉及内外妇儿各科疾病。

（1）痧症（多发于夏秋两季，微热形寒，头昏、恶心、呕吐，胸腹或胀或痛，甚则上吐下泻，多起病突然）：取背部脊柱两侧自上而下刮治，如见神昏可加用眉心、太阳穴。

（2）中暑：取脊柱两旁自上而下轻轻顺刮，逐渐加重。

（3）伤暑表证：取患者颈部痧筋（颈项双侧）刮治。

（4）伤暑里证：取背部刮治，并配用胸部、颈部等处刮治。

（5）湿温初起（见感冒、厌食、倦怠、低热等证）：取背部自上而下顺刮，并配用苎麻蘸油在腘窝、后颈、肘窝部擦刮。

（6）感冒：取生姜、葱白各 10 克，切碎和匀布包，蘸热酒先刮擦前额、太阳穴，然后刮背部脊柱两侧，也可配刮肘窝、腘窝。如有呕恶者加刮胸部。

（7）发热咳嗽：取颈部向下至第四腰椎处顺刮，同时刮治肘部、曲池穴。如咳嗽明显，再刮治胸部。

（8）风热喉痛：取第七颈椎至第七胸椎两旁（蘸盐水）刮治，并配用拧提颈部前两侧肌肉（胸锁乳突肌）约 50 次。

（9）呕吐：取脊柱两旁自上而下至腰部顺刮。

（10）腹痛：取背部脊柱旁两侧刮治。也可同时刮治胸腹部。

（11）疳积：取长强穴至大椎穴处刮治。

（12）伤食所致呕吐腹泻：取脊椎两侧顺刮。如胸闷、腹胀剧痛，可在胸腹部刮治。

（13）头昏脑涨：取颈背部顺刮。配合刮治或按揉太阳穴等。

（14）小腿痉挛疼痛：取脊椎两旁（第五胸椎至第七腰椎）刮治，同时配用刮治腘窝。

（15）汗出不畅：取背部、胸部顺刮。如手脚出汗不畅者，可在肘部、腘窝处刮治。

（16）风湿痹痛：取露蜂房100克，用酒浸3日后，蘸酒顺刮颈、脊柱两旁，同时取腘窝、肘部或痛处刮治，每日2次。

除此之外刮痧还可以治疗其他各种类型的疾病，比如妇科的痛经、闭经、月经不调等，我们在后面会一一提到其刮痧治疗的方法。

2. 刮痧疗法的慎用症

（1）有出血倾向的疾病，如血小板减少症、白血病、过敏性紫癜症等不宜用泻刮手法，宜用补刮或平刮法。如出血倾向严重者应暂不用此法。

（2）新发生的骨折患部不宜刮痧，外科手术疤痕处亦应在两个月以后方可局部刮痧。恶性肿瘤患者手术后，疤痕局部处慎刮。

（3）化脓性炎症、渗液溃烂的局部皮肤表面（如：湿疹、疱疹、疔、疖、痈、疮等病症），以及传染性皮肤病的病变局部禁刮。

（4）原因不明的肿块及恶性肿瘤部位禁刮，可在肿瘤部位周围进行补刮。

（5）下肢静脉曲张者，宜由下而上采取适当手法，手法要轻；血小板低下者（容易出血不止）、病危的人要谨慎刮拭。

3. 刮痧疗法的禁忌症

严禁给有刮痧禁忌证者刮痧，常见的刮痧禁忌证有以下几种：

（1）病人身体瘦弱，皮肤失去弹力，或背部脊骨凸起者，最好不要除痧，或不宜在背部除痧。

（2）患者有心脏病，如心肌梗死、心绞痛时，或水肿病者，或血友病，或出血倾向者，均不宜用除痧法。

（3）少儿体弱患者，老年体弱多病者，不可用本法。

（4）小儿囟门未合者禁刮。

（5）皮肤有感染疮疖、溃疡、瘢痕或有肿瘤的部位禁刮。

（6）经期、妊娠期下腹部要慎刮或禁刮；极度虚弱、消瘦者慎刮；心血管疾患者慎刮；过饥、过饱、过度疲劳者禁刮。

刮痧时的注意事项

治疗刮痧时，皮肤局部汗孔开泄，出现不同形色的痧，病邪、病气随之外排，同时人体正气也有少量消耗。为有利于扶正祛邪，增强治疗效果，治疗刮痧时应选择环境，根据病症选择适当的手法，注意掌握刮拭的时间，防止发生晕刮。危重病人应采用综合治疗。

1. 应对晕刮

晕刮，即在治疗刮痧过程中出现的晕厥现象。经络全息刮痧法虽然安全、无副作用，但个别患者有时因其本身在某个时刻不具备接受治疗刮痧的条件，或治疗刮痧时操作者的刮拭手法不当、刮拭时间过长、病人过度紧张，则会出现晕刮现象。

晕刮的原因：

（1）患者对治疗刮痧缺乏了解，精神过度紧张或对疼痛特别敏感者。

（2）空腹、熬夜及过度疲劳者。

（3）刮拭手法不当，如体质虚弱、出汗、吐泻过多或失血过多等虚证，采用了力度过重的刮拭手法。

（4）刮拭部位过多，时间过长，超过 25 分钟者。

晕刮的症状：

发生晕刮时，轻者出现休克晕厥的征兆比如精神疲倦、头晕目眩、面色苍白、恶心欲吐、出冷汗、心慌、四肢发凉，重者血压下降，神志不清，出现休克晕厥。

晕刮的治疗：

应立即停止原来的治疗刮痧。抚慰患者勿紧张，帮助其平卧，注意保暖，饮温开水或糖水。重者马上拿起刮板用角部点按人中穴，力量宜轻，避免重力点按后局部水肿。对百会穴和涌泉穴施以泻刮法，患者病情好转后，继续刮内关、足三里。采取以上措施后，晕刮可立即缓解。如患者晕刮现象仍然不缓解则需要立即采取急救措施。

晕刮的预防：

（1）对初次接受刮痧治疗者，应作好说明解释工作，消除患者不必要的顾虑。

（2）选择舒适的体位以便配合治疗。

（3）空腹、过度疲劳、熬夜后不宜用治疗刮痧法。

（4）根据患者体质选用适当的刮拭手法。对体质虚弱、出汗、吐泻过多、失血过多等虚证，宜用补刮手法。

（5）治疗刮痧部位宜少而精，掌握好刮痧时间，不超过 25 分钟。当夏季室温过高时，患者出汗过多，加之刮痧时汗孔开泄，体力消耗，易出现疲劳，因此要适当的缩短刮拭的时间。

（6）在治疗刮倾过程中，要经常询问病人的感觉和观察病人的反应，及时发现晕刮的先兆。做到以上几条，完全可以防止晕刮的发生。

2. 防痧手法

除痧时手法要均匀一致，防止刮破皮肤，以免引起感染。除痧过程中，应询问病人的感觉情况，以便随时调整病人体位和改进施术的手法。除痧使用的用具必须清洗消毒，特别是给乙肝病人或乙型肝炎表面抗原阳性携带者除痧时，由于皮下渗血，肝炎病毒可能污染用具，刮痧后，用具一定要经高温消毒，以防止血源性传播。

3. 冬日刮痧

在冬天刮痧时，室内一定要暖和，注意刮痧部位刮痧结束后及时覆盖保暖，防止着凉，加重病情，也不要对着空调，要尽量避风。刮痧时尽量使用专用刮痧用具，不要使用其他的代用品刮痧（如铜钱、瓷器、红花油等）。前一次刮痧部位的痧斑未退之前，不宜在原处进行再次刮拭出痧。再次刮痧时间需间隔 3—6 天，以皮肤上痧退为标准。

4. 避风保暖

治疗刮痧时应避风，注意保暖。室温较低时应尽量减少暴露部位，夏季高温时不可在电扇处或有对流风处刮痧。因刮痧时皮肤汗孔开泄，如遇风寒之邪，邪气可通过开泄的毛孔直接入里，不但影响刮痧的疗效，还会因感受风寒引发新的疾病。

5. 不同部位的刮痧

头部、面部可不必抹刮痧油，保健刮痧可以隔着衣服刮拭；治病出痧，必须使用专门的刮痧油。刮完一次，应在痧退以后再在同一部位刮痧，平时可以用轻手法补刮，促进微循环，以加强退痧作用。

6. 不同皮肤的刮痧

皮肤病患行，皮损处干燥、无炎症、渗液、溃烂者（如神经性皮炎、白癜风、牛皮癣等病症），可直接在皮损处刮拭，皮肤及皮下无痛性的良性结节部位亦可直接刮拭。如皮损处有化脓性炎症、渗液溃烂的，以及急性炎症红、肿、热、痛者（如湿疹、疱疹、疔、疖、痈、疮等病症），不可在皮损处或炎症局部直接刮拭，可在皮损处周围刮拭。

7. 不必强出痧

刮痧治疗时，不可过分追求痧的出现。因为出痧多少受多方面因素的影响。患者体质、病情、寒热虚实状态、平时服用药物多少及室内的温度都是影响出痧的因素。

一般情况下，实证、热证比虚证、寒证容易出痧；血瘀之证出痧多；虚证出痧少；服药多者特别是服用激素类药物后，不易出痧；肥胖之人与肌肉丰满发达者不易出痧；阴经和阳经比较，阴经不易出痧；室温较低时不易出痧。出痧多少与治疗效果不完全成正比。如实证、热证出痧多少与疗效关系密切，而对不易出痧的病证和部位只要刮拭方法和部位正确，就有治疗效果。

实证、热证比虚证、寒证容易出痧；刮痧时，会有少许毛细血管出血，渗到附近组织，然后再吸收，会产生疼痛的感觉，这是增加抵抗力的一种方法，属于正常情况。怕疼的人，可先泡热水澡或热敷再刮痧，可减少疼痛。刮痧治疗后，会使汗孔扩张，半小时内不要冲冷水澡，不要吹冷风，可洗热水澡。刮痧后喝一杯温开水，以补充体内消耗的津液，促进新陈代谢，加速体内毒素排泄。

8. 痧症太严重时的处理

"刮痧"的"痧"指痧病。在炎热季节，冒暑远行，贪凉，大量饮冷水，或者淋了雨，或是暴食暴饮，接触了秽物臭气等，都会发痧。它使人一时气血阻滞，发病猛烈，必须急救。

危重病人，用经络全息刮痧法紧急救治后，有条件者应去医院由医务人员采取其他疗法综合治疗。各种急性传染性疾病、急性感染性疾病、心脑血管病急性期、各种急腹症、危重症或诊断不明确的疑难病症，须在专业医务人员指导下，结合其他治疗方法来应用本法治疗。

轻度发痧，常见头晕、头闷胀痛、两目发花、周身不适、胸中郁闷、四肢发凉、脉迟治缓等。要马上用瓷调羹蘸清水在两肘窝或两腘窝，或在脊椎、颈部两侧，由上而下地刮，使皮肤变红，出现紫点为止。也可以用食指和中指蘸清水轻轻捏提上述皮肉，使之产生痧点。同时服用仁丹或金灵丹。

当痧病发作重时，有腹部绞痛、欲吐不吐、欲泻不泻、头汗较多、烦躁闷乱、面白肢冷、脉沉伏等。要先用三棱针或空针头，常规消毒后，在腘窝部表浅发紫的小脉管上刺入放血。同时口服十滴水或玉枢丹、无极丹等。

痧病极重症时，病人已经昏迷，要送医院抢救。

9. 刮痧力度的掌握

刮痧手法中的力度，犹如中药处方之药量。一个中药方中药与药之间剂量发生改变，其方剂的功能就可能大为不同。说明中药方中不但药物配伍重要，药量也是很重要的。刮痧、按摩也一样，施术的部位（经络穴位）好像是方剂中的药，其力度好像是方剂中的药物的剂量。只知道经络穴位，而力度掌握不好，其效果也相差甚远。

有人问了，刮痧、按摩是不是力度越大越好？这是不正确的。力度太轻达不到一定力度，起不了效果；但力度太重了会使人肌肉组织受伤，甚至加重病情。刮痧有效的力度应该是既要有一定力量，但又不能太重，在这之间找到一个合适的力度，用此力度进行保健治疗才会有效。合适的力度是对病人使用刮痧、按摩进行保健治疗时，病人既能有酸、麻、胀、痛的感觉，又能忍受得住，这时的力度就是有效的，只有找到这种力度才会有好的效果。

10. 不要用红花油作应急刮痧油

古代人们一直用水、酒、植物油作刮痧用润滑油，所以在没有专用刮痧油的时候，也可以用这些传统材料作应急代替。但并不是所有油剂都适合的，比如红花油就最好不要用。因为红花油里面含有的辣椒素会刺激皮肤，当反复刮拭时会使皮肤变得粗糙，引起皮肤过敏或生成黑斑。长期保健最好用专用刮痧油，治疗作用比较好，还没有副作用。

刮痧后的注意事项

1. 刮痧后饮用一杯开水

治疗刮痧使汗孔汗泄，邪气外排，要消耗部分体内的津液，刮痧后饮热水一杯，不但可以补充消耗的部分水分，还能促进新陈代谢，加速代谢产物的排出。

2. 刮痧 3 小时后方可洗浴

治疗刮痧后，为避免风寒之邪侵袭，需大概 3 小时皮肤毛孔闭合恢复原状后，方可洗热水浴。但在洗浴过程中，水渍未干时，可以刮痧。因洗浴时毛孔微微开泄，此时刮痧用时少，效果显著，但应注意保暖。

3. 每次刮多长时间以及两次刮痧应间隔多久

保健刮痧时刮拭按压力度较小，每个部位刮拭时间短，刮至皮肤微有热感或皮肤微微发红即可，不需刮出痧，亦无间隔之说，每日均可进行。

治疗刮痧：体质虚弱，容易出痧者，只要有痧出现，疼痛减轻即可停止刮拭。体质强壮者，可以刮至没有新痧出现时再停止刮拭。在不易出痧的部位，只要毛孔微微张开即可停止刮拭。在有结节、肌肉紧张、僵硬的部位，只要毛孔开泄或局部结节稍软，肌肉紧张、僵硬有所缓解即可停止刮拭。头部治疗刮痧只要局部有热感即可停止刮拭。面部保健治疗刮痧每个部位根据皮肤状况刮拭5—15下左右，或者刮至局部有热感即可。

每次治疗刮痧不应超过30—40分钟（指用速度缓慢的平补平泻法刮拭）。初次治疗刮痧时间应适当缩短。体质弱或形体瘦弱者总体刮痧时间应当少于20分钟。同一部位两次治疗刮痧应间隔5—7天，原则是皮肤无痧斑、被刮处用手轻触无痛感时方可进行第二次治疗刮痧。

痧消退的时间快慢与被刮者的体质、病情、出痧部位、痧的颜色和深浅，以及刮痧次数有直接的关系。

4. 提高刮痧疗效的要素

刮拭经络穴位和全息穴区是刮痧治疗的方法。因此注意准确的选经取穴，掌握正确的刮拭方法，提高经络穴位和全息穴区的敏感度，是提高刮痧疗效的要素。同时也应注意综合调养，巩固增强治疗效果。

选经配穴与疗效的关系

疾病定位准确，经穴配伍适当，是决定疗效的关键。在选经配穴前，首先应确定疾病的部位，根据疾病的病因、病位、病性以及标本缓急选经配穴。在选经配穴时，参考体质类型的特点，更能提高防病治病的效果。人体某脏腑若先天发育不足，就会表现为容易患病。该脏腑患病后治疗时采用阴阳对刮的方法，有利于调整脏腑阴阳的平衡。具体运用时根据病情不同，而有所侧重。急性病邪气偏盛，正气不衰，多属实证。实证多从六腑治，以治阳经为主，阴经为辅。慢性病正气不足，多属虚证。虚证多从五脏治，以治阴经为主，阳经为辅。四肢关节或皮肤表面的病变，刮拭的范围应略大于病变局部。

交替变换刮拭部位、手法与疗效的关系

慢性病经常刮痧治疗，经络和全息穴区会产生一定的适应性，使疗效减低。经过治疗当病情平稳后，为巩固疗效，提高经络和穴区的敏感性，应交替变换刮拭的部位和手法。具体做法是：

（1）适当延长治疗的间隔时间。可把治疗的经穴和全息穴区分成两组，交替治疗，或采用左右肢体经络、穴区交替治疗。这样就使每条经络和穴区治疗的间隔时间延长。

（2）交替变换刮拭部位和手法。经过几次治疗刮痧后，出痧明显减少或不出痧时，为巩固疗效，避免损伤正气，不宜再用泻法。改为以重点穴位和穴区的治疗为主，对经络的整体治疗为辅，适当减轻刮拭的按压力，重点穴位和穴区可用面按法、点按法和按揉法相结合。

室温与疗效的关系

刮痧时，环境温度适宜，有助于提高疗效。研究证实室温过低时，皮肤汗孔紧闭，经络反应力下降，不易激发经气，治疗效果差。冬天室温过低或病人体质虚弱，可先进行局部热敷，待皮肤毛孔舒张后再刮痧治疗，易于激发经气，提高疗效。

综合调养与疗效的关系

中医认为，人体发生疾病，主要原因在三个方面。第一为内因：包括体质因素、情志所伤均可使人体正气不足，经络受邪，侵及脏腑。第二为外因：包括风、寒、暑、湿、燥、火等不正常的气候因素和各种生物性致病因素，如细菌病毒等在人体正气不足时乘虚而入。第三为外因：包括房室劳伤、饮食不节、劳逸过度，也包括金刃、虫兽、跌仆等外伤。人体疾病的发生是多方面因素综合作用的结果，疾病的痊愈同样也是多方面因素综合作用的结果。为提高和巩固刮痧的疗效，应从以上三方面采取有效的措施，比如加强锻炼，增强免疫力，饮食调养，改变不良习惯等。这几点对扶助人体正气、增强体质的作用是任何医疗手段所不能替代的，同时又是疾病痊愈的必要条件。只有从饮食、生活起居几方面注意调养，方可提高和巩固经络全息刮痧法的疗效。

第四章　常见疾病的刮痧疗法

内科疾病的刮痧疗法

1. 发热

发热是指体温升高超过正常范围，可见于多种疾病，诸如病毒、细菌、立克次体原虫、寄生虫所引起的各种传染病，身体局部感染，组织破坏或坏死等感染性疾病；药物反应，甲状腺机能亢进，神经性低热等非感染性疾病。经医生明确诊断、指导用药后，可用刮痧辅助退热。

【刮痧治疗】

头部：全息穴区——额中带、额旁一带（双侧）。

胆经——双侧风池。

背部：督脉——大椎至至阳。膀胱经——双侧大杼至肺腧。

上肢：大肠经——双侧曲池、合谷。三焦经——双侧外关。

肺经——双侧列缺。

下肢：肾经——双侧复溜。

小提示

（1）刮痧后，饮 2-3 杯热水，以协助发汗退烧。刮痧后半个小时内不宜洗澡。

（2）勿暴露出痧部位，御寒为主。

（3）避开皮肤有疖肿、破损、痣斑等部位。

（4）饭后一小时、空腹或大汗后的病人不宜刮痧。如高热不退，需送医院就诊，以查明是否其他原因。

（5）饮食宜选用清淡而易于消化的流食和半流食，禁食高脂肪油煎熏烤炒炸的食物。

2. 头痛

头痛是很多疾病都可以引起的一种自觉症状，局部疾病如颅内脑实质疾患、脑水肿、脑血管病后遗症、脑炎后遗症、脑血管疾患、脑膜疾患、近颅腔的眼耳鼻咽疾患；感染中毒性疾病如流感、肺炎、疟疾、伤寒、煤气中毒、尿毒症、菌血症；心血管系统疾病如高血压、动脉硬化、贫血、心脏病；机能性疾病如神经衰弱、偏头痛、精神紧张性头痛、癔病和癫痫后头痛。明确诊断后，均可照此刮痧治疗。

【刮痧治疗】

头部：全息穴区——额中带、额顶带后 1/3、顶颞前斜带下 1/3（患侧）。

经外奇穴——双侧太阳。

胆经——双侧曲鬓、风池。胃经——双侧头维。

督脉——百会。以其为中心，分别向前至神庭、向左右至耳上区、向后至哑门。

疼痛重者加阿是穴。

肩部：胆经——双侧肩井。

上肢：大肠经——双侧曲池、合谷。

小提示

刮痧治疗头痛的时候效果非常的好，但应结合现代的诊断方法，注意颅脑内的实质性病变要结合其他治疗方法。

3. 感冒

感冒是四季常见外感病，中医又有风寒外感、风热外感和暑湿外感之分。常见有头痛、发热、畏寒、乏力、鼻塞、流涕、打喷嚏、咽痛、干咳、全身酸痛等症状，部分患者还可出现食欲不振、恶心、便秘或呕吐、腹泻等消化道症状。

【刮痧治疗】

头部：全息穴区——额中带、额旁一带（双侧）。

督脉——百会至哑门。胆经——双侧风池。

大肠经——双侧迎香。

背部：督脉——大椎至至阳。

胸部：肺经——双侧中府。

上肢：大肠经——双侧曲池、合谷。

肺经——双侧列缺、尺泽。

下肢：胃经——双侧足三里。

小提示

平时经常易患感冒的人，在易感季节每天使用艾柱灸双侧足三里穴可以起到预防感冒的作用。

4. 中暑

中暑是由于盛夏感受暑热所致，由于病情轻重程度之不同而症状表现各异。临床可见大量汗出、口渴、头昏耳鸣、胸闷、心悸、恶心、四肢无力、皮肤灼热，甚则猝然昏倒、不省人事。高温作业如出现类似症状可照此刮痧治疗。

【刮痧治疗】

头部：全息穴区——额中带、额旁一带（双侧）、额顶带前 1/3。

督脉——人中。

背部：督脉——大椎至至阳。

膀胱经——双侧肺腧至心腧。

小肠经——双侧天宗。

上肢：心包经——双侧曲泽至内关。

大肠经——双侧曲池、合谷。

下肢：膀胱经——双侧委中。

【药物辅助治疗】

（1）藿香正气水，十滴水，仁丹，千金消暑丸。

（2）口服补充淡盐水至少 300 至 500 毫升。

小提示

中暑发病急骤，必须及时给予治理，否则会有生命危险。首先应该把患者移至通风阴凉的地方。重者严密观察病情的变化。

5. 失音

失音是指声音不畅，甚至嘶哑不能发音。各种原因引起的急慢性喉炎、咽炎、声带疲劳、声带小结等，均可照此刮痧治疗。

【刮痧治疗】

头颈部：全息穴区——额中带、额旁一带（双侧）。

督脉——哑门至大椎。任脉——廉泉、天突。

胃经——双侧人迎。 大肠经——双侧天鼎。

上肢：肺经——双侧列缺。

下肢：肾经——双侧照海。

小提示

失音患者使用单味中药胖大海泡水喝，有非常好的效果。

6. 咳嗽

咳嗽是呼吸系统疾病的主要症状之一。根据其发病原因，可概括分为外感咳嗽和内伤咳嗽两大类。外感咳嗽起病急、病程短，同时往往伴随上呼吸道感染的症状。内伤咳嗽病程长，时轻时重。本症常见于急慢性支气管炎、肺炎、支气管扩张、肺气肿、肺结核等疾病。

【刮痧治疗】

头部：全息穴区——额中带、额旁 1 带（双侧）。

背部：督脉——大椎至至阳。

膀胱经——双侧大杼至肺腧。

胸部：任脉——天突至膻中。

前胸——由内向外刮拭。

肺经——双侧中府。

上肢：肺经——双侧尺泽、列缺。

大肠经——双侧合谷。

【药物辅助治疗参考】

（1）二陈丸：用于痰湿内停引起的咳嗽。

（2）二母宁嗽丸：用于痰热壅肺引起的咳嗽。

（3）蛇胆川贝末：用于风热咳嗽、久咳痰多。

（4）橘红丸：用于肺胃湿热，咳嗽痰盛。

（5）枇杷止咳糖浆：用于伤风感冒咳嗽痰多。

（6）莱阳梨膏：用于肺燥咳嗽、干咳痰少。

7. 哮喘

哮喘是一种常见的反复发作性的呼吸系统疾病。喉中痰鸣声谓之哮，呼吸急促困难谓之喘。哮和喘常相伴发生，难以严格划分，故称为哮喘。支气管哮喘、喘息性慢性支气管炎、阻塞性肺气肿以及其他疾病所见的呼吸困难皆可照此刮痧治疗。

【刮痧治疗】

头部：全息穴区——额中带、额旁一带（双侧）、额顶带前 1/3。

背部：督脉——大椎至至阳。

膀胱经——双侧大杼至膈俞。

奇穴——双侧定喘、气喘。

膀胱经——补刮双侧志室、肾腧。

胸部：任脉——天突至膻中。

前胸——由内向外刮拭。

肺经——双侧中府。

上肢：心包经——双侧曲泽经内关直至中指尖。

咳嗽加肺经——双侧尺泽至太渊。

痰多加胃经——双侧足三里至丰隆。

【药物辅助治疗参考】

（1）气管炎丸：用于老年性哮喘，支气管扩张，慢性支气管炎。

（2）痰咳净：用于急慢性支气管哮喘。

8. 发热

发热可见于多种疾病，诸如病毒、细菌、立克次体原虫、寄生虫所引起的各种传染病，身体局部感染，组织破坏或坏死，药物反应，甲状腺机能亢进，神经性低热等。经医生明确诊断、指导用药后，可用刮痧辅助退热。

【刮痧治疗】

头部：全息穴区——额中带、额旁一带（双侧）。

胆经——双侧风池。

背部：督脉——大椎至至阳。膀胱经——双侧大杼至肺腧。

上肢：大肠经——双侧曲池、合谷。三焦经——双侧外关。

肺经——双侧列缺。

下肢：肾经——双侧复溜。

小提示

（1）刮痧后，饮2—3杯热水，以协助发汗退烧。刮痧后半个小时内不宜洗澡。

（2）勿暴露出痧部位，御寒为主。

（3）避开皮肤有疖肿、破损、痣斑等部位。

（4）饭后一小时、空腹或大汗后的病人不宜刮痧。如高热不退，需送医院就诊，以查明是否其他原因。

9. 肺炎

肺炎发病急剧，最常见的症状为寒战、高热、胸痛、咳嗽、咳吐铁锈色痰。体温可在数小时内升达39—40℃，持续高热，同时伴头痛、疲乏、全身肌肉酸痛。若病变范围广泛，可因缺氧引起气急和发烧。部分肺炎患者伴有明显的消化道症状，如恶心、呕吐、腹胀、腹泻、黄疸等。

【刮痧治疗】

头部：全息穴区——额旁一带（双侧）、额顶带前 1/3。

背部：督脉——大椎至至阳。

膀胱经——双侧风门、肺腧、心腧。

胸部：任脉——天突至膻中。

前胸——由内向外刮拭。

上肢：肺经——双侧尺泽、孔最。

大肠经——双侧曲池。

下肢：胃经——双侧丰隆。

【药物辅助治疗参考】

（1）清开灵：主治各种高热症，可清热解毒。

（2）清肺抑火丸：用于肺胃实热引起的咳吐黄痰、大便秘结。

（3）牛黄清肺丸：用于肺热咳嗽，喘促胸满，大便燥结。

10. 胃脘痛

胃脘痛是指疼痛在上腹心窝处及其邻近部位，故古代又有心痛之称。本证常见于急慢性胃炎，胃及十二指肠溃疡，以及胃痉挛或胃神经官能症等。食欲不振、胃扩张可参考此症刮痧治疗。

【刮痧治疗】

头部：全息穴区——额旁二带（双侧）、额顶带中 1/3。

背部：膀胱经——双侧胆腧、脾腧、胃腧。

腹部：任脉——上脘、中脘。

上肢：心包经——双侧内关。

下肢：胃经——双侧梁丘、足三里。

【药物辅助治疗参考】

（1）胃气止痛丸：用于热胃寒证。

（2）九气拈痛丸：用于脘腹、两胁胀满疼痛。

（3）活胃散：用于胃寒作痛。

（4）气滞胃痛冲剂：用于治疗胃痛、腹痛、胁痛等诸种疼痛。

11. 呃逆

呃逆是一种气逆上冲胸膈，致喉间呃逆连声，声短而频，不能自制的症状。常见于胃肠神经官能症，或某些胃肠、腹膜、纵膈、食道的疾病。

【刮痧治疗】

头部：全息穴区——额中带、额旁二带（双侧）。

背部：膀胱经——双侧膈俞、膈关。

腹部：任脉——中脘，奇穴——双侧呃逆。

上肢：心包经——双侧内关。

下肢：胃经——双侧足三里。

久呃不止者加刮任脉——气海、关元。肾经——双侧太溪，用补刮法。

【药物辅助治疗参考】

（1）南瓜蒂4只，水煎服，连服3至4次。

（2）柿蒂10克，水煎服。

（3）刀豆子60克，炙后研末，每次服6克，日服2次。

（4）鲜姜，蜂蜜各30克，鲜姜取汁去渣与蜂蜜共调匀，1次服下。

12. 呕吐

呕吐是一种反射性动作，借以将胃中的内容物从口腔中突然排出，对人体是一种保护作用。中医认为因胃失和降、胃气上逆而导致的。

常见的神经性呕吐、急慢性胃炎、幽门痉挛或狭窄、先天性肥厚性幽门梗阻、不完全性幽门梗阻、胆囊炎、肝炎、腹膜炎、胰腺炎、百日咳、晕车晕船、耳源性眩晕等所出现的呕吐，在明确病因后，皆可照此对症刮痧治疗。

【刮痧治疗】

头部：全息穴区——额旁二带（双侧）、额顶带中1/3。

背部：督脉——至阳至脊中。膀胱经——双侧膈俞至胃俞。

腹部：任脉——天突、中脘。

上肢：心包经——双侧内关。

下肢：胃经——双侧足三里。脾经——双侧公孙。

小提示

对于某些严重的疾病引起的呕吐，比如说上消化道严重梗阻、癌肿引起呕吐，刮痧只能做对症处理，此外还需要结合其他的治疗方法对原发病进行积极的治疗。

13. 腹胀

腹胀为自觉腹部胀满，嗳气和矢气不爽，严重时则有腹部鼓胀膨隆的症状。常见于消化不良、肠功能紊乱、肠道菌丛失调、各类肠炎、肠结核、肠梗阻，慢性肝、胆、胰腺疾患，以及心肾功能不全等疾病。明确诊断后，皆可照此对症刮痧治疗。

【刮痧治疗】

头部：全息穴区——额顶带后1/3、额旁二带（双侧）。

背部：督脉——大椎至命门。

膀胱经——双侧肝腧至胃腧，大肠腧至小肠腧。

腹部：任脉——上脘至下脘、气海。

胃经——双侧天枢。

下肢：胃经——双侧足三里。

肝经——双侧太冲。

14. 腹痛

腹痛是泛指胃脘以下，耻骨以上部位发生的疼痛，多与脾、胃、大肠、肝、胆等脏器有密切关系，诸如急慢性胰腺炎、急慢性肠胃炎、胃肠痉挛等皆可见此症。临床症状可由疾病的性质、部位的不同而表现各异。或腹痛剧烈，或腹痛绵绵，或脘腹胀痛等。在明确诊断后，均可照此对症刮痧治疗。

【刮痧治疗】

头部：全息穴区——额旁二带（双侧）、额顶带中 1/3。

背部：膀胱经——双侧脾腧至大肠腧。

腹部：任脉——中脘至关元。

胃经——双侧天枢。

上肢：心包经——双侧内关。

下肢：胃经——双侧梁丘、足三里至上巨虚。

15. 胃下垂

胃下垂多见于瘦长体形的人。胃下垂至脐腹乃至小腹部，食后脐腹或小腹饱胀，胃排空迟缓，嗳气嘈杂，气短乏力，也可伴有其他脏器下垂。多因饮食失节，劳倦过度，导致中气下陷，升降失常所引起。

【刮痧治疗】

头部：全息穴区——额顶带中 1/3、额旁二带（双侧）。

督脉——百会。

背部：膀胱经——双侧脾腧至肾腧。

腹部：任脉——下脘至上脘，中极、关元、中脘等穴位。

奇穴——双侧胃上。

下肢：胃经——双侧足三里。

脾经——双侧地机、公孙。

【药物辅助治疗参考】

（1）补中益气丸。

（2）枳壳 30 克水煎，送服补中益气丸 6 克，每日 2 次。

16. 腹泻

腹泻也称泄泻，主要表现是大便次数增多，便质稀薄如糜，可像浆水样。秋冬季节多见。急慢性肠炎、肠结核、肠功能紊乱、慢性结肠炎、直肠炎、伤食泄、结肠过敏等，都可有腹泻出现，均可照此刮痧治疗。

【刮痧治疗】

头部：全息穴区——额旁二带（双侧）、额顶带后 1/3。

背部：膀胱经——双侧脾腧至大肠腧。

腹部：任脉——中脘至气海。

胃经——双侧天枢。

下肢：胃经——双侧足三里至上巨虚。

脾经——双侧阴陵泉、公孙。

【药物辅助治疗参考】

（1）附子理中丸：用于虚寒性泄泻，受寒或进冷食发作加重者。

（2）肉果四神丸：用于早晨起床即泻者（中医称五更泄）。

（3）胡椒末和少量大米饭捣成药饼填入肚脐中，用胶布固定，24 小时一换。

（4）艾条灸长强穴、神阙穴。每穴灸 15 分钟，每天灸 1 次。

17. 便秘

凡大便干燥，排便困难，秘结不通超过 3 天以上者称为便秘。如大便秘结不通，多日一解，排便时间延长，或虽有便意而排便困难者均可照此刮痧治疗。

【刮痧治疗】

头部：全息穴区——额顶带中 1/3、额顶带后 1/3。

背部：膀胱经——双侧大肠腧。

腹部：胃经——双侧天枢。

脾经——双侧腹结。

上肢：三焦经——双侧支沟。

大肠经——双侧手三里。

下肢：胃经——双侧足三里至上巨虚。

【药物辅助治疗参考】

（1）麻仁润肠丸：用于津液不足、肠道失润所致的习惯性便秘。

（2）胡桃肉 5 枚，每晚临睡吃，开水送下。大便通后可每日食 3 至 5 枚，连服 1 至 2 个月。

小提示

患者应注意改变饮食习惯，多吃蔬菜水果，进行适当的体育锻炼，养成定时排便的习惯。

18. 心悸

心悸是指病人自觉心慌不安，不能自主，或伴见脉象不调。一般呈阵发性，每因情绪波动或劳累过度而发作。本症可见于各种原因引起的心律失常，如各类心脏病、甲亢、贫血、神经官能症等。

【刮痧治疗】

头部：全息穴区——额中带、额旁一带（右侧）。

背部：督脉——大椎至至阳。

膀胱经——双侧心腧、胆腧。

胸部：任脉——膻中至巨阙。

上肢：心经——双侧阴惜至神门。

心包经——双侧郄门至内关。

下肢：心神不宁加胆经——双侧阳陵泉。

胃经——双侧足三里。

【药物辅助治疗参考】

天王补心丹，柏子养心丸，安神定志丸。

19. 失眠、多梦

失眠是指经常不能获得正常的睡眠而言。轻者入睡困难，或睡而不实，或醒后不能入睡；重者可彻夜不眠。本症可单独出现，也可与头痛、头晕、心悸、健忘等症同时出现。神经衰弱、神经官能症以及因高血压、贫血等引起的失眠、多梦均可参照本症刮痧治疗。

【刮痧治疗】

头颈部：全息穴区——额旁一带（右侧）、额顶带后 1/3、顶颞后斜下 1/3（双侧）。

胆经——双侧风池。

奇穴——四神聪、双侧安眠。

背部：膀胱经——双侧心腧、脾腧、肾腧。

上肢：心经——双侧神门。

下肢：脾经——双侧三阴交。

【药物辅助治疗参考】

（1）朱砂安神丸，天王补心丹。

（2）酸枣仁 15 克，焙焦为末，睡前顿服。

（3）炒枣仁 20 克，麦冬 10 克，共研细末，每服 6 克，睡前服。

20. 眩晕

眩晕以头晕眼花、恶心呕吐、耳鸣等为特征。可见于高血压病、脑动脉硬化、贫血、内耳性眩晕、神经衰弱等多种疾病。

【刮痧治疗】

头颈部：全息穴区——额中带、额顶带后 1/3、顶颞后斜带下 1/3（双侧）。

奇穴——四神聪。

督脉——百会至风府。

胆经——双侧头临泣、风池至肩井。

背部：膀胱经——双侧肝腧、肾腧。

下肢：胃经——双侧足三里。

脾经——双侧三阴交。

肝经——双侧太冲。

肾经——双侧涌泉。

【药物辅助治疗参考】

（1）天麻 10 克，钩藤 20 克，水煎服。

（2）泽泻 30 克，白术 10 克，水煎服。

（3）绿豆衣 6 克，桑叶 30 克，荷叶 30 克，水煎代茶饮。

（4）白蒺藜 10 克，石决明 15 克，菊花 5 克，珍珠母 15 克，水煎服。

21. 高血压

凡动脉血压长期持续超过 140/90 毫米汞柱（18.7/12.0kPa）则称为高血压，分为原发性和继发性。原发性高血压占高血压患者的大多数，发病原因不明确；继发性高血压是指由某些明确疾病引起的高血压。

高血压常见头痛、头晕、耳鸣、失眠、心烦易激动、腰腿酸软等症。日久可导致心脏与心、脑、肾及眼底血管发生病变。无论是原发性高血压或继发性高血压，皆可照此刮痧治疗。

【刮痧治疗】

头颈部：全息穴区——额中带、额顶带后 1/3、额旁二带（左侧）。血管舒缩区。

督脉——百会至风府。

胆经——双侧头临泣至风池、肩井。

奇穴——双侧太阳、血压点。

背部：督脉——大椎至长强。

膀胱经——双侧肺腧至心腧。

上肢：大肠经——双侧曲池。

下肢：胆经——双侧风市。

胃经——双侧足三里。

肾经——双侧太溪。

肝经——双侧太冲。

【药物辅助治疗参考】

（1）牛黄降压丸，降压片，脑立清。

（2）夏枯草20克水煎，每日1剂，分3次服。

（3）草决明子炒黄捣成粗粉，每次用3克，加糖、开水冲泡服用，1日3次。

22. 低血压

凡血压偏低，自觉头晕、四肢乏力、心悸气短、不耐劳作者，皆可照此刮痧治疗。

【刮痧治疗】

头颈部：全息穴区——额中带、额旁一带（双侧）、额顶带后1/3。

督脉——百会。

奇穴——双侧血压点。

背部：膀胱经——双侧厥阴腧至膈俞、肾腧、志室。

胸部：任脉——膻中至中脘。

上肢：心包经——双侧内关。

下肢：胃经——双侧足三里。

脾经——双侧三阴交。

肾经——双侧涌泉。

【药物辅助治疗参考】

（1）生脉饮口服液。

（2）人参或西洋参3至5克，水煎连渣服。

23. 盗汗

睡而汗出，醒后即止叫盗汗，多为阴虚所致，可见于结核病、心脏病及虚损诸证。自汗和无汗也可照此刮痧治疗。

【刮痧治疗】

头部：全息穴区——额旁一带（右侧）、额顶带后1/3。

背部：督脉——大椎至至阳。

膀胱经——双侧肺俞至心俞。

奇穴——与大椎至至阳平行的双侧夹脊穴。

胸部：任脉——膻中。

上肢：心经——双侧阴郄。

下肢：脾经——双侧三阴交。

肾经——双侧复溜。

【药物辅助治疗参考】

六味地黄丸，中华鳖精口服液。

24. 水肿

下肢肿胀，甚至腰以下皆肿，按之凹陷，或头面浮肿，可见于慢性肾炎、慢性肾盂肾炎、尿毒症、各类心脏病、心功能不全、心力衰竭等病症。

【刮痧治疗】

头部：全息穴区——额顶带后 1/3、额旁二带（右侧）、额旁三带（双侧）、顶枕带下 1/3。

背部：膀胱经——双侧肺腧、三焦腧至膀胱腧。

腹部：任脉——水分至关元。

肾经——双侧肓腧至大赫。

头面先肿者：加刮大肠经——双侧偏历至合谷。

三焦经——双侧支沟至阳池。

下肢先肿者：加刮肾经——双侧复溜至太溪、涌泉。

【药物辅助治疗参考】

（1）五苓散，已椒苈黄丸，六味地黄丸，杞菊地黄丸或其口服液。

（2）冬瓜皮（干者）60 克至 90 克，加水煎浓汤口服，每日 2 至 3 次。

25. 中风先兆

凡是有高血压、动脉硬化病史，见突发头晕或头晕加重，头痛疲乏，烦躁者；或一侧肢体麻木或肢体无力，应警惕发生中风先兆。此病刮痧除治疗中风先兆外，也有预防中风和治疗脑动脉硬化的作用。

【刮痧治疗】

头部：全息穴区——血管舒缩区、额中带、额旁一带（右侧）、额顶带后 1/3、顶颞前斜带（对侧）。

督脉——百会。

胃经——双侧头维。

胆经——双侧风池。

奇穴——双侧太阳。

背部：督脉——大椎。

胆经——双侧肩井。

上肢：大肠经——患侧曲池。

心包经——患侧间使至内关。

下肢：胆经——患侧风市。

胃经——患侧足三里、丰隆。

【药物辅助治疗参考】

（1）三乐喜，牛黄清心丸，维脑路通片，复方丹参片。

（2）芹菜汁，每次服10毫升，每日2次。

（3）花生皮、槐花等量，煮水服。

26. 中风

中风包括西医所说的脑梗塞、脑出血、短暂性缺血性脑血管病等。其轻者神志尚清，口眼歪斜，舌强语涩，半身不遂，情绪不稳。重者则见突然昏仆，神志不清，半身瘫痪，口歪流涎，舌强失语，并有生命危险。

【刮痧治疗】

头颈部：全息穴区——血管舒缩区、额中带、额旁一带（右侧）、额顶带后1/3、顶颞前斜带（对侧）。

督脉——百会至风府。

胆经——双侧风池至肩井。

背部：督脉——大椎、神道至至阳。

膀胱经——双侧风门至心俞。

胸腹部：任脉——膻中至鸠尾。

上肢：心包经——双侧曲泽至内关。

下肢：肝经——双侧太冲。

膀胱经——双侧京骨。

胃经——双侧丰隆。

【药物辅助治疗参考】

安宫牛黄丸，苏合香丸，清开灵。

27. 面神经麻痹

本病有中枢性和周围性之分，可见一侧面部板滞、麻木、瘫痪，不能作蹙额、皱眉、露齿、鼓颊等动作，口角向健侧歪斜，漱口病侧漏水，进食常有食物停留于齿颊间，或眼睑闭合不全，迎风流泪。本病初起可见耳后、耳下及面部疼痛。周围性面神经麻痹、面肌痉挛可照此刮痧治疗。

【刮痧治疗】

头部：全息穴区——额中带、顶颞前斜带下1/3（双侧）。

奇穴——患侧太阳、牵正。

胆经——患侧阳白、风池。

大肠经——患侧迎香。

三焦经——患侧翳风。

胃经——患侧地仓至颊车。

上肢：大肠经——对侧合谷。

小肠经——对侧养老。

下肢：胃经——对侧内庭。

膀胱经——对侧昆仑。

【药物辅助治疗参考】

（1）葛根汤，天麻丸。

（2）活鳝鱼血外涂患侧。

（3）将白芥子捣为细末，蜜调制成膏药，贴敷于患侧太阳穴上。

小提示

患者应避免脸部受寒风吹，必要时可戴口罩和眼罩进行防护。注意少言笑，可配合热敷、理疗、按摩综合治疗。

28. 三叉神经痛

三叉神经痛主要表现为顽固性头痛，或面颊部疼痛。常突然发作，呈阵发性放射性电击样剧痛，如撕裂、针刺、火烧一般，极难忍受，可伴恶心呕吐，面色苍白，畏光厌声等。刮痧治疗时，可根据三叉神经眼支、上颌支和下颌支所支配不同区域的疼痛来选经穴区。

【刮痧治疗】

头部：全息穴区——额中带、额旁二带（左侧）、顶颞后斜带下1/3（双侧）。

眼支：奇穴——患侧太阳。

膀胱经——患侧攒竹。

胃经——患侧头维。

胆经——患侧阳白。

上颌支：胃经——患侧四白。

大肠经——患侧迎香。

胆经——患侧上关。

下颌支：任脉——承浆。

胃经——患侧颊车、下关。

三焦经——患侧翳风。

上肢：小肠经——眼支加对侧后溪，上颌支加对侧阳谷。

下肢：胆经——下颌支加对侧侠溪。

【药物辅助治疗参考】

（1）麦角胺1片，每日3次，适宜发作时服用，不宜久服。

（2）镇脑宁，正天丸，复方羊角冲剂。

（3）全蝎2克，蚯蚓干3克，甘草2克，共研细末，分2次早晚口服。

（4）茶叶，生姜，红糖。先将茶叶、生姜水煎取汁，再兑入红糖，口服。

29. 胃病

胃痛又称胃脘痛，由外感邪气，内伤情志，脏腑功能失调等导致气机郁滞，胃失温煦与滋养导致。以上腹胃脘部疼痛为主症的病证。该病在消化系统中最为常见，人群中发病率最高，西医学中可见急慢性胃炎、消化性溃疡、胃痉挛等疼痛。

病因病机

（1）寒邪客胃。外感寒邪，脘腹受凉，寒邪内客于胃；过服寒凉，寒凉伤中，致使胃气不和收引作痛。

（2）饮食伤胃。饮食不节，暴饮暴食，损伤脾胃，内生食滞，胃气失和而疼痛；五味过极，辛辣无度，肥甘厚腻，饮酒如浆，则蕴湿生热伤脾碍胃，脘闷胀痛。

（3）肝气犯胃。忧思恼怒，情志不遂，肝失疏泄，气机阻滞，横逆犯胃，胃失和降而发胃痛。

（4）脾胃虚弱。素体禀赋不足或劳倦过度，或久病脾胃受损，或肾阳不足失于温煦均可引起脾胃虚弱，中焦虚寒，致使胃失温养作痛，或如《证治汇补·心痛》曰："服寒药过多，致脾胃虚弱，胃脘作痛。"

症候特征

胃痛根据其病因不同大体可分七型，其主要以胃脘部疼痛，常伴有食欲不振，痞闷或胀满，恶心呕吐，吞酸嘈杂为主要症状。除上述症状外，各型又有其显著特征，寒邪客胃型可见恶寒喜暖，得温痛减，遇寒加重；饮食停滞可见胀满拒按，嗳腐吞酸，或呕吐不消化食物，其味腐臭，吐后痛减；肝气犯胃型见胃部攻撑作痛，胸闷嗳气，喜叹息；胃热炽盛型见嘈杂吞酸、心烦、口苦或粘；瘀阻胃络型见胃痛如针刺，痛处固定；胃阴亏虚型可见胃痛隐隐，灼热不适，嘈杂似饥；脾胃虚寒型主要见胃痛绵绵，空腹为甚，得食则缓，喜热喜按，泛吐清水。

【刮痧治疗】

（1）寒邪客胃

取穴：中脘至脐中、内关、梁丘、足三里、公孙。

刮拭顺序：先刮腹部中脘至脐中重刮中脘，再刮前臂内关，然后刮下肢内侧公孙，最后从梁丘刮至足三里。

刮拭方法：泻法。

方义：胃之募穴中脘与下合穴足三里相配以疏调胃气止痛，内关、公孙是八脉交会穴相配，能宽胸理气，开郁止痛，善治胸胃疼痛；梁丘为胃经郄穴可止胃痛。

（2）饮食停滞

取穴：天枢、足三里、内关、里内庭、下脘至脐中、阴陵泉。

刮拭顺序：先刮腹部下脘至脐中、天枢，再刮前臂内关，然后刮下肢阴陵泉，足三里最后刮里内庭。

刮拭方法：泻法

方义：天枢为足阳明胃经之穴又为大肠之募，可通调腑气，使食滞下行；足三里能健胃消积，推陈导滞；内关宽胸利嗝，降逆止呕；内庭，下脘专消宿食；阴陵泉可运脾除胀。

（3）肝气犯胃

取穴：足三里、中脘、太冲、期门、内关、膻中。

刮拭顺序：先刮胸腹部膻中至中脘，再刮胁部期门，然后刮前臂内关，再刮下肢足三里，最后刮足背的太冲穴。

刮拭方法：泻法

方义：足三里、中脘疏通胃气以开清降浊；膻中宽胸利气；太冲为肝经原穴、期门为肝之募穴，两穴相配以平抑肝气之冲逆，降逆和胃；内关宽胸理气开郁止痛。

（4）胃热炽盛

取穴：上脘、梁丘、行间、内庭、合谷、三阴交。

刮拭顺序：先刮腹部上脘，再刮手背合谷，然后刮下肢内侧三阴交，再刮膝部梁丘，最后刮足背部行间、内庭。

刮拭方法：泻法

方义：上脘穴是任脉和足阳明胃经交会穴，降逆和胃；梁丘为胃经郄穴治胃痛；行间清泻肝胆湿热，和胃止痛；胃经荥穴内庭，配合谷清泻胃热；三阴交清热除湿，健脾和中。

（5）瘀阻胃络

取穴：中脘、足三里、内关、膈俞、期门、公孙、三阴交。

刮拭顺序：先刮背部膈俞，再刮腹部中脘，胁部期门，然后刮前臂内关，接着刮下肢内侧三阴交，公孙，最后刮下肢外侧足三里。

刮拭方法：泻法。

方义：中脘、足三里疏调胃气止痛；内关公孙是八脉交会穴相配，能宽胸理气，开郁止痛；膈俞乃血之会穴，配期门可舒肝活血；三阴交为足三阴经之会穴，可活血通络。

（6）胃阴亏虚

取穴：脾腧至胃腧、中脘、章门、内关、足三里、血海、三阴交。

刮拭顺序：先刮背部脾腧至胃腧，再刮腹部中脘、胁部章门，然后刮前臂内关，刮下肢血海至三阴交，最后刮足三里。

刮拭方法：补法

方义：脾腧、胃腧、章门、中脘为腧募配穴法加足三里、内关可健脾和胃以促气血化生，血海、三阴交补阴以养血使阴液得复，胃得其濡养。

（7）脾胃虚寒

取穴：脾腧至胃腧，中脘、章门、内关、公孙、关元至气海。

刮拭顺序：先刮背部脾腧至胃腧，再刮腹部中脘、章门、关元至气海，然后刮前臂内关，最后刮足部公孙。

刮拭方法：补法。

方义：脾腧、胃腧与章门中脘相伍可温中祛寒，健脾补胃；内关、公孙相伍可健脾和胃；取任脉关元、气海可温中补虚。

外科疾病的刮痧疗法

1. 颈椎病

颈椎病是一种慢性、复发性的中老年疾病，表现为在生理退行性变化过程中，因颈椎骨质增生、椎管狭窄等颈椎病变使颈椎逐渐发生一系列解剖病理变化，从而引起颈神经根椎体周围软组织、颈脊髓受刺激或压迫，出现以颈项、肩臂、肩胛上部、上胸壁及上肢疼痛或麻痛、头晕恶心，甚或呕吐等症状。这些症状常随颈部的活动位置而减轻或加重。

【刮痧治疗】

头部：全息穴区——顶枕带上 1/3、顶后斜带（对侧）。

颈肩部：督脉——风府至身柱。

胆经——双侧风池至肩井。

膀胱经——双侧天柱至大杼。

背部：小肠经——双侧天宗。

上肢：大肠经——双侧曲池。

三焦经——双侧外关、中渚。

阿是穴——疼痛局部。

下肢：胆经——双侧阳陵泉至悬钟。

【药物辅助治疗参考】

（1）尪痹冲剂，颈复康。

（2）菊花、槐花、绿茶，沏水频服。

【颈椎病的分型及分型治疗】

颈椎病的临床表现较复杂，根据组织结构及症状不同，分为6种类型：颈型、神经根型、脊髓型、椎动脉型、交感神经型及混合型。以前两者最为常见。

（1）颈型颈椎病：颈项疼痛常常是其首发症状。时轻时重，可持续数月至数年。多由于睡眠时头颈部位置不当，受寒或体力活动时颈部突然扭转而诱发，呈持续性酸痛或钻痛，头部活动时加重，可向肩背部及头后上肢扩散，疼痛伴有颈部僵硬感，转动时颈部可发生响声。检查颈部有明显的压痛，无神经功能障碍表现，X线检查常显示弯曲度改变。

（2）神经根型颈椎病：神经根型脊椎病主要发于中、老年人，发生率仅次于颈型。主要是颈椎、椎间孔、邻近组织粘连，关节错位等病变使神经受压刺激所致，其中以颈5、颈6、颈7神经受累多见。其症状是受累一侧单根或几根神经根由颈部向肩、臂、前臂及手部呈电击样放射，常为钻痛或刀割样痛，多数还可表现患侧上肢沉重无力、麻木等，病程较长者可发生肌肉萎缩，咳嗽、打喷嚏、头颈过伸或过屈等活动诱发加剧。检查患者颈项强硬，活动受限，颈生理前凸变小，颈部有多处压痛点，最有诊断意义的是相应颈椎两侧有放射性压痛。压头试验、上举试验、臂丛神经牵拉试验常为阳性，X线检查示颈椎生理前凸减小或消失，椎间隙变窄，钩椎关节骨刺，椎间孔缩小，少数有椎体或关节脱位等改变。本病临床分为风寒阻络与气血瘀滞2型。

风寒阻络

【症状】

以颈项僵硬伴肩背上肢疼痛，畏寒无汗，舌淡苔白为典型症状。

【刮痧治疗】

（1）选穴。风池、肩井、天柱、大椎、昆仑。

（2）定位。风池：在项部，当枕骨之下，与风府相平，胸锁乳突肌与斜方肌上端之间的凹陷处。

肩井：在肩上，前直乳中，当大椎穴与肩峰端连线的中点上。

天柱：后发际正中直上0.5寸，旁开1.3寸，斜方肌外缘凹陷中。

大椎：第七颈椎棘突下凹陷中。

昆仑：在外踝后方，当外踝尖与跟腱之间的凹陷处。

（3）刮拭顺序。先刮肩颈部的风池、肩井、天柱、大椎，再刮足部昆仑穴。

（4）刮拭方法。泻法。在需刮痧部位涂抹适量刮痧油。由于肩部肌肉丰富，用力宜重，从风池穴一直到肩井穴，应一次到位，中间不要停顿。然后刮颈后天柱穴至大椎穴，分别由两侧向大椎穴刮拭，用力要轻柔，不可用力过重，可用刮板棱角刮拭，以出痧为度。最后刮足部外侧昆仑穴，重刮，30次，出痧为度。

气血瘀滞

【症状】

以颈项僵硬伴肩背上肢疼痛，胸闷心悸，舌质暗为典型症状。

【刮痧治疗】

（1）选穴。风池、肩井、天柱、大椎、昆仑、血海、膈俞、三阴交。

（2）定位。风池：在项部，当枕骨之下，与风府相平，胸锁乳突肌与斜方肌上端之间的凹陷处。

肩井：在肩上，前直乳中，当大椎穴与肩峰端连线的中点上。

天柱：后发际正中直上0.5寸，旁开1.3寸，斜方肌外缘凹陷中。

大椎：第七颈椎棘突下凹陷中。

昆仑：在外踝后方，当外踝尖与跟腱之间的凹陷处。

血海：屈膝，在髌骨底内侧缘上2寸，当股四头肌内侧头的隆起处。

膈俞：在背部，当第七胸椎棘突下，旁开1.5寸。

三阴交：在内踝尖直上3寸，胫骨后缘。

（3）刮拭顺序。先刮肩颈部的风池、肩井、天柱、大椎，再刮背部膈俞，最后刮下肢的血海、昆仑、三阴交。

（4）刮拭方法。泻法。在需刮痧部位涂抹适量刮痧油。由于肩部肌肉丰富，用力宜重，从风池穴一直到肩井穴，应一次到位，中间不要停顿。然后刮颈后天柱穴至大椎穴，分别由两侧向大椎穴刮拭，用力要轻柔，不可用力过重，可用刮板棱角刮拭，以出痧为度。刮背部膈俞穴，宜用刮板角部由上至下重刮，30次，出痧。最后刮足部外侧昆仑穴和下肢内侧三阴交穴，重刮，各30次，出痧为度。

2. 落枕

落枕是指起床后突感一侧颈项强直，不能俯仰转侧，患侧肌肉痉挛，酸楚疼痛，并向同侧肩背及上臂扩散，或兼有头痛怕冷等症状。可见于颈肌劳损、颈项纤维组织炎、颈肌风湿、枕后神经痛、颈椎肥大等疾病。

【刮痧治疗】

头颈部：全息穴区——顶枕带上 1/3、顶后斜带（对侧）。

胆经——患侧风池至肩井。

阿是穴——疼痛局部。

背部：督脉——风府至至阳。

膀胱经——患侧大杼至膈俞。

上肢：三焦经——患侧中渚。

小肠经——患侧后溪。

奇穴——患侧落枕穴。

下肢：胆经——患侧阳陵泉至悬钟。

3. 肩关节炎

本病是肩关节囊及关节周围软组织的慢性炎症反应，造成肩关节疼痛、活动受限。凡肩关节扭伤、疼痛皆可照此刮痧治疗。

肩周炎是指由多种因素引起的肩关节囊和关节周围软组织的一种退行性、慢性的病理变化。以肩周围疼痛、活动功能障碍为主要表现，其名称较多，如本病好发于 50 岁左右患者而称"五十肩"，因患者局部常畏寒怕冷，且功能活动明显受限，形同冰冷而固结，故称"冻结肩"，此外还有漏肩风、肩凝症等称谓。

肩周炎的发病特点为慢性过程。初期为炎症期，肩部疼痛难忍，尤以夜间为甚。睡觉时常因肩部怕压而取特定卧位，翻身困难，疼痛不止，不能入睡。如果初期治疗不当，将逐渐发展为肩关节活动受限，不能上举，呈冻结状。常影响日常生活，吃饭穿衣、洗脸梳头均感困难。严重时生活不能自理，肩臂局部肌肉也会萎缩，患者极为痛苦。

【刮痧治疗】

头部：全息穴区——顶颞前斜带中 1/3（对侧）或顶颞后斜带中 1/3（对侧）。

背部：督脉——大椎至至阳。

膀胱经——患侧大杼至膈俞。

小肠经——患侧天宗。

胸背部：胆经——患侧肩井。患侧腋前线、腋后线。

大肠经——患侧肩髃

小肠经——患侧肩贞，分别至大肠经臂臑。

肺经——患侧云门

上肢：大肠经——患侧曲池。

三焦经——患侧外关、中渚。

阿是穴——疼痛局部。

【肩关节炎的分型刮痧治疗】

本病临床分为风寒阻络与气血瘀滞 2 型。

风寒阻络

【症状】

以肩部窜痛，遇风寒痛增，畏风恶寒为主要症状。

【刮痧治疗】

（1）选穴。肩髃、肩贞、臂臑、曲池、外关、手三里、阿是穴。

（2）定位。肩髃：在肩部三角肌上，臂外展或向前平伸时，当肩峰前下方凹陷处。

肩贞：在肩关节后下方，臂内收时，腋后纹头上 1 寸（指寸）。

臂臑：在臂外侧，三角肌止点处，当曲池与肩髃连线上，曲池上 7 寸。

曲池：在肘横纹外侧端，屈肘，当尺泽与肱骨外上髁连线中点。

外关：在手背腕横纹上 2 寸，尺桡骨之间，阳池与肘尖的连线上。

手三里：在前臂背面桡侧，当阳溪与曲池连线上，肘横纹下 2 寸。

（3）刮拭顺序。先刮肩部的肩髃、肩贞，再刮上臂三角肌下臂臑穴，然后刮上臂的曲池、手三里、外关。

（4）刮拭方法。泻法。在需刮痧部位涂抹适量刮痧油：刮拭肩部时，遇关节部位不可强力重刮，先分别刮拭肩髃、肩贞，宜用刮板角部，出痧为度。再刮上臂三角肌下臂臑穴，宜重挂，由上向下刮。最后刮上臂外侧，由曲池经手三里至外关穴，由上至下，用刮板角部刮拭，中间不停顿，30 次，出痧。

气血瘀滞

【症状】

以肩部肿胀，疼痛拒按，夜间为甚，舌暗或有瘀斑为主要症状。

【刮痧治疗】

（1）选穴。肩髃、肩髎、阿是穴、阳陵泉。

（2）定位。肩髃：在肩部三角肌上，臂外展，或向前平伸时，当肩峰前下方凹陷处。

肩髎：在肩部，肩髃后方，当肩关节外展时于肩峰后下方呈现凹陷处。

阳陵泉：在小腿外侧，当腓骨头前下方凹陷处。

（3）刮拭顺序。先刮肩部的肩髃、肩髎、肩前腧、阿是穴，再刮下肢阳陵泉穴。

（4）刮拭方法。泻法。在需刮痧部位涂抹适量刮痧油。刮拭肩部时，遇关节部位不可强力重刮，先分别刮拭肩髃、肩髎、肩前腧、阿是穴，宜用刮板角部，出痧为度。最后刮下肢内侧穴，由上至下，用刮板角部重刮，30 次，出痧。

4. 网球肘

本症是由于劳累或外伤后引起肘关节的局部疼痛，屈伸或旋转等功能受限或障碍的一种疾病，因最早多见于网球运动员，故名网球肘。凡肘关节疼痛皆可照此刮痧治疗。

【刮痧治疗】

头部：全息穴区——顶颞前斜带中 1/3（对侧）或顶颞后斜带中 1/3（对侧）。

上肢：大肠经——患侧肘髎至曲池，肺经——患侧尺泽。

三焦经——患侧消泺至天井、外关。

小肠经——患侧小海、后溪。

5. 腕关节痛

由于劳累、外伤、风湿、类风湿及其他各种原因所造成的腕关节疼痛，皆可照此刮痧治疗。

【刮痧治疗】

头部：全息穴区——顶颞后斜带中 1/3（对侧）。

上肢：大肠经——患侧曲池、偏历至阳溪、合谷。

三焦经——患侧外关至阳池、中渚。

肺经——患侧列缺至鱼际。

心包经——间使至大陵。

阿是穴——疼痛局部。

6. 腰痛

由于劳累、外伤、风湿、受寒等各种原因引起的腰部一侧、两侧或正中部位疼痛。如腰肌劳损、腰椎骨质增生、腰椎椎管狭窄、骶髂关节炎、腰部扭伤等各种病症引起的急慢性腰痛等，可照此刮痧治疗。

【刮痧治疗】

头部：全息穴区——顶枕带中 1/3、额顶带后 1/3。

背部：督脉——悬枢至腰腧。

膀胱经——双侧肾腧、志室。

奇穴——双侧腰眼。

下肢：膀胱经——双侧委中至承山。

因扭伤所致腰痛：小肠经——患侧后溪。

督脉——人中。

阿是穴——疼痛局部。

【药物辅助治疗参考】

（1）大秦艽丸。尪痹冲剂。

（2）鲜丝瓜藤煎水服。

（3）核桃仁 9 份，生姜 1 份，共煮烂，加红糖及白酒，饭后服。

7. 强直性脊柱炎

本病是由于类风湿、骨质增生或其他原因引起的脊柱强直、疼痛、活动受限、腰背疼痛、下肢疼痛、行路困难。

【刮痧治疗】

头部：全息穴区——顶枕带、额顶带。

背部：督脉——大椎至腰腧。

奇穴——双侧夹脊穴。

膀胱经——双侧大行至白环腧。

下肢：膀胱经——双侧委中至承山。

8. 踝关节痛

本症指因风湿、类风湿、劳累、扭伤、骨关节炎及关节周围纤维组织炎等各种因素所致的踝关节疼痛。

【刮痧治疗】

头部：全息穴区——额顶带后 1/3、顶颞前斜带上 1/3 或顶颞后斜带上 1/3（对侧）。

下肢：膀胱经——患侧昆仑至京骨。

胃经——患侧足三里、解溪。

肾经——患侧太溪至照海。

胆经——患侧丘墟至侠溪。

阿是穴——疼痛局部。

9. 腓肠肌痉挛

腓肠肌痉挛，即"小腿抽筋"。是指一侧或双侧小腿因寒冷，或姿势突然改变等，引起腓肠肌突然发作的强直性痛性痉挛，牵掣、痛如扭转、不能活动，持续数十秒至数分钟或更久，其痛楚难以名状。

【刮痧治疗】

头部：全息穴区——额旁二带（左侧）、额顶带后 1/3、顶颞前斜带上 1/3 或顶颞斜带上 1/3（对侧）。

上肢：三焦经——患侧液门。

下肢：膀胱经——患侧委中、承筋至承山。

胆经——患侧阳陵泉至悬钟。

脾经——患侧阴陵泉至三阴交。

【药物辅助治疗参考】

（1）肌肉注射维生素 B_1 和维生素 B_{12}。

（2）常服活性钙或其他钙剂。

（3）白芍 30 克，炙甘草 15 克，日 1 剂，水煎分 2 次早晚口服。

10. 扭伤

本病指由外伤引起的局部肿胀疼痛、关节活动障碍。早期疼痛剧烈，局部迅速肿胀，皮肤温热，2 至 3 天内瘀血凝结，3 至 4 天后肿胀开始消退，瘀斑呈青紫色。刮痧疗法可减轻疼痛、促进早日痊愈。

【刮痧治疗】

头部：全息穴区——肩、肘、腕部扭伤者取顶颞前斜带中 1/3 或顶颞后斜带中 1/3（对侧）。胸部挫伤者取额旁一带（对侧）、顶颞后斜带中 1/3（对侧）。急性腰扭伤者取额顶带后 1/3、顶枕带中 1/3。膝、踝部扭伤者取额顶带后 1/3、顶颞前斜带上 1/3（对侧）。

督脉——后顶至风府。

背部：督脉——腰阳关至腰俞。

上肢：三焦经——患侧肩髎至消泺。

小肠经——患侧阳谷至后溪。

下肢：胆经——患侧环跳至膝阳关。

11. 下肢静脉曲张

下肢静脉曲张是指下肢浅表静脉发生扩张延长成蚯蚓状、弯曲成团状，晚期可并发慢性溃疡的病变。本病多见中年男性，或长时间负重或站立工作者。本病未破溃前属中医"筋瘤"范畴，破溃后属"臁疮"范畴。下肢静脉曲张是静脉系统最重要的疾病，也是四肢血管疾患中最常见的疾病之一。站立过久或走远路后患肢发胀、易疲劳。

【刮痧治疗】

头部：全息穴区——额旁一带（右侧）、额顶带后 1/3、顶颞前斜带上 1/3 或顶颞后斜带上 1/3（对侧）。

背部：膀胱经——双侧心俞。

上肢：肺经——双侧太渊。

下肢：膀胱经——患侧承山至委中。

胆经——患侧外丘至阳陵泉。

胃经——患侧足三里。

阿是穴——自下而上补刮静脉曲张处局部皮肤。

小提示

（1）避免长期站或坐，应常让脚做抬高，放下运动，或可能的话小走一番。

（2）应养成每日穿弹力袜运动腿部一小时之习惯，如散步、快走、脚踏车、跑步或跑步机等。

（3）应养成一日数次躺下将腿抬高高过心脏的姿势，如此可促进腿部静脉循环。

12. 痔疮

本病分为外痔和内痔，平时肛门部有少量炎性分泌物，若并发感染可有疼痛、红肿。久站或排便后及长时间连续行走、剧烈运动后肛门发胀，或突然发生肛部剧烈疼痛。内痔的早期症状是便血，血色鲜红，不与粪便相混。肛周炎、肛红肿可照此刮痧治疗。

【刮痧治疗】

头部：全息穴区——额顶带中 1/3、额顶带后 1/3。

督脉——百会。

背部：督脉——腰腧至长强。

奇穴——痔疮。

腹部：任脉——关元至中极。

上肢：大肠经——双侧手三里至下廉、商阳。

下肢：脾经——双侧血海、三阴交。

【药物辅助治疗参考】

（1）1/5000 高锰酸钾液，乘热坐浴，每日 1 次，每次 30 分钟。

（2）地榆槐角丸。

13. 牛皮癣

牛皮癣是一种皮肤红斑上反复出现多层银白色干燥鳞屑的慢性复发性皮肤病，病因不明。初起为大小不等的红色丘疹或斑片，以后渐大，部分相互融合，形状不一，界限明显。红斑上覆以多层银白色鳞屑，有不同程度的瘙痒，将鳞屑刮去后有发亮薄膜，再刮去薄膜，即有点状出血。神经性皮炎可照此刮痧治疗。

【刮痧治疗】

头部：全息穴区——额旁二带（左侧）、额顶带后 1/3、顶颞后斜带（对侧）。

胆经——双侧风池。

背部：督脉——大椎至陶道。

上肢：肺经——双侧列缺至太渊。

下肢：脾经——双侧血海、三阴交。

阿是穴——直接刮拭皮肤病损处。

【药物辅助治疗参考】

（1）复合维生素B。

（2）涂肤氢松软膏。

14. 皮肤瘙痒症

皮肤瘙痒症是指无原发皮疹，但有瘙痒的一种皮肤病，中医称之为风瘙痒，属于神经精神性皮肤病，是一种皮肤神经官能症疾患。表现为只有皮肤瘙痒而无原发性皮肤损害，夜间尤甚，难以遏止。常因极度瘙痒而连续强烈搔抓，致皮肤残破造成血痂、渗液、色素沉着、皮肤增厚等。

【刮痧治疗】

头部：全息穴区——额旁一带（双侧）、额顶带后1/3、顶颞后斜带（对侧）。胆经——双侧风池。

背部：督脉——大椎至身柱。

上肢：大肠经——双侧曲池至手三里。

奇穴——双侧治痒穴。

下肢：脾经—双侧漏谷至商丘。

【药物辅助治疗参考】

（1）炉甘石，滑石，朱砂，冰片，适量研末混匀，涂撒患处。

（2）百部，苦参，白藓皮，冰片，酒浸涂患处。适用于不合并痤疮的患者。

15. 疲劳综合征

疲劳综合征是指饮食不调，睡眠不足，体力消耗过多，身体长期劳累，烦躁，抑郁，心理压力过大引发的身心疲惫症状。是一种无器质性病变的亚健康状态。

【刮痧治疗】

头部：以头顶（百会穴）为中心，分别向前（至前额）、后（至天柱穴）、左、右刮拭（分别至太阳、风池穴）；

肩部：双侧肩周部（从上向下至肩井穴）；

背部：胸椎、腰椎及两侧（督脉、膀胱经）；

足部：足跗外侧（膀胱经：京骨穴）。

小提示

　　疲劳综合征患者善于劳逸结合。要学会调节生活，短期旅游、游览名胜；爬山远眺、开阔视野；呼吸新鲜空气，增加精神活力；忙里偷闲听听音乐、跳跳舞、唱唱歌，都是解除疲劳，让紧张的神经得到松弛的有效方法，也是防止疲劳症的精神良药。

泌尿生殖疾病的刮痧疗法——妇科疾病

1. 月经不调

　　月经的周期或经量出现异常，都称为月经不调。包括月经先期、月经后期、月经先后无定期、经期延长、月经过多、月经过少等。不孕症可参考本病刮痧治疗。

【刮痧治疗】

　　头部：全息穴区——额旁三带（双侧）、额旁二带（右侧）、额顶带后 1/3。

　　背部：膀胱经——双侧肝腧、脾腧至肾腧。

　　腹部：任脉——气海至关元。

　　胃经——双侧归来。

　　下肢：脾经——双侧血海、三阴交。

　　肝经——双侧中都、太冲。

　　肾经——双侧交信、太溪。

　　经早：太冲、太溪为重点。

　　经迟：血海、归来为重点。

　　经乱：肾腧、交信为重点。

【药物辅助治疗参考】

　　（1）益母草膏，归脾丸，加味逍遥丸。

　　（2）枸杞子15克，大枣10枚，猪肝30克，水煎服，每日1至2次。

2. 崩漏

　　非经期出现经血暴下不止或淋漓不尽称为崩漏。类似西医所说的功能性子宫出血。月经过多和产后恶露不尽亦可照此刮痧治疗。

【刮痧治疗】

　　头部：全息穴区——额旁三带（双侧）、额旁二带（右侧）、额顶带后 1/3。

背部：膀胱经——双侧膈俞、肝俞、脾俞、肾俞。

腹部：任脉——气海至关元。

下肢：脾经——双侧血海、地机、三阴交、隐白。

肝经一双侧太冲。

肾经——双侧复溜至水泉、然谷。

胃经——双侧足三里。

【药物辅助治疗参考】

（1）安坤赞育丸，金匮肾气丸。

（2）仙鹤草30克，血见愁30克，旱莲草30克，水煎服，每日3次。

3. 痛经

痛经也称行经腹痛，是指妇女在行经前后或正值行经期间，小腹及腰部疼痛，甚至剧痛难忍，常伴有面色苍白，头面冷汗淋漓，手足厥冷，泛恶呕吐，并随着月经周期而发作。痛经可见于子宫发育不良，或子宫过于前屈和后倾，子宫颈管狭窄，子宫内膜异位症等。

【刮痧治疗】

头部：全息穴区——额顶带后 1/3、额旁三带（双侧）、额旁二带（左侧）。

背部：膀胱经——双侧肝俞至肾俞、次髎。

腹部：任脉——气海至中极。肾经一双侧中注至横骨。

下肢：脾经——双侧阴陵泉至地机、三阴交。肝经——双侧太冲。

【药物辅助治疗参考】

（1）益母草膏，异位痛经丸，良附丸，加味逍遥丸。

（2）大枣10枚，小茴香10克，干姜6克，水煎服，每日1至2次。

4. 闭经

闭经或称经闭，是指女子如果超过 18 岁还没有来月经，或未婚女青年有过正常月经，但已停经 3 个月以上，都叫闭经。前者叫原发生闭经，后者叫继发生闭经。

【刮痧治疗】

头部：全息穴区——额旁三带（双侧）、额顶带后 1/3、额顶带中 1/3。

背部：膀胱经——双侧膈俞至脾俞、肾俞、次髎。

腹部：任脉——气海至中极。

下肢：脾经——双侧血海、地机至三阴交。

肝经——双侧太冲。

胃经——双侧足三里至丰隆。

【药物辅助治疗参考】

（1）归脾丸，得生丹，金匮肾气丸。

（2）柏子仁 10 克，研末，猪肝 180 克，煮熟同食，连服 3 至 4 次。

5. 绝经前后诸症

妇女在绝经前后，出现经行紊乱，头晕耳鸣，心悸失眠，烦躁易怒，烘热汗出，或浮肿便溏，腰背酸楚，倦怠乏力，甚或情志异常。诸症轻重不一，有的可延续二三年之久。名为"绝经前后诸症"，西医称之为"更年期综合征"。

【刮痧治疗】

头部：全息穴区——额中带、额顶带后 1/3、额顶带中 1/3。督脉——百会。

背部：督脉——命门。

膀胱经——双侧肝腧至肾腧。

腹部：肾经——双侧中注至大赫。

上肢：心经——双侧神门。

心包经——双侧内关。

下肢：胃经——双侧足三里。

脾经——双侧三阴交、公孙。

肝经——双侧太冲。

肾经——双侧太溪。

【药物辅助治疗参考】

（1）更年安，补心丹，右归丸，金匮肾气丸，加味逍遥丸。

（2）莲子 10 克，百合 10 克，丹皮 15 克，共研末，每次 2 至 3 克，每日 2 次，黄酒送服。

6. 带下病

妇女阴道内流出的一种黏稠液体如涕如唾，绵绵不断，通常称白带。若带下量多，或色、质、气味发生变化，或伴有全身症状者，则称带下病。可见于阴道炎、宫颈炎、盆腔炎等。

【刮痧治疗】

头部：全息穴区——额旁三带（双侧）、额旁二带（右侧）、额顶带后 1/3。

背部：膀胱经——双侧脾腧至肾腧，次髎至下髎，白环腧。

腹部：任脉——气海至关元。

胆经——双侧带脉。

下肢：胃经——双侧足三里。

脾经——双侧阴陵泉至三阴交。

肾经——双侧复溜。

【药物辅助治疗参考】

（1）金樱子 30 克，和冰糖炖服。

（2）千金止带丸。

（3）白扁豆 250 克（研末），红糖 120 克，白糖 120 克，同煮至扁豆熟为度，分 2 次早晚口服。

7. 产后乳少

产后乳汁甚少或全无，不能满足婴儿需要称"乳少"或"缺乳"，也叫"乳汁不足"。此现象哺乳期也可出现。

【刮痧治疗】

头部：全息穴区——额旁二带（双侧）、额顶带前 1/3。

背部：膀胱经——双侧肝腧至胃腧。

小肠经——双侧天宗。

胸腹部：任脉——膻中。

肾经——双侧气穴。

胃经——双侧乳根（乳头直下，在第五肋间隙）。

上肢：心经——双侧极泉（腋窝正中）。

小肠经——双侧少泽。

下肢：胃经——双侧足三里。

【药物辅助治疗参考】

（1）王不留行 30 克，水煎服，每日 2 次。

（2）赤小豆 50 克，红糖 30 克，水煎服，每日 2 次。

8. 乳腺增生

乳腺增生即乳房出现片块状、结节状、条索状、砂粒状等数目不一、形状不规则、质地中等、活动、不粘连、边界与周围组织分界不清楚或比较清楚的非炎性肿块。

【刮痧治疗】

头部：全息穴区——额旁二带（左侧）、额顶带前 1/3。

背部：膀胱经——双侧膈俞至胆腧、膏肓。

胆经——患侧肩井。

小肠经——患侧天宗。

胸部：任脉——膻中。　胃经——患侧屋翳。

阿是穴——乳腺增生局部。

肝经——患侧期门（乳头直下，第六肋间隙）。

下肢：胃经——患侧丰隆。

胆经——患侧侠溪。

脾经——患侧血海。

肝经——患侧太冲。

【药物辅助治疗参考】

乳块消，加味逍遥丸。

9. 子宫下垂

子宫下垂为子宫从正常位置沿阴道下降到坐骨棘水平以下，甚至脱出阴道以外，形如鸡冠、鹅卵，色淡红，中医叫"阴挺"。胃肾下垂可参照本病刮痧治疗。

【刮痧治疗】

头部：全息穴区——额旁三带（双侧）、额顶带后 1/3。

督脉——百会。

背部：督脉——命门。膀胱经——双侧肾腧。

腹部：任脉——关元至气海。

胆经——双侧维道。肾经—双侧大赫。

奇穴——双侧提托。

下肢：胃经——双侧足三里。

【药物辅助治疗参考】

（1）补中益气丸，金匮肾气丸。

（2）山药 120 克，每晨煮服。

（3）黄芪 30 克，生姜 5 片，炖鸡食肉。

泌尿生殖疾病的刮痧疗法——男科疾病

1. 泌尿系感染

泌尿系感染是指因细菌等感染所造成的泌尿系急性炎症，包括尿道炎、膀胱炎、肾盂肾炎等。主要表现为尿频、尿急、尿痛，可伴有发热、畏寒，炎症侵及肾盂时可伴腰痛。尿液镜检有白血球或脓球。慢性泌尿系感染、泌尿系统结石、尿毒症、尿潴留、尿血皆可照此刮痧治疗。

【刮痧治疗】

头部：全息穴区—额旁三带（双侧）、额顶带后1/3。

背部：膀胱经——双侧三焦腧至膀胱腧。

腹部：任脉——气海至中极。

肾经——双侧水道至归来。

上肢：三焦经——双侧会宗。

下肢：肾经——双侧筑宾、太溪、水泉。

【药物辅助治疗参考】

（1）知柏地黄丸。

（2）糯稻根须30克，用水煎，取汁服，次数不限。

2. 泌尿系结石

本病包括肾结石、输尿管结石、膀胱结石和尿道结石。肾结石绞痛发作多自腰部沿大腿内侧向下放射，输尿管结石绞痛多在下腹部，向肛门周围放射，并可伴有恶心、呕吐、痛后血尿、活动加重；膀胱结石可出现排尿中断；尿道结石多见于男性，表现尿道疼痛、尿流不畅，有时成滴排尿。本病属中医的淋证范畴。

【刮痧治疗】

头部：全息穴区——额旁三带（双侧）、额顶带后1/3、顶枕带下1/3。

背部：膀胱经——双侧肾腧至膀胱腧。

腹部：任脉——关元至中极。

胃经——双侧水道至归来。

下肢：脾经——双侧阴陵泉至三阴交。

肾经——双侧复溜至太溪。

【药物辅助治疗参考】

（1）金钱草30克，水煎服。

（2）芹菜末30克，绿豆芽50克，共用开水泡2分钟后，饭前服用，每日2次。

3. 前列腺炎、前列腺肥大

此二病均属中医淋证范畴。主要以小便频急，余沥不尽为主症，可见于老年男性。大小便不爽、不利，皆可照此刮痧治疗。

【刮痧治疗】

头部：全息穴区——额旁三带（双侧）、额顶带后1/3。

背部：督脉——命门。

膀胱经——双侧肾腧至膀胱腧，志室至胞肓。

腹部：任脉——神阙至中极。

胃经——双侧大巨至归来。

下肢：肝经——双侧曲泉。

脾经——双侧三阴交。

【药物辅助治疗参考】

（1）前列康，六味地黄丸。

（2）糯米粉适量和成面团，做成小圆饼烤熟，睡前黄酒送服，连服3个月。

（3）芡实30克炒黄，加米酒30毫升及适量水煎取汁，睡前服，每晚1次。

4. 阳痿、早泄

阳痿、早泄均指男性性功能低下而言。以阳事痿弱不举，或举而不坚，或坚而早泄，不能进行正常性生活为主要表现。凡男女性功能低下或亢进、不育症、不孕症、习惯性流产，皆可照此刮痧治疗。

【刮痧治疗】

头部：全息穴区——额旁三带（双侧）、额顶带后1/3。

督脉——百会。

背部：督脉——命门。

膀胱经——双侧肾腧、关元腧至下髎，志室。

腹部：任脉——关元至中极。

下肢：胃经——双侧足三里。

脾经——双侧阴陵泉至三阴交。

肝经——双侧蠡沟。

【药物辅助治疗参考】

（1）金匮肾气丸，健阳片。

（2）五味子10克，水煎取汁冲蜂蜜30克口服，每日1次。

5. 遗精

遗精是指在无性生活状态下发生的精液遗泄，正常未婚男子或婚后夫妻分居者，每月遗精1—2次，或偶尔稍多，属正常生理现象。若未婚成年男子遗精次数频繁，每周2次以上，或已婚有正常性生活而经常遗精，则属于病理状态。

梦遗为夜间有淫梦，精随梦泄；滑精为无梦而滑泄，甚或清醒时精液自流，或有所思慕而精液自流，或见色而精液自流。梦遗和滑精均有各自的特征，相比较而言，遗精病轻，滑精病重。患者多伴有头昏失眠、精神萎靡、腰腿酸软等症状。

梦遗

【症状】

以心烦不寐，梦中遗精阳兴不举，头晕目眩，心悸健忘为主要症状。

【刮痧治疗】

（1）选穴。关元、太溪、神门、三阴交。

（2）定位。关元：位于脐下 3 寸处。

太溪：内踝后方，当内踝尖与跟腱之间的中点凹陷处。

神门：腕横纹尺侧端，尺侧腕屈肌腱的桡侧凹陷处。

三阴交：在小腿内侧，当足内踝尖上 3 寸，胫骨内侧缘后方。

（3）刮拭顺序。先刮腹部关元穴，再刮前臂神门穴，然后刮下肢内侧三阴交，最后刮太溪。

（4）刮拭方法。补泻兼施。在需刮痧部位涂抹适量刮痧油。先刮拭腹部关元穴，不宜重刮，自上而下来回刮动，至皮肤发红、皮下紫色痧斑痧痕形成为止。再刮拭前臂内侧神门穴，不宜重刮，自上而下来回刮动，至皮肤发红、皮下紫色痧斑痧痕形成为止。然后重刮下肢内侧三阴交穴，30 次，出痧。最后重刮足部太溪，用刮板角部，30 次，出痧。

滑精

【症状】

以遗精遇思虑或劳累而作，头晕失眠，心悸健忘，面黄神倦为主要症状。

【刮痧治疗】

（1）选穴。心腧、脾腧、肾腧、关元、足三里、三阴交。

（2）定位。心腧：在背部，当第五胸椎棘突下，旁开 1.5 寸。

脾腧：在背部，当第十一胸椎棘突下，旁开 1.5 寸。

肾腧：在腰部，当第二腰椎棘突下，旁开 1.5 寸。

关元：位于脐下 3 寸处。

足三里：膝盖下 3 寸，胫骨外侧一横指处。

三阴交：在小腿内侧，当足内踝尖上 3 寸，胫骨内侧缘后方。

（3）刮拭顺序。先刮背部心腧至肾腧，再刮腹部关元，然后刮下肢内侧三阴交，最后刮足三里。

（4）刮拭方法。补法。在需刮痧部位涂抹适量刮痧油。先刮拭背部心腧经脾腧至肾腧穴，宜重刮，自上而下来回刮动，至皮肤发红、皮下紫色痧斑痧痕形成为止。然后刮拭腹部关元穴，不宜重刮，自上而下来回刮动，至皮肤发红、皮下紫色痧斑痧痕形成为止。最后重刮下肢内侧三阴交穴和外侧足三里穴，各 30 次，出痧。

五官科疾病的刮痧疗法

1. 目赤肿痛

目赤肿痛为多种眼科疾患中的一个急性症状，俗称火眼或红眼，常见目睛红赤、畏光、流泪、目涩难睁、眼睑肿胀，可伴头痛、发热、口苦、咽痛，常见于结核性结膜炎、急性流行性结膜炎、急性出血性结膜炎。

【刮痧治疗】

头部：全息穴区——额中带、额顶带前 1/3、顶枕带上 1/3。膀胱经——患侧攒竹、眉冲。

督脉——上星。奇穴——患侧太阳。

胆经——双侧风池。

背部：膀胱经——双侧肺腧、肝腧至脾腧。

上肢：大肠经——双侧合谷至商阳。

肺经——双侧少商。

下肢：胆经——患侧光明至阳辅、侠溪。

【药物辅助治疗参考】

（1）龙胆泻肝丸，维生素 B 类。

（2）白菊花 60 克，煎水熏洗眼外部，每日睡前洗 1 次。

2. 麦粒肿

麦粒肿为眼睑发生局限性硬结，状如麦粒，痒痛并作的病症，俗称针眼。是一种普通的眼病，人人可以罹患，多发于青年人。此病顽固，而且容易复发，严重时可遗留眼睑疤痕。麦粒肿是皮脂腺和睑板腺发生急性化脓性感染的一种病症，分为外麦粒肿和内麦粒肿。

【刮痧治疗】

头部：全息穴区——额中带、额顶带中 1/3、顶枕带中 1/3。

胃经——患侧承位、四白。

膀胱经——患侧晴明、攒竹。

奇穴——患侧太阳。

胆经——患侧瞳子髎、风池。

背部：膀胱经——双侧肺腧、胃腧。

上肢：大肠经——双侧曲池、合谷。

【药物辅助治疗参考】

线绳或麻绳约 30 厘米长，醋浸后，在患侧中指第三节中部缠绕 1 至 4 圈，松紧适宜，越早越好，6 至 8 小时后解去。适用于麦粒肿初发、红肿疼痛者。

3. 眼底出血

眼底出血是由外伤、结核病、高血压、糖尿病、贫血、视网膜血行障碍、视网膜静脉周围炎等病引起的一种眼病。特征为视力突然减退，轻者如隔云雾视物，重者仅辨明暗，或时见红光满目，或一片乌黑。

【刮痧治疗】

头部：全息穴区——额中带、额顶带后 1/3、顶枕带下 1/3。

督脉——百会。

膀胱经——患侧睛明、攒竹。

奇穴——患侧太阳。

胆经——患侧瞳子髎、风池。

背部：督脉——大椎至陶道。

膀胱经——双侧肝腧至肾腧。

下肢：脾经——双侧血海、三阴交。

肝经——双侧太冲。

【药物辅助治疗参考】

六味地黄丸，知柏地黄丸，龙胆泻肝丸。

4. 近视

近视为远看不清楚，喜欢把书报置近于眼前处阅读。如不戴眼镜，在近距离工作或阅读时，易产生肌性视疲劳，出现视物双影，眼肌痛，头痛恶心等症。假性近视、远视及各种原因引起的视力减退，皆可照此刮痧治疗。

【刮痧治疗】

头部：全息穴区——额中带、额顶带后 1/3、顶枕带下 1/3。

膀胱经——双侧睛明、攒竹、眉冲。

胆经——双侧瞳子髎。

奇穴——印堂、双侧太阳。

胆经——双侧风池。

三焦经——双侧翳风。

背部：膀胱经——双侧肝腧至肾腧。

上肢：大肠经——双侧合谷。

下肢：胆经——双侧光明至阳辅。

5. 耳鸣、耳聋

耳鸣的表现为经常的或间歇性的自觉耳内鸣响，声调多种，或如蝉鸣，或如潮涌，或如雷鸣，难以忍受。鸣响或有短暂，或间歇出现，或持续不息。耳鸣对听力多有影响，但在早期或神经衰弱及全身疾病引起的耳鸣、常不影响听力。耳聋表现为听力减退，或完全丧失。根据发病原因的不同，有由听力逐渐减退、而至全聋者，有突然发生耳聋者，有发于双侧者，有只发一侧者。神经性耳鸣、神经性耳聋、中耳炎皆可照此刮痧治疗。

【刮痧治疗】

头部：全息穴区——额旁二带（左侧）、额顶带后 1/3、顶颞后斜带下 1/3（患侧）。

胆经——患侧悬颅至听会、风池。

三焦经——患侧角孙至翳风。

背部：膀胱经——双侧肾腧至气海腧。

腹部：任脉——气海至关元。

上肢：三焦经——患侧外关、中渚。

【药物辅助治疗参考】

（1）谷维素，耳聋左慈丸。

（2）芥菜子 30 克，捣碎，药棉包成小球，每晚睡前，分塞两耳内，次晨更换，适用于两耳暴鸣，病程短者。

6. 过敏性鼻炎

过敏性鼻炎常阵发性鼻，软腭局部发痒，或连续反复发作性喷嚏，分泌物多，出现大量清水涕。如继发感染，分泌物可呈粘脓性，间歇性，发作性鼻塞。暂时性或持久性嗅觉减退和消失。可伴头昏、头痛、慢性咳嗽、注意力不集中、精神不振等。

【刮痧治疗】

头颈部：全息穴区——额中带、额旁二带（左侧）、顶枕带中 1/3。

大肠经——双侧口禾髎至迎香。

奇穴——印堂、双侧上迎香。

胆经——双侧风池。

督脉——风府至大椎。

背部：膀胱经——双侧肺腧至脾腧。

上肢：大肠经——双侧合谷。

肺经——双侧尺泽至列缺。

下肢：胃经——双侧足三里至条口。

【药物辅助治疗参考】

（1）麻黄碱苯海拉明滴鼻液滴鼻，适用于因过敏所致慢性鼻炎。

（2）辛芩冲剂，开水冲服，一次 20 克，一日 3 次。

7. 鼻窦炎

鼻窦炎以鼻流腥臭脓涕、鼻塞、嗅觉减退为主症，常伴头痛，中医称之为"鼻渊""脑漏"等。急慢性鼻窦炎皆可照此刮痧治疗。

【刮痧治疗】

头部：全息穴区——额中带、额旁一带（双侧）。

奇穴——印堂。

督脉——百会。

胆经——双侧风池。

奇穴——双侧上迎香至大肠经——双侧迎香。

膀胱经——双侧攒竹。

背部：膀胱经——双侧胆腧至脾腧。

上肢：大肠经——双侧合谷。

肺经——双侧列缺至太渊。

下肢：脾经——双侧阴陵泉至三阴交。

【药物辅助治疗参考】

（1）藿胆丸，龙胆泻肝丸，鼻窦炎丸。

（2）滴鼻灵滴鼻。

8. 鼻出血

鼻出血又称鼻衄，是临床常见症状之一，多因鼻腔病变引起，也可由全身疾病所引起，偶有因鼻腔邻近病变出血经鼻腔流出者。鼻出血多为单侧，亦可为双侧；可间歇反复出血，亦可持续出血；出血量多少不一，轻者仅鼻涕中带血，重者可引起失血性休克；反复出血则可导致贫血。多数出血可自止。

【刮痧治疗】

头部：全息穴区——额中带、额旁一带（患侧）、额顶带后 1/3。

督脉——上星。

胆经——双侧风池。

大肠经——患侧迎香至禾髎（出血时禁用，平时用于预防）。

背部：膀胱经——双侧肺腧至胃腧。

上肢：大肠经——双侧三间至二间。

下肢：脾经——双侧血海、三阴交。

肝经——双侧太冲至行间。

【药物辅助治疗参考】

（1）用棉球蘸1%麻黄素生理盐水塞入鼻腔，适用于出血较少者。

（2）云南白药。

（3）大蒜捣如泥，贴敷涌泉穴，适用于各种原因所致的鼻出血。

9. 牙痛

牙痛为牙齿疼痛，咀嚼困难，遇冷、热、酸、甜等刺激，则疼痛加重，或伴龋齿，或兼牙龈肿胀，或有龈肉萎缩，牙齿松动，牙龈出血等症状。牙神经痛、牙龈炎、下颌关节炎皆可照此刮痧治疗。

【刮痧治疗】

头部：全息穴区——额中带、额顶带中 1/3。

胃经——患侧下关、大迎至颊车。

督脉——水沟至兑端。

上肢：大肠——对侧温溜、合谷至二间。

下肢：肾经——双侧太溪至水泉。

胃经——双侧内庭。

【药物辅助治疗参考】

西瓜霜外敷患处。

10. 咽喉肿痛

咽喉肿痛是指咽喉部红肿疼痛的症状。在多种外感及咽喉部的疾病中可出现此症，本症又有"喉痹""喉喑"等名，急慢性喉炎、扁桃体炎、咽炎可照此刮痧治疗。

【刮痧治疗】

头颈部：全息穴区——额中带、额旁一带（双侧）。

胆经——双侧风池。

任脉——廉泉、天突。

胃经——双侧人迎。

背部：督脉——大椎。

膀胱经——双侧大杼至肺腧。

上肢：大肠经——双侧曲池、合谷。

肺经——双侧尺泽、列缺。

下肢：胃经——双侧丰隆、冲阳。

肾经——双侧太溪至水泉。

【药物辅助治疗参考】

四季润喉片、六神丸或喉症丸。

美容保健的刮痧疗法

刮痧，是盛行于我国民间的一种治疗、保健方法，刮痧美容借助刮痧板，通过一定的手法，将力作用于脸、颈部及其他部位的肌肤及深部组织，以达到美容、健体的目的，是一种特殊的物理疗法。其作用主要在以下几方面：

刮痧对皮肤的作用

刮痧的机械作用，使皮下充血，毛细孔扩张，秽浊之气由里出表，体内邪气宣泄，把阻经滞络的病源呈现于体表；使全身血脉畅通，汗孔张开，而达到痧毒从汗出而解。同时，可使皮脂分泌通畅，皮肤柔润而富有光泽，肤色红润，皱纹减少，还可以消耗过多的脂肪，加快代谢和有助于减肥。

刮痧对血管的作用

刮痧术通过经络腧穴刺激血管，改变血管内的血流运动，使人体周身气血迅速得以畅通，病变器官和受损伤的细胞得到营养和氧气的补充，气血周流，通达五脏六腑，平衡阴阳，可以产生正本清源、恢复人体自身愈病能力的作用。

刮痧对人体免疫功能的作用

刮痧可以促进正常免疫细胞的生长、发育、提高其活性，同时刮痧出的痧象可趋向吸引淋巴细胞、白细胞和其他免疫细胞向出痧部位靠近，从而对病毒、细菌起到吞噬作用。此外，刮痧可使人体的组织胺、类组织胺及乙酰胆碱分泌增多，使其携带氧气和血红蛋白的数目相应增加，从而使免疫细胞得到足够的营养补给。这些都有助于人体自身免疫系统功能的提高。

刮痧对消除疲劳、增强体力的作用

在超负荷工作和大的活动量之后，人的肌肉由于过度紧张而收缩，使肌肉内代谢的中间产物——乳酸大量积聚，人就会感到全身疲劳、肌肉酸疼。这时，通过刮痧可以部分转化这些中间产物，比如可使 1/5 的乳酸氧化成二氧化碳和水，4/5 的乳酸还原成能量物质，从而使全身肌肉放松，肌张力降低，人因此消除疲劳和恢复机体的工作能力。

面部刮痧养颜美容，通过刮拭面部的经络来疏通气血，改善微循环，清除沉淀在皮肤深层的毒素及其他代谢产物，增加细胞营养供应，促进新陈代谢，使皮肤表面的分泌功能和清洁过程不断加强。

在刮痧美容的过程中，根据经络、脏腑、阴阳的表里关系，可以判断出病变部位。针对病变部位刮拭躯干四肢有关的经穴和全息穴区，出痧排毒，活血化瘀，疏通了经络，增强了脏腑功能，改善了内分泌，从根本上治疗和缓解色斑、痤疮等障碍性疾病，使皮肤保持润泽有弹性，延缓皱纹的产生，使人们恢复靓丽容颜，并有益于全身健康。

1. 美白

美白从健康做起。以中医经络的观点来看，身体的健康状况会反映在脸部，若是体内经络的脉气不通，脸部皮肤自然暗沉、发黄，色块不均。一个不懂保养的人，在步入中年之后，会发觉脸色失去年少时的白净、光彩，成了名副其实的"黄脸婆"。脸部除了净白以外，还得要透亮，才是健康的表现。

脸部要净白，要抓住两个重点：

（1）身体要健康，尤其是要保持脸上的穴道畅通。

（2）防晒要做好。

脸部美白方法除了搽防晒保养品，搽美白精华液、美白霜，勤敷美白面膜，打美白针，吃美白食物以外，最快速、有效、易学、实用的方法，就是脸部刮痧、拍打、按摩。

脸部净白刮痧方法：

（1）脸上有6条阳经，可以整脸刮痧，刮到脸部酸痛感消失即可停止。脸部刮痧前，脸要洗干净，抹上滋润物。

（2）刮痧板与脸部呈90度角，轻轻地让力道下沉2–3厘米，力道不能浮，刮到脸上的气节。

额头部位由下往上，从眉毛到发际刮，整个额头部位都要刮到。

两颊以鼻子为中心点，横向刮痧，由上到下，由内往耳朵方向刮痧。

人中也要刮痧，这里是子宫、卵巢的反射点，刮痧手法与刮脸颊部位相同。

下巴同样横向刮痧，以下巴中间、鼻子下为中心点，往左、右两边单方向刮痧。

面部肌肤上斑点瑕疵、发黄晦暗等问题也可以用刮痧来治疗。因为刮痧刺激肌肤经络与腧穴，可以使脸部气血流畅，加速肌肤的新陈代谢，增强皮肤对营养成分的吸收，让体内毒素由血管或毛孔排出体外。

【操作方法】

第一步，清洁肌肤。用温水洁面，包括使用洁面乳、喷雾等。

第二步，涂抹介质。

第三步，刮痧。

【气滞血瘀型斑的刮痧】

经脉：督脉、足阳明胃经、足厥阴肝经、手少阴心经。

主穴：百会、风池、印堂、四白、颧髎、上关、太阳。

大椎、大杼、肝俞、胆俞、太冲。

配穴：面部　口禾髎、巨髎、阳白、头维。

身体　神门、内关、三阴交、足三里、肾俞。

刮痧方法：先通经脉，每次主穴均选头面部穴位平补平泻；根据皮损部位加选面部配穴，一般用平补平泻法。

2. 防皱

防皱去皱，是指预防或消除面部或颈部的皱纹。皱纹是皮肤老化最初的征兆，皱纹进一步发展，就要增加皮肤弹性，以保持皮肤的平滑。

传统的鱼形刮痧板刮按面部穴位，可以有韵律地刺激皮肤组织、肌肉和神经，促进血液循环。当血液循环变得顺畅，氧气和营养成分就会被及时运送到各个皮肤组织，新陈代谢也随之加快。因此刮痧可以增加皮肤与肌肉的弹性，改善局部的血液循环，增加皮肤光泽，保持皮肤水分，使皱纹平展。坚持使用神奇的刮痧板刮脸术，每天晚上用刮痧板进行1分钟的脸部刮拭，就能让护肤效果事半功倍，起到激活面部细胞活力的醒肤奇效，令你呈现自然均衡的健康肤色。从而实现"岁月不留痕"的愿望。

刮痧去皱主要有四种常用的方法：

（1）紧致脸部轮廓

将鱼形刮痧板紧贴两颊，沿脸颊轮廓线轻轻向耳部刮按，反复10次。有助于提升脸部线条，不让双颊有下垂赘肉。

（2）顺畅血液循环

将瓷勺放在耳朵后面的凹陷处（耳下腺）轻轻敲打，反复40次。节奏轻快的敲打能让脸部血液和淋巴循环更顺畅。

（3）提升眼尾线条

将刮痧板自眼尾向太阳穴轻轻刮按，反复5次。有助于提拉眼角肌肤，避免眼角下垂、眼尾细纹丛生等问题。

（4）缓解压力

将刮痧板自印堂向神庭刮拭，再刮痧整个额头，可缓解因压力过大产生的头晕、头痛、抬头纹等。

3. 减肥

人体肥胖的原因，其一是食欲好、食量大、吸收佳，而运动量小；其二是脾气虚，运化功能减弱，致使运化水湿功能低下，能量代谢发生障碍，湿聚而成痰，湿和痰（即指多余的水分与脂肪）不断蓄积，则形成形体肥胖。中医认为脂肪为一种"痰"，即为一种湿气，因为肥胖的人多半喜欢吃甜食、饮料、冰品，导致湿气留驻，造成脂肪聚积。

刮痧的机械作用，使皮下充血，毛细孔扩张，秽浊之气由里出表，体内邪气宣泄，把阻经滞络的病源呈现于体表；使全身血脉畅通，汗腺充溢，而达到开泄腠理、痧毒从汗而解。同时，可使皮脂分泌通畅，皮肤柔润而富有光泽，肤色红润，皱纹减少，还可以减少脂肪，加快代谢和有助于减肥。坚持对肥胖的局部进行刮痧，对各种原因的局部肥胖均有减肥效果。

【刮痧减肥的选穴与方法】

减肥刮痧力度要适中，每天刮 1 至 2 次。若按力大、刮拭时间长，必须涂刮痧润滑剂保护皮肤，而且抹上少许的油膏或乳液以作为润滑剂，可以避免肌肤因过度摩擦而产生不适，甚至于出现破皮的状况，刮痧时力量也可以避免下得太重。

背部：膀胱经——双侧肺腧、脾腧、肾腧。

胸腹部：任脉——膻中、中脘、关元。

上肢：肺经——双侧孔最至列缺。

大肠经——双侧曲池。

下肢：胃经——双侧丰隆。脾经—双侧三阴交。

肥胖的局部：直接刮拭肥胖的局部，应使按压力传导到皮下组织，促其被动运动，有利于加强新陈代谢，消除局部的水分和脂肪，达到减肥目的。

脸部：①自头顶处直线往下刮至鼻尖处 ②自鼻侧顺着法令纹往下刮 ③自眼窝下方经过颧骨往下刮至颈部。

颈部：①自左右耳后下刮至肩膀 ②自下巴下刮至喉结。

手臂：①自肩处往下刮至手掌 ②自手腕往下刮至腋下。

背部：①由颈部由上往下，分三边刮至两肩及脊中 ②自腋下多肉处往下刮至腰部 ③从脊中与两侧脊骨分三次由上往下刮。

臀部：①自臀部多肉处往下刮 ②自腰部往下刮至臀部底处。

腰围：①自腰部分前、侧、后三次往下刮 ②小腹自肚脐往下刮。

大腿：①自大腿外侧多肉处往下刮至膝关节 ②自大腿内侧关节往上刮。

小腿：①自膝关节外侧往下刮至脚踝 ②自小腿内侧脚踝往上刮至

膝关节。

手掌：①自拇指关节往下刮至腕关节 ②自中指下方往下刮至手腕 ③自小拇指顶端往下刮至腕关节 ④掌中心顺时针方向刮。

脚底：①自脚掌凹处又外侧往内刮至脚掌中心 ②自脚掌中心直线往下刮。

4. 美目

每个人都向往拥有一双年轻、美丽和动人的眼睛。然而，眼睛却是面部最容易衰老的部位。因为眼部皮下的皮脂腺与汗腺分布最少，是人体皮肤最薄的部位，极易产生皱纹。一旦皱纹形成，往日的那充满青春活力的神采便日渐消失，随之而来的是面容衰老无华。所以，平时要更加注意呵护自己的双眼。

眼部皱纹由浅至深分为三种：由角质层缺水引起的干燥纹；因角质层缺水引起有棘层细胞萎缩而产生的线状纹（通常称鱼尾纹）；由真皮层纤维老化所产生的深皱纹。

眼部刮痧可促进眼部血液循环，刺激穴位，帮助眼部气血运行，改善眼部黑眼圈、眼袋、皱纹、皮肤松弛，下垂现象，令眼部皮肤紧实、富有弹性。因此眼部刮痧适合有黑眼圈，眼袋、眼角下垂及鱼尾纹等表现的人群。

【精油刮痧美目的基本手法及程序】

（1）手握刮痧板，治疗时厚的一面朝向手掌，保健时薄的一面朝向手掌。

（2）刮痧板与刮试方向保持 90—45 度进行刮痧。

（3）刮痧时应用力均匀，刮痧部位尽量拉长。

【程序】

（1）卸妆、洗脸。

（2）在眼部均匀涂抹精油 。

（3）眼部刮痧 。

（4）眼膜（根据眼部皮肤问题上膜）。

（5）洁面。

【日常护理小建议】

（1）脸部保养品有时会含强效的活性成分，对眼部可能会造成过敏现象，所以我们建议最好使用专为眼部设计的保养品。

（2）必须克服平时的一些不良习惯，如喜欢皱眉、眯眼、熬夜及面部表情过于丰富等。其次要多喝水，经常食用一些胶质性物质，如猪蹄、鸡爪等，以保持皮肤的滋润。

5. 美颈

颈部是头颅连接躯干的枢纽，支撑着整个头部的重量，又经常暴露在外面，与人接触时，看见颜面，便会看见颈部。人们工作和休息时的不良姿势会使颈部较早地出现脂肪沉积和皱纹。此外，不当的肢体运动也会造成颈部皮肤的老化，激烈体育运动压迫脊椎也会造成颈部皮肤的纹理松弛。从 40 岁起，人体颈部皱纹会明显增多，皮肤脱水现象越来越明显。祖国医学认为颈部老化是由于脾胃亏虚，气血化生不足，颈部皮肤失于涵养，或由于过食肥甘味厚，聚湿生痰，阻塞脉络，气血不能荣养颈部肌肤，导致皮肤松弛老化。

刮痧美颈的选穴：大椎穴、大杼穴、人迎穴、足三里、扶突穴。

随症加减：脾胃亏虚者加足太阳膀胱经脾腧、胃腧穴。

【刮拭方法】

（1）患者取坐位，术者位于患者对面。嘱患者稍微仰头，在颈部涂抹刮痧介质，然后从上而下用平补平泻手法刮拭人迎穴、扶突穴，刮至皮肤出现红色痧痕为止。

（2）患者取俯卧位，术者站于患者侧面，在背部均匀涂抹刮痧介质后，自上而下刮拭大椎穴、大杼穴，刮至皮肤出现紫红色痧痕为止。

（3）患者取仰卧位，术者站于患者侧面，在小腿部均匀涂抹刮痧介质后，自上而下刮拭足三里穴，刮至皮肤出现紫红色痧痕为止。

颈部有长、短、粗、细之分，它和整个身材与头部必须协调相称，才能显得健康美丽。而颈部减肥健美操能使颈部的肌肉得到活动，祛除多余的脂肪并使之健美。

【练习方法】

（1）坐在凳子上，两臂自然下垂，头先向左摆，然后向右摆，这样左右摆动 10 次。

（2）坐在凳子上，挺起胸部，头先向下低，以下颌骨接触胸部为止，然后尽量向后仰头，脸朝上，停 5 秒钟后再低头，如此反复做 10 次。

（3）坐在凳子上，胸部挺起，向左右摇摆下颌，先轻后重，连续做 10 次。

（4）坐在凳子上，胸部挺起，先将颈部尽量向上伸，再将颈部尽量向下缩，使颈部肌肉先伸长后缩短，连续做 10 次。

（5）坐在凳子上，身体不动，头部先从左边尽量向后扭，扭至不能再扭为止，然后再从右边尽量向后扭，扭至不能再扭为止，这样连续做 10 次。

（6）身体俯卧在床上，将头部努力上抬，再慢慢降下来至平直状态，停留片刻再慢慢上抬，如此重复，直到不能坚持时止。

坚持练习颈部减肥健美操，可使脖子多余脂肪消除，皮肤富有弹性，并保持青春迷人的活力。同时，它能促使头皮血液畅通，对头发生长和脑髓的滋润都会产生良好的效果。

6. 丰胸

丰胸是指丰满女性的乳房及增加胸部肌肉的健美。乳房是成熟女性的第二性征，丰满的胸部是构成女性曲线美的重要部分。女性的乳房以丰盈有弹性、两侧对称、大小适中为健美。

中国医学认为，乳房发育不良属于萎症范围，自古先贤强调治萎当先治脾，中医丰胸处理原则主要以调理气血循环，改善肠胃机能并滋养肝肾为主。乳头属足厥阴肝经，乳房属足阳明胃经，肝主气机疏泻，胃主运化水谷精微，所以乳房的发育、丰满与人的情志是否舒畅、气血运行是否通达有密切关系。肝气旺盛，乳头自然硬挺，脾胃功能好，乳房自然丰满，要治疗乳房萎缩疾病，自然要以注重脾胃功能及补气养血为先，此外，乳房发育不良与内分泌失调及荷尔蒙的分泌有关，更须加以温补肾阳增强免疫功能，因此多方面的调理才能达到最理想的效果。如因产后哺乳而塌陷变形，需以补气回阳，活血通络为主，配合全身其他的症状，辨证论治对症下药，再配合施以针灸及物理能量经络理疗效果会更好。刮痧用于乳房的美容保健重在肝肾脾胃等脏腑经络。

刮痧时取经外奇穴乳四穴（在乳头为中心的垂直水平线上，分别距乳头 2 寸），足阳明胃经足三里穴，足太阴脾经三阴交穴，足厥阴肝经太冲穴。

患者取仰卧位，术者站于患者侧面，在刮拭部位均匀涂抹刮痧介质后，自外向内用泻法刮拭乳四穴，再刮足阳明胃经足三里穴，足太阴脾经三阴交穴，足厥阴肝经太冲穴。刮至局部皮肤出现红色斑点为止。刮拭乳四穴时手法应稍轻。

【注意事项】

患者应选用合适的文胸，过松会导致乳房下垂，过紧则会造成乳房附近的血液循环不良。

7. 纤腰

腰部曲线是身体曲线美的关键，腰身若恰到好处，即使胸不够丰满，臀不够翘，视觉上仍给人曲线玲珑、峰峦起伏的曲线美感。反之，就会显得粗笨。

正常情况下，腰围与臀围之比率应约为 0.72。如果比率低于 0.72，就属于标准的梨形身材，如果比率高于 0.72，即为苹果型身材，若达到 0.8，则是典型水桶腰了，用手轻轻一捏就会捏起赘肉，这时的体型已是"红灯"高悬，危险已在招手：苹果型腰身更易患心脏病，比率越高，危险越大，尤其是脂肪聚集在腰、腹部的人，该注意了。

女性腰、腹部最易囤积脂肪。使用腰部的刮痧方法，再加上正确的健美锻炼、控制饮食、良好的生活习惯等，就可以逐渐减轻体重，使人变得轻盈苗条。

【刮痧瘦腰的选穴】

天枢穴、足三里穴、大横穴、腰阳关、脾腧穴、胃腧穴、腰腧穴。

【刮拭方法】

（1）患者取俯卧位，术者站于患者侧面，在刮痧局部均匀涂抹刮痧介质后，采用泻法，自上而下刮拭脾腧穴、胃腧穴、腰阳关、腰腧穴，刮至皮肤出现紫红色痧痕为止。

（2）患者取仰卧位，术者站于患者侧面，在刮痧局部均匀涂抹刮痧介质后，自上而下刮拭天枢穴、大横穴、足三里穴，刮至皮肤出现痧痕为止。

【其他纤腰的方法】

法则一：纤腰运动——健身行动。

加强腰部运动，锻炼腰肌，对抗腰部脂肪，并配合全身运动，消耗脂肪，达到健美身形的目的。下面教你几招细腰动作，只要天天坚持，就会拥有迷人身段。

躺卧屈膝：平躺，双手放两侧，膝盖呈 90 度，吐气并将膝盖拉往右肩，反复，再拉往左肩，重复 10 次，锻炼后腰肌肉。

仰卧支腰：仰躺，双手掌托盆骨，支起下身及腰部，足尖挺直，背、头及两臂着地；左右脚交替向头部屈下，膝盖不弯曲，重复进行。锻炼腰、腹部。

法则二：纤腰食法。

合适的健身运动，再配合合理饮食，才能收到事半功倍之效果。

（1）多吃高纤维的食品。纤维可以减缓食品施放出能量，从而减弱脂肪在体内的聚集。每天纤维的摄入量应该为 20—25 克。水果，蔬菜，谷物都是很好的选择。

（2）多吃豆制食品。豆制类食品也是很好的低脂食物。并且富含维生素和蛋白质。每天应注意摄入适当的豆制品，如：豆腐、豆浆、豆奶等。

（3）多吃些蛋白质少吃些脂肪。蛋白质可以提高你的新陈代谢率，因为你的身体在消化蛋白质的时候需要消耗能量。每摄入 100 克蛋白质，要消耗 25 克，实际摄入量为 75 克。否则，每 100 克脂肪只能消耗 10 克，将有 90 克留在体内。

（4）多吃富含 B 族维生素的食物。维生素被称为维持生命的营养素，可见维生素的作用，在维生素中有些维生素是机体脂肪代谢的必需参与者，如 B 族维生素，它在减肥过程中可发挥如下的作用：一是通过促进氧化和全身新陈代谢，来帮助实现控制体重的目的；二是直接调节和增强新陈代谢，全面提高骨骼、肌肉发育水平，促进脂肪代谢，直接具有减肥作用。

法则三：纤腰定律——良好生活习惯。

平时保持挺胸收腹之态。看一看舞蹈演员的优美体型，她们平时走路都是这种姿势，让腰、腹部肌肉处于紧张状态，更好消耗脂肪，帮助锻炼体形。一有空就搓揉腰腹部，特别是晚上临睡前。

纤纤细腰是所有女性的渴望。炼出美丽腰际线，才能更好彰显你的靓丽身姿和窈窕身段。努力吧，为了迎接阳光下的美丽，多花点心思，杨柳小蛮腰就会追随着你。

8. 美腿

小腿粗的女性烦恼都是一样的，夏天穿裙子不好看，冬天穿靴子也不好看。但是瘦腿那么难，搞不好，还会让腿越来越粗壮了。下面我们就和大家分享一种很流行的极其简单的瘦腿方法——"刮痧瘦腿法"。用这个方法坚持一个月以后小腿围开始变瘦，两三个月以后都能瘦 3 至 6 厘米。

刮痧瘦腿使用工具

（1）瘦身精油：要想效果好，瘦腿的最快方法是用纤体瘦身精油，目前主流的瘦身精油是由杜松、葡萄柚、天竺葵、红花油、胡萝卜子，这几种成分组成的，因为他们具有分解脂肪、排除体内毒素和去水肿的功效。

（2）刮痧板：水牛角或者其他材料制成的刮痧板。如果没有刮痧板，也可以用家用的饭勺、瓷梗、木梳子的背面等来代替，只要边缘圆滑，不会刮破你的皮肤即可。

刮痧瘦腿操作方法

先在腿上涂上瘦身精油，坐在床上或者沙发上，腿自然曲起，让小腿处于最自然放松的状态，然后用刮痧板从膝盖到脚跟，每天刮 20分钟（或是左右腿各 100 下）。刮拭时注意方向和把握力度。

（1）方向：从膝盖弯根开始，向下刮，每次只能刮一个方向。（如果有下肢静脉曲张或水肿，则必须从下往上刮，以改善血液循环，否则相反方向会越来越严重。没有的话，两个方向皆可，但是当然还是由下至上好，使得疲惫了一天的腿放松，血液循环有所改善。）

（2）力度：一定要相对大力度快速的刮！（当然也是越使劲越好，要在自己能承受的范围，只要坚持刮了就能有效果。）

刮痧瘦腿要注意的小细节

（1）刮之前一定要涂抹润滑作用的油比如：刮痧油、橄榄油、精油（建议用瘦身精油，因为瘦身精油本身就有消脂的功效，加配合刮痧就是事半功倍）。

（2）刮痧瘦腿刮完之后，用餐巾纸把没吸收的油擦拭干净。

（3）刮痧瘦腿后饮用热水一杯，可适当补充消耗的水分，防止头晕疲劳，还能促进新陈代谢，加快代谢物的排出。

（4）刮痧瘦腿时不要着凉，刮完后不要碰冷水，不要洗澡，最好是洗完澡刮痧之后就睡觉。

（5）刮痧瘦腿每天一次就可以了。

（6）如果出现紫点那是刮出痧来，说明身体有小小的毛病，稍稍停几天就会下去（个人体质不同，有些人是刮不出痧的）。

（7）不能带痧刮，出了痧后要停到痧退才能再刮。

（8）来月经的前三天身体不宜刮痧瘦腿，可以暂缓。

（9）饮食注意：如果你不是全身肥胖想减肥的话，饮食上没有什么特别注意的，只要少吃油腻、含糖量高的食物就行，如果能配合晚餐少吃一些，可以瘦得更快。

（10）加强效果：本方法也可以用于瘦大腿（刮大腿部位就行），刮痧瘦腿以后，可以做一些瘦腿瑜伽动作，拉伸肌肉，或者是空中踩单车动作，或者是躺着，双腿靠墙高举10分钟左右，效果会更明显。

9. 消除面部瑕疵

酒渣鼻的刮痧方法：涂刮痧油后，用面刮法从至阳穴开始向下刮至命门穴。再用双角刮法刮拭两侧同水平段的夹脊穴。再刮膀胱经。每次刮拭10—15厘米长，每个部位刮15—20下，刮拭过程中遇到疼痛点、不顺畅处、有结节的部位做重点刮拭。中医认为酒渣鼻与脾胃湿热有关。刮拭脾胃的脊椎对应区，可以调节脾胃功能，有健脾和胃、清热利湿的功效。

痤疮的刮痧方法：在督脉大椎穴均匀涂抹刮痧油。然后用面刮法先重点刮拭大椎穴，然后从大椎穴上面开始向下刮，一直刮到至阳穴（两肩胛骨下缘连线与背部正中线相交点）为止。最后用双角刮法刮拭椎穴到至阳穴两侧夹脊穴处，再用面刮法刮拭两侧同水平段的膀胱经。每次刮拭10—15厘米长，每个部位要刮15—20下，只要毛孔张开，或有痧出现就可以停止刮拭。刮拭过程中注意寻找疼痛点、不顺畅以及有结节的部位，并做重点刮拭。

　　中医认为痤疮与体内心肺热盛，热毒积聚有直接的关系。心肺脊椎对应区部位同时也是大椎穴、膈俞穴、心腧穴、肺腧穴所在的部位。刮拭心肺的脊椎对应区，可以调节心肺功能，对于体内热盛者有清肺活血解毒的功效，体内热毒清解，面部痤疮自然减轻或消失。

　　黄褐斑的刮痧方法：按照中医的基本理论，黄褐斑较常见的可分为三型，肝气郁结型、脾土亏虚型、肾水不足型。

　　刮痧时使用水牛角板，蘸取红花油进行。肝郁型选择肝腧、太冲、血海、足三里，脾虚型选择胃腧、脾腧、足三里、血海，肾虚型选择肾腧、照海、足三里、血海。黄褐斑是指颜面出现面积大小不等的斑片，小的如钱币大小，或蝴蝶状；大的满布颜面如地图。颜色呈黄褐色或淡黑色，平摊于皮肤上，摸之不碍手。黄褐斑多对称分布于颧、颊、额、鼻、口周、眼眶周围，界线明显，压之不褪色，表面光滑，无鳞屑，无痒痛感。引起黄褐斑的因素很多，主要有内分泌因素、物理性因素、化学性因素、炎症性因素、营养性因素等。长期的精神紧张、慢性肝功能不良、结核病、癌瘤、慢性酒精中毒等，均可诱发黄褐斑。

10. 乌发美发

　　坚持头部保健刮痧，可以迅速改善头皮血液循环，逐渐增加头发的营养成分。配合其他部位经穴的刮拭，不但可以促进毛发生长，还可间接调整脏腑功能，增强机体免疫力。方法与步骤：

　　全头：每天刮拭全头2至3次。

　　侧头部：刮板竖放在头维至下鬓角处，从前向后下方刮至耳后发际处。

　　前后头部：以百会穴为界，将头顶部分为前后两部分。先由顶至前额发际处，从左至右依次刮拭，再由顶至后颈发际处，从左至右依次刮拭。

　　因头皮部分有毛发覆盖，为达到刺激效果，宜用刮板凸起面边缘大力刮拭，可以将以上部位用刮板角部依次重复刮拭，以加强效果。

　　【选穴】

　　背部：膀胱经——双侧肺腧、肾腧。

　　下肢：胃经——双侧足三里。脾经——双侧血海。

11. 鼻部刮痧

　　刮拭鼻部以两手大拇指的指背中间一节，相互擦热后，分别刮拭鼻梁两侧32次；用食指自上而下刮鼻梁16次；分别用两手食指刮拭鼻尖各16次，然后用两手食指点压刮拭鼻翼两侧的迎香穴32次。此法可疏通经络，增强局部气血流通，有效预防感冒和鼻病。

气功健鼻《内功图说》中有三步锻炼健鼻功法。两手拇指擦热，刮拭鼻关 36 次；然后静心意守，排除杂念，二目注视鼻端，默数呼吸次数 3—5 分钟。晚上睡觉前，俯卧于床上，暂去枕头，两膝部弯曲，两足心向上，用鼻深吸清气 4 次，呼气 4 次，最后恢复正常呼吸。本法可润肺健鼻，预防感冒和疾病，还有强身健体的作用。

刮鼻部的穴位有：鼻通、迎香、素髎。

刮面颊部的穴位：巨髎、颊车。

刮痧美容，还要和排毒结合起来。要达到美容最佳效果，首先要进行排毒，把肠壁上的宿便排除掉，因为这些积存物在肠内发酵，就产生毒素。这种毒素，可使人致病，加速人的老化。服用清肠食品，可清除体内毒素和废物，从而清除面部的青春痘、黑斑、色素的生长因素，达到皮肤健美、美容的功效。

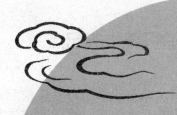

第六篇

拉筋拍打，国人健康
长寿的保健之法

第一章　拉筋拍打养生，源远流长

《黄帝内经》——拉筋拍打养生的起点

《黄帝内经》是中医养生的源头之作，也是拉筋拍打养生的起点。在《黄帝内经·灵枢·经脉篇》里记载有："经脉者，所以能决生死，处百病，调虚实，不可不通。"这里再三强调人体经脉必须畅通的原因就是经脉能"决生死，处百病，调虚实"。因此，经络的作用可谓"神通广大"。

"决生死"是指经脉的功能正常与否，能够决定人的生与死。人之所以成为一个有机的整体，是由于经络纵横交错，出入表里，贯通上下，内联五脏六腑，外至皮肤肌肉。经络畅通，人体气血才能使脏腑相通，阴阳交贯，内外相通，否则，脏腑之间的联系就会生障碍，引发疾病，严重者甚至导致死亡。

"处百病"是说经脉之气运行正常，对于疾病的治疗与康复起着重要的作用，中医治病都必须从经络入手。"痛则不通，通则不痛"，身体发生疾病就是因为经络不通。只有经络畅通，才能使气血周流，疾病才会好转，病人才得以康复。

"调虚实"指的是调整虚证和实证。比如对实证，有人患有胃痉挛，则可针刺病人足三里穴，使胃弛缓；对虚证要用补法，如胃弛缓的，针刺病人足三里穴，可使其收缩加强。当然，尽管都针刺足三里穴，但因为虚实不同，一个用的是泻法，而另一个用的是补法。

由此可知，经络是联系全身的网络系统，树杈众多，错综复杂，把全身各个部分联系起来。人体的各种气血精微物质和各类信息，都是通过这个网络系统传送、传播到身体的各个角落。也就是说，生命是否存在，决定于经络；疾病之所以发生，是由于经络活动出了问题；疾病之所以能得到治疗，也是由于经络的作用。

因此，在日常的保健中，人们要保持经络畅通，多运用拉筋、拍打等养生法来舒筋活络，才能减少疾病的发生，拥有健康的体魄。

第二章 拉筋拍打益养生，现代医学有验证

经筋与肌学——中西医殊途同归

从字体分析来看，经筋的"筋"字是会意字，因此，可以通过分析它的部首来推断出它代表的具体意义。筋字从竹、从力、从月（肉）旁：竹者节也，说明为筋之物可以有竹节样的外形变化；从力，指出了随着筋出现竹节样外形变化的同时，可以产生力量；从月（肉）旁者，则更明确了筋是肉性组织。由此得出结论：在人体中，筋可随人的意志伸缩变形并产生力量，是牵拉肢体产生相应活动的组织。正如《说文解字》所说："筋者，肉之力也"，《灵枢·经脉》也说"骨为干，筋为刚"，都是对运动肌的描述。

而西医认为，骨骼肌都附着于骨骼上，其越过一个或多个关节，当肌肉收缩时，则牵引远端的肢体沿关节的某个运动轴活动而产生运动。其肌腱均附于关节周围，正如《素问·五脏生成篇》所说："诸筋者皆属于节。"其肌腹由肌纤维组成，维持着肌肉的外形，居两关节之间，正是"其所结所盛之处，则唯四肢溪谷之间为最"。由此可知，筋肉包绕了关节，又隆盛于两关节之间，正是："连缀百骸，故维络周身，各有定位"，因此可以明确得出结论：中医的"筋"就是西医的"骨骼肌"。

只有明确"筋"在人体的具体所指，才能分析筋的生理、病理及易患疾病。每块肌肉都是一个器官，除肌组织外，还有结缔组织、血管、神经等分布。骨骼肌由中间部分的肌腹和端部附着于骨面上的肌腱两个部分构成，此外还有筋膜、滑囊液、腱滑液鞘、滑车、籽骨等肌肉附属组织。在肌组织中，受到主动收缩力或被动牵拉力时，其应力点基本在肌的起止点（即肌在骨骼上的附着点）处，中医称作筋结点。这里也正是劳损并引起关节痹痛的重要部位。而在该部位的附属组织更首当其冲，是劳损最早发生的部位，筋结点反复损伤，尤其有"横络"形成时，则称之为结筋病灶点。某些特殊易磨损的部位，如肱

二头肌长头肌腱沟处，因肌腱受肱骨大小粗隆及其上附着的横韧带的限制，也是常出现结筋病灶的部位。与此相同，神经纤维管、骨性纤维管、腱鞘、滑液囊、滑车、杆骨等也是容易出现结筋病灶点的部位。

此外，中医之所以在"筋"前加上"经"字，构成经筋理论，是因为十二经筋是十二经脉所络属的筋肉组织，正如《针灸学》所说："十二经筋是十二经脉之气结聚于筋肉关节的体系，是十二经脉的外周连属部分。"十二经筋与十二经脉循环分布相似，却各有不同，前文对此已有较为详尽的解析，此处就不再累述。

经筋与韧带学——束骨利关节

中医的"脏象"理念指的是以象（功能）推导其脏（组织结构）的方法，正所谓"脏藏于内，而象于外"。简单点说，就是在人们掌握一定的规律之后，可以根据人体的表象来推断它内在的功能和存在价值。而这个规律，就是指"经筋"。

《黄帝内经》在《素问·痿论》指出："宗筋主束骨而利机关者也。""利机关"即运转关节，"束"是约束的意思，束骨指的是人体骨骼的关节联结问题，这便涉及西医解剖学的韧带学内容。现代医学认为，骨与骨之间借纤维结缔组织、软骨或骨组织相联结，形成不动、微动和可动关节。关节的主要结构有关节面、关节囊和关节腔。关节的辅助结构有滑膜皱襞、韧带、关节盘、关节盂缘等。其中骨间的纤维结缔组织、关节滑膜皱襞、韧带、关节盂缘等均同于经筋病学的范畴。

具体来说，关节囊是结缔组织构成的膜囊，附着于关节的周围，密封关节腔。其外层为纤维层，厚且坚韧。在运动范围较小或负重较大的关节中，均较厚而且紧张，有的部分明显增厚而形成韧带。衬附于纤维层内曲、关节韧带及通过关节内肌腱表面，其周边附着于关节软骨边缘，这是滑膜层。滑膜表面常形成许多突起，多附着在关节囊附着部附近，有的形成皱襞突入关节腔，形成滑膜皱襞。有的滑膜层还穿过纤维层呈囊状向外膨出，形成黏液囊，常介于肌腱与骨面之间，起到减轻摩擦损伤的作用。关节盂缘为纤维软骨环，底部较宽，附着于关节窝的周缘。

正是这些呈索状、短板状或膜状，附着于两骨的表面，有相当的韧性和坚固性的纤维结缔组织，使得人体的骨骼之间紧密相连，充分发挥着"束骨利关节"的功效。

经筋与运动力线——牵一筋而动全身

《黄帝内经》认为，经筋主束骨而利机关，即主人体百骸的连接与关节运动。人体自身的肌肉收缩即可产生躯体在空间的位置改变，这就是运动。运动是人生存所必需的生理活动，但非生理的运动却可能造成肌肉及其相关组织的损伤。

从现代医学的角度来分析，人体运动是由自身的肌肉主动收缩而产生的，也就是说，自身肌肉收缩所产生的力，由肌肉本身传递到肌两端与骨相联结的结合点上，从而使其跨越的关节产生活动，从而出现肢体的运动。同理，当损伤性的肌肉收缩时，也会在肌肉的两端（即起止点）施加同样的力，故而也会造成肌肉起止点的损伤。虽然，由于解剖结构不同，可以先在某一端出现，或表现得比较显著，但反复、长期的非生理的肌收缩，往往会使两端受力点受伤，因此，当肌肉附着的一端出现关节疼痛时，常常在肌肉另一端附着点也会伴有轻重不等的损伤。这样，就出现了在痹痛关节远端的疼痛点。将两点相连，则成为一条痛点连线。而这一连线，也恰恰是该肌肉的运动力线。

由此可知，人体的任何一个活动都不是一块肌肉所能完成的。除上述主动肌的运动损伤外，一般都会殃及相关的其他辅助这一运动的肌组，甚至要累及参与这一运动的所有肌群，从而出现极长的损伤线。例如：一个投掷运动，它不仅有握肌肌组的参与，还要有屈肌肌组参与、屈肘、屈肩收腹、下肢蹬地、弹跳等一系列主动肌的顺序参加。这样，一个投掷运动的损伤，常常会沿这条超越局部的力线出现病痛。而这些痛点或力线，恰恰与《灵枢·经筋》对十二经筋从四末至头身的整体性描述一致。因此，我们不难看出，经筋更重要的临床意义在于它是对人体运动力线的深刻总结和描述。这种描述，从生理上概括出参与同项运动的肌肉组分布规律；在病理发展过程中，又是病痛转变的潜在扩延线。这种规律性总结，可以称作点线规律。说得简单一点，也就是牵一筋而动全身。

此外，任何运动都需要固定肌的参与。固定肌是指那些起着固定原动肌起或止点所附着骨骼作用的肌群。比如，在屈肘举臂过程中，首先要固定肩胛骨，继而固定肱骨。只有这样才能发挥肱二头肌、肱肌的屈肘功能。固定肩胛骨是由肩带的前伸、后缩肌群和上下回旋肌群同时收缩完成的，还涉及肩胛提肌、菱形肌、冈上肌、冈下肌、前锯肌、胸小肌。由于协同肌都居于主动肌两侧，因此，协同肌损伤的痛点就分布于主动肌力线的两旁。将这些病痛点与主动肌力线上痛点相连，则往往形成一个"面"，由此，经筋劳损扩延的过程还可以由"线到面"，这又可称作线面规律。

运动时也少不了拮抗肌——那些与主动肌相对抗的肌肉群就是"拮抗肌"，它们与主动运动相反。然而，正是借助拮抗肌的主动弛缓或"伸展"，使主动运动平稳，节制其运动过度，防止出现急跳或痉挛运动。由此可见，不协调的运动和劳损性伤害，不仅损伤主动肌，而且可以损及拮抗肌和固定肌。由于拮抗肌分布在肢体对侧面，当其损伤时，其病状会出现在肢体对侧，使痹痛症状向立体方向发展，即"由面到体"。"由面到体"的逐渐进展规律可称为面体规律。

十二经筋正是总结了这种临床疾病传变规律，且从生理分布和病理发展角度，进行了高度概括和总结：手足三阳经筋分布于人体躯干与四肢背侧（阳面）；手足三阴经筋分布于人体躯干与四肢前面（阴面）。反映了前（阴）、后（阳），即整体的身前、身后经筋的生理与病理关系。足三阴经筋以厥阴居中，太阴居前，少阴居后，反映了下肢内侧"面"的经筋生理与病理关系。足三阳经筋以少阳居中，太阳居后，阳明居前，反映了下肢、躯干背侧"面"的生理与病理关系。手三阴经筋以厥阴居中，太阴居前，少阴居后，反映了上肢内侧"面"的生理与病理关系。手三阳经筋以少阳居中，太阳居后，阳明居前，反映了上肢背侧、头颈部"面"的生理与病理关系。十二经筋循行线则分别反映了"线"的生理与病理关系，而每个筋结点和结筋病灶点，则反映"点"的生理与病理关系。

因此，结合中西医的观点，可以得出这样的结论：十二经筋是以12条运动力线为纲，对人体韧带学、肌学及其附属组织生理和病理规律的概括和总结，充分论证了其"牵一筋而动全身"的重要意义。

第三章　拉筋，让筋肉的"哭脸"变"笑脸"

防治筋缩症的最好办法——拉筋

中医认为，筋缩是衰老的象征。在老年人身上出现筋缩，大多是一种自然的衰老现象，使用外在方式来拉筋也不可能改变身体逐渐衰老的事实。然而，现在的许多人年纪轻轻也出现了弯腰困难、不能下蹲、转身不灵活、脖子僵硬等筋缩症状，给自己的生活造成了极大的不便。

而且，这些症状在西医的医学仪器那里往往查不出具体的病因，因此医生们常常拿它们没办法。其实，这些患了筋缩症的年轻人应该向专业的中医正骨医师求救，他们会告诉你一种最简单最有效的疗养方法——拉筋，并针对患者身体上的不同症状来进行相对应的拉筋，改变患者身体上的这种不正常的衰老现象，帮助患者重新找回健康活力。

有许多人也会提出疑问："拉筋？中医典籍中没有提到过这一疗法啊！"要知道，中医虽然没有专门针对筋缩的疗法，但各种撑拉的方法在习武、气功、瑜伽锻炼中一直存在。道家有一种说法："筋长一寸，寿延十年。"所以长寿者通常都有一副柔软的筋骨。而且，通过许多事实证明，许多疑似腰椎间盘突出的患者确实在专业中医师施行的一系列拉筋正骨疗法后恢复了健康。

此外，专家还认为："拉筋过程中，一般医师认为当患者感觉到筋被拉紧疼痛时便要停止，以免拉伤筋肌。其实正是因为筋缩了，不易拉开，所以愈紧愈要拉开，不然它就愈缩愈紧了，它被拉过痛点后就会松多了。但也不是不顾一切拼命拉！很多病人经拉筋后，步履轻快了、腰背酸痛亦减轻、舒缓，甚至消失。没病痛的人想避免筋缩就可每天拉筋。平日坚持拉筋就是最好的保健法之一。"

综上所述，人们可得出一个结论：要想身体少病痛，就要避免筋缩，要想避免筋缩，就要每天都拉筋。

腰酸背痛腿抽筋，并非缺钙而是寒邪伤人

现在许多人都认为腰酸背痛腿抽筋是缺钙引起的，于是补充五花八门的钙，吃了也不见好转，其实这种情况不是缺钙，而是寒邪伤人的典型特征。

抽筋在医学术语上叫痉挛，这个在寒的属性里叫收引。收引，就是收缩拘急的意思。肌肤表面遇寒，毛孔就会收缩；寒邪进一步侵入经络关节，经脉便会拘急，筋肉就会痉挛，导致关节屈伸不利。因为寒是阴气的表现，最易损伤人体阳气，阳气受损失去温煦的功用，人体全身或局部就会出现明显的寒象，如畏寒怕冷、手脚发凉等。若寒气侵入人体内部，经脉气血失去阳气的温煦，就会导致气血凝结阻滞，不畅通。我们说不通则痛，这时一系列疼痛的症状就出现了，头痛、胸痛、腹痛、腰脊酸痛。

因此，我们在养生的时候，要特别注意防寒。寒是冬季主气，寒邪致病多在冬季。因而冬季应该注意保暖，避免受风。单独的寒是进不了人体的，它必然是风携带而入的。所以严寒的冬季，北风凛凛，我们出门要戴上棉帽，围上围巾，就是为了避免风寒。

值得注意的是，冬季外界气温比较低，人容易感受到寒意，在保暖上下的工夫也会大一些，基本上不会疏忽。而阳春三月，"乍暖还寒时候"，古人说此时"最难将息"，稍微一不留神，就会着凉，伤寒了。因而春季要特别注意着装，古人讲"春捂秋冻"，就是让你到了春天别忙着脱下厚重的棉衣。春天主生发，万物复苏，各种邪气在这时候滋生。春日风大，风中席卷着融融寒意，看似脉脉温吞，实则气势汹汹，要特别小心才是。

那么，炎炎夏日，人都热得挥汗如雨，也需要防寒吗？当然需要。夏天我们经常饮食凉的食物和饮料，如冰镇西瓜、冰镇啤酒、冰激凌、冰棍等，往往又在空调屋里一待一天。到了晚上，下班出门，腿脚肌肉收缩僵硬，腿肚子发酸发沉，脑袋犯晕，甚至连走道都会觉得别扭，感觉双腿不像是自己的。这时候寒邪就已经侵入你的体内了。

如果你真的腰酸背痛腿抽筋了，也不要急着补钙，这里先教给大家两个小窍门，试一试再说：

1. 芍药甘草汤

腰酸背痛其实是肌肉酸痛，腿抽筋是筋脉痉挛。脾主肌肉，肝主

筋脉，肌肉和筋脉有了问题，就要找准主因，调和肝脾。芍药性酸，酸味入肝，甘草性甘，甘味入脾，因而这味芍药甘草汤被誉为止痛的良药，并且一点都不苦口。芍药甘草汤配制容易，芍药和甘草这两味药在一般的中药店都能买到，取白芍 20 克、甘草 10 克，或用开水冲泡，或用温火煮，可当茶水饮用。注意，这里说的芍药、甘草一定要用生白芍、生甘草，不要炙过的，炙过的药性就变了。

2. 按揉小腿

小腿抽筋的时候，以大拇指稍用力按住患腿的承山穴，按顺、逆时针方向旋转揉按各 60 圈；然后，大拇指在承山穴的直线上擦动数下，令局部皮肤有热感；最后，以手掌拍打小腿部位，使小腿部位的肌肉松弛。几分钟甚至几秒钟后，小腿抽筋症状即可消失。不过，这个标虽然暂时除了，病根还在，由表及里，本还没有痊愈。敲打按揉一些经络穴位，固然可以散结瘀阻、活络气血，但从病因根本上来论，还是要把寒彻底地从体内祛除，这样你才能身轻如燕，健步如飞。

拉筋的疗效：祛痛、排毒、增强性功能

拉筋主要具有祛痛、排毒、增强性功能这 3 种直接疗效，还具有许多间接疗效。那么，拉筋为什么具有如此神奇的功效呢？主要有以下 3 个原因：

1. 疏通十二经脉

中医认为，十二经筋的走向与十二经络相同，故筋缩处经络也不通，不通则痛。这是因为在拉筋时，人体的胯部、大腿内侧、腘窝（膝后区的菱形凹陷）等处会产生疼痛感，这是筋缩的症状，则相应的经络不畅。而通过拉筋，可使僵硬的部位变得柔软，增强人体柔韧性，腰膝、四肢及全身各处的痛、麻、胀等病症因此减缓或消除，重回"骨正筋柔，气血自流"的健康状态。

2. 打通背部的督脉和膀胱经

在武侠电影中，主角常常因为打通了任督二脉而使得武功突飞猛进，由此可见任督二脉的重要性。而且，中医的经络学说也认为，督脉是诸阳之会，元气的通道，此脉通则肾功加强，而肾乃先天之本，精气源泉，人的精力、性能力旺盛都仰赖于肾功能的强大。此外，督脉就在脊椎上，而脊髓直通脑髓，故脊椎与脑部疾病有千丝万缕的联系。任督二脉在人体上是个循环的圈，各种功法要打通的任督二脉即是此意。

任脉指的是膀胱经，它是人体最大的排毒系统，也是抵御风寒的重要屏障。也就是说，膀胱经通畅，则风寒难以入侵，内毒随时排出，肥胖、便秘、粉刺、色斑等症状自然消除、减缓。而且，膀胱经又是脏腑的腧穴所在，即脊椎两旁膀胱经上每一个与脏腑同名的穴位，疏通膀胱经自然有利于所有的脏腑。从西医角度来看，连接大脑和脏腑的主要神经、血管都依附在脊椎及其两边的骨头上。疏通脊椎上下，自然就扫清了很多看得见的堡垒、障碍和看不见的地雷、陷阱。

3. 改善肝脾肾三条经

中医认为，大腿内侧的肝脾肾 3 条经通畅，则人的性功能强悍。如果这 3 条经络不畅，容易导致生殖、泌尿系统病，比如阳痿、早泄、前列腺炎、痛经、月经不调、色斑、子宫肌瘤、乳腺增生等。而通过拉筋，尤其是拉腿筋，则能充分改善这 3 条经堵塞不通的状况，也能在一定程度上治疗男性疾病和妇科疾病。

既是治疗也是诊断，一举两得的拉筋

拉筋这种养生方式之所以备受推崇，不仅是因为它的简单可行性，更是因为它既有治疗又有诊断的特征。也就是说，人们通过拉筋时身体部位的疼痛与否，可以诊断身体部位的健康状况。

如果你拉筋时膝痛而不直，则定有筋缩症，筋缩则首先说明肝经不畅，因为肝主筋，而肝经不畅，脾胃也不会好，因肝属木，脾属土，木克土。

如果你拉筋时感到胯部、腘窝痛，说明膀胱经堵塞，腰有问题。而膀胱与肾互为表里，共同主水，凡膀胱不畅者肾经也不会通畅，水肿、肥胖、尿频、糖尿病等皆与此相关。

如果你采用卧位拉筋法时发现：躺下后后举的手臂不能贴到凳面，你可能患上了肩周炎，采取吊树或吊门框拉筋会有较好的疗效。

如果你用拉筋凳拉筋时，发现上举的腿不能伸直，下落的腿悬在空中不能落地，表明筋缩严重，不仅有腰腿痛症，可能内脏也有诸多问题，拉筋迫在眉睫。

由此可见，拉筋可谓是集疾病预防与治疗于一身的"良药"，无论疾病与否，人们都应该天天拉筋，养护健康。

有病后被动拉筋，不如主动拉筋防病

拉筋可分为主动拉筋和被动拉筋。主动拉筋是指人们意识到拉筋对人体的保健作用后，自己主动进行拉筋的行为，在拉筋的过程中不需要他人的协助；同理，被动拉筋是指患者需要在医生或他人的协助下进行的拉筋行为。一般来说，一旦人们需要他人协助来被动拉筋，说明他们的身体已经出现了较为严重的筋缩疾病，自己已无法主动拉筋。简单点说，主动拉筋多为防病时，被动拉筋多为治病时，二者各有优缺点。

1. 主动拉筋

优点：不需要他人帮助，有利于减轻患者对拉筋的心理压力和恐惧，适于人们天天练习，长期保健，持续坚持下来将会取得显著的效果。

缺点：缺乏医生的专业指导，拉筋者的拉筋动作可能不到位，因此拉筋的效果较慢。

2. 被动拉筋

优点：专业医师手法娴熟，可帮助患者拉过痛点，而且拉筋到位的速度较主动拉筋快，效果也较为显著。

缺点：被动拉筋时，患者的心理压力较大，时常因过分恐惧而导致肌肉紧张，影响拉筋的效果，而且，一些患者可能因忍受不了拉筋时突如其来的剧痛而要求停止拉筋，甚至令一些胆小怕痛的患者自此对拉筋产生恐惧感、排斥感。

两相比较之后，可得出一个结论：有病后被动拉筋，不如主动拉筋防病。

拉筋的两大方法——卧位拉筋法和立位拉筋法

在现代社会，科技进步使生活舒适多了，多数人使用电梯、汽车，从而使运动量大大减少，筋缩也因此增加。那些长期坐着工作的白领们，尤其是老板，连一杯水都要职员送到手上，所以筋缩的可能性大增。如果你觉得自己筋缩了，就应该拉一拉筋了。

从拉筋的方式来说，拉筋可分为立位拉筋法和卧位拉筋法。立位拉筋法则是说人们站着拉筋的方法，而卧位拉筋法就是指人们躺在床或长椅上的拉筋方法。下面，我们就来具体介绍两种拉筋法的特点：

1. 立位拉筋法

中医认为，采用立位拉筋法可拉松肩胛部、肩周围、背部及其相关部分的筋腱、韧带，有利于肩颈痛、肩周炎、背痛等症的治疗。一般来说，立位拉筋法主要依赖门框来进行。

【方法】

（1）先选定一个门框，举起双手，尽量伸展开双臂，按住门框上方的两个角。

（2）一脚在前，站弓步，另一脚在后，腿尽量伸直。

（3）身体要与门框保持平行，抬头，平视前方。

（4）保持这个姿势3分钟，换一条腿站弓步，也站立3分钟。可多次重复这个过程，但不宜使身体过于劳累。

2. 卧位拉筋法

卧位拉筋法主要用于拉松腰至大腿膝后的筋腱，拉松大腿内侧韧带及大腿背侧韧带，也有助于拉松髋部的关节，所以卧位拉筋法又称卧位松髋法。一般来说，卧位拉筋法要依赖椅子、茶几或床来进行。

【方法】

（1）将两张安全稳妥、平坦的椅子或是一张茶几摆放近墙边或门框处，或是选择一张两面靠墙边的床。

（2）坐在靠墙边或门框的椅子、茶几、床边上，臀部尽量移至椅子、茶几和床的一边。

（3）躺下仰卧，将靠里面的一条腿（左腿在里则用左腿，右腿在里则用右腿）伸直倚在墙柱或门框上，另一只腿屈膝，让其垂直落地，尽量触及地面，无法触及地面时可用书本等物垫在脚下。

（4）仰卧时，双手举起平放在椅子、茶几或床上，期间垂直落地的腿亦可作踏单车姿势摆动，有利放松髋部的关节。

（5）保持这个姿势10分钟，然后再移动椅子、茶几到另一面墙或门框，或是到床的靠墙的另一边，再依上述方法，左、右脚转换，重做10分钟。

绝不因小失大，拉筋常见问题全解析

拉筋时也需要注意一些小细节，以免因小失大，不仅没有锻炼出健康，反而损害了自己的身体。下面，我们就来介绍一些拉筋的常见问题：

（1）拉筋前，做点小运动来热身：人们知道在跑步、游泳等运动之前要进行热身，以舒活筋骨，增加身体的柔韧性，减少运动中对身体的意外损伤概率。同理，人们在拉筋前也需要进行一些热身运动，比如小跑步、甩甩手脚、左右转动身体等，目的在于使体温增加，使肌肉与肌腱处在备战的状态，如此拉筋的成效会提高，也可以减少不当拉筋反而受伤的机会。

（2）拉筋时再痛，也要缓慢及深深地呼吸：对于刚刚开始拉筋的人来说，在拉筋时出现疼痛的现象较为常见，要注意忍耐，注意不要暂停呼吸，应该很缓慢及深深地呼吸。因为暂停呼吸、屏气凝神的行为容易使负氧债增加，导致拉筋动作不协调，从而提高了拉筋受伤的概率。

（3）运动前和运动后都别忘拉筋：运动之前，人们都会做一些压腿、踢腿、扭腰等运动来拉筋，以增强身体的柔韧性，减少运动对人体的意外损害。但是，一般人只记得运动之前要拉筋，而当运动后一身疲倦时，只想着坐下休息，没有想到运动后也要拉筋。这是因为人们在运动之后，虽然肌肉酸痛，可是仍然须再缓和地作一次拉筋，如此可使肌肉纤维重新调理，缓解疲劳的速度加快，下一次运动时肌肉的条件也会更好。

（4）拉筋使猛劲，危害很大：拉筋的目的，是在利用肌肉肌腱的弹性及延伸，刺激肌肉梭神经及肌腱感受小体的神经信息，而逐渐地增加伸展的潜力及忍受力。因此，无论是律动式或固定式（连续 30 秒以上）的拉筋，拉筋的动作都要缓慢而温和，千万不可猛压或急压，尤其忌讳在拉平常拉压不到的筋时，一些人为求速成而猛烈地急压，或别人施加外力帮忙，容易因用力不当，拉伤肌腱，反而对人体造成损害。

（5）别逮着一个肌肉群拉筋：有些人拉筋时只喜欢拉手筋，或是只做拉脚筋的运动，这样就会导致只有一个肌肉群运动，可能影响人体结构的平衡。

从医学的角度来说，对同一个动作，可能有许多肌肉共同组成相同功能的群体，协同地完成动作；但是这些肌肉，因为解剖位置的不同，可能需要靠不同的拉筋动作，才能一一地伸展到；除了协同肌，方向作用相反的拮抗肌也必须对等地拉筋；如果协同肌有拉筋的漏网之鱼，在某一些极限动作便可能完不成而受伤；如果拮抗肌没有一些伸展，则在强烈收缩时失去平衡，也会使之受伤。

因此，人们在拉筋时别总是拉一个肌肉群，而要让身体全方位都享受拉筋的养生保健功效，以维护人体的平衡。

（6）疲劳状态下拉筋是一种伤害：一些人喜欢在自己疲劳时来拉筋，认为其能够舒筋活络，有助于自己恢复精神。其实不然，拉筋时也需要消耗体力，如果在疲劳状态下拉筋，容易给疲惫不堪的身体

"雪上加霜"，不仅起不到恢复精神的效果，反而可能导致肌肉拉伤。

因此，人们应避免在疲劳状态下练习拉筋，更不要在疲劳状态下强调拉筋动作到位和动作的规范性，而要根据自身的实际情况有针对性的练习，比如盘腿静坐就是一种很好的休息方法。

（7）拉筋时出现过度呼吸综合征怎么办：有些人在拉筋过程中会出现手脚发麻、冰凉、脸色发青、出冷汗等症状，这就是西医称之为"过度呼吸综合征"的病症。当发现有人出现上述症状时，最佳的处理办法是：用纸袋或者塑料袋罩住患者口鼻，形成封闭系统，约5分钟后症状会消失，患者就能恢复正常。

（8）拉筋的程度宜"酸"不宜痛：拉筋是一个循序渐进的过程，不能使猛力拉筋，以免拉伤肌腱。具体来说，就是要求人们拉筋的程度以感觉有点"张力"或"酸"为宜，绝对不能到"痛"的程度。

从医学的角度来说，拉筋时产生"张力"或"酸"的感觉，是肌肉感觉神经元正确地反映出拉筋的成效；但拉筋到"痛"的感觉，便十分接近受伤的程度了，此时如果再继续拉筋，就可能造成关节和肌肉活动范围过大，容易导致自身的伤病。

更具体一点来讲，是因为每个人的生命都赋予身体两种保护机能，它们都是特殊的神经细胞。一种类型的神经细胞在肌肉过度拉伸时会把信号传递给大脑中枢，第二种神经细胞是保护性机能的一部分，被称为"拉伸反射"，当第二种神经细胞感到某种拉伸动作过快时，大脑中枢神经就反射性地收缩拉伸的肌肉，在肌肉可能被拉伤之前使动作变缓直至终止。当你过度地拉伸一块肌肉，开始产生"拉伸反射"，神经组织就会向大脑发出信号要求停止拉伸或减弱拉伸强度，大脑中枢神经就反射性地收缩拉伸的肌肉，从而使你产生了"痛"的感觉。此时要立即减弱拉筋的强度，直至停止。

总之，为了充分拉伸肌肉（或关节），你必须轻柔舒缓地进行拉筋练习，以避免产生"拉伸反射"。花上三四十秒的时间轻柔地进行拉筋练习直到拉伸的肌肉产生轻微的疼痛，这就是身体允许的最大范围拉伸的临界点，过了这个点，肌肉就可能拉伤。此时宜往回收一点，进入"可拉伸区域"，让疼痛消失，并保持此拉伸姿势20—30秒时间不动（但应力求把此姿势练上1—2分钟），这时要进行浅短呼吸——尽管你需要保持正常的呼吸节奏，最后达到身心的完全放松。你可以1分钟后重复此动作，亦可进行下一种练习。

只有这样循序渐进地拉筋，才能真正起到舒筋活络的功效。

第四章　天天用点拉筋拍打法，女人健康少烦恼

解决妇科问题，从拉筋开始

中医认为，任何疾病的治疗着重在调整全身功能，临证时必须运用四诊八纲认真地进行辨证分析，分清脏、腑、气、血、寒、热、虚、实，然后确定治疗原则。治疗妇科疾病时要注意，妇女以血为主，血赖气行，脏腑是气血生化之源。由于妇女生理上数伤于血，以致气分偏盛，性情易于波动，常影响于肝；饮食失调，忧思劳倦，易伤脾胃；素禀不足，早婚多产，房事不节，常损伤肾气。因此，脏腑功能失常，气血失调，便引发诸多妇科疾病。

找一张人体解剖图来仔细看，你就会发现人体的五脏六腑等内脏器官都挂在脊椎上，而脊椎的任何一节出现筋缩或者错位，与其相应的脏腑就会出问题，身体相应部位就会出现酸、痛、麻、胀等不适症状。如果从中医经络图上看，脊椎骨正中是督脉，其两侧是膀胱经，从上到下分布着脏腑腧穴，如肺腧、心腧、肝腧、胃腧、脾腧、肾腧、膀胱腧等，如果督脉和膀胱经上的某部分出问题，与此关联的脏腑就会出问题，反之亦然。十二筋经的走向与十二经络走向相同，凡筋缩和错位之处则相应经络也不通，所以用拉筋法治疗筋缩和错位完全符合中医理论。

由此可知，拉筋法治疗妇科病并非空穴来风，而是卓有成效的保健方法。从医学的角度来看，妇科病患者的问题主要出自腰椎、骶椎的筋缩及错位，一旦错位，则与其关联的心、肾、肝、脾四条经络受阻，相应的子宫、卵巢、膀胱等生殖和泌尿系统也会有问题。如果患者每天拉筋二十分钟，令骶椎、腰椎乃至盆腔区的筋被拉松、错位的骨节复位，则被堵的经络自然打通，相应病症就会减缓或消失。

但要注意是，对于轻微的不适症状，人们可在家里或办公室通过练习一些拉筋保健方法来缓解、治疗，但对于一些错位严重的筋伤症状，则要找受过专门正骨培训的人复位，并配合相应的饮食治疗。

经期头痛按摩三穴补充气血

经前期出现头痛，为经前期紧张综合征的症状之一。经前期紧张综合征的常见表现有——头痛、乳房胀痛、手足或面部水肿、注意力不集中、精神紧张、情绪不稳，重者有腹胀、恶心或呕吐等症状。症状可在经前 7—14 天开始出现，经前 2—3 天加重，经期内症状明显减轻或消失。经期出现头痛的原因是气血亏虚、经络不畅，因为本身体质较差，经前或经后气血会更虚，头脑营养跟不上，所以就会出现头痛。可见，要想避免经期头痛，最根本的办法就是补充气血。而补充气血最好是按揉足三里、太阳穴和印堂。

足三里是阳明胃经的合穴，其矛头直指头痛，只要每天坚持按揉足三里就能达到制止头痛的目的。除了按揉足三里，还要按揉太阳穴和印堂部位。

建议你每天早上 7—9 点按揉或艾灸两侧足三里 3 分钟。月经前 7 天开始，分别推前额，按揉太阳穴和印堂 2 分钟，直至月经结束，在这段时间内最好不要吃生冷食物。

中医认为，公鸡、螃蟹、虾等食物能动风而使肝阳上亢加剧头痛发作，所以饮食要力求清淡、新鲜，避免辛辣、刺激之物，学会控制自己的情绪，保证充足的睡眠，防止过度劳累，这对预防该病的发作有重要作用。

此外，要防止经期头痛，就要避免吃含奶酪丰富的食品，如牛奶、冰激凌、腌制的肉类，以及咖啡、巧克力等，因为这些食物均能诱发头痛，还要避免过度运动或劳累，以防经血过多、经期延长或闭经。

善用拍打法，女人闭经不再是难题

月经，又称月经周期，是每个女人都会遇到的问题，是性成熟女子的一种正常的生理现象，因多数人是每月出现 1 次而称为月经，它是指有规律的、周期性的子宫出血。但若女子年龄超过 18 岁，仍无月经来潮（除暗经外）；或已形成月经周期而又中断达 3 个月以上者（妊娠或哺乳期除外），则是患上了闭经。主要表现为形体瘦弱、面色苍白、头昏目眩、精神疲倦、腹部硬满胀痛、大便干燥、忧郁恼怒等。

中医将闭经称为经闭，多由先天不足，体弱多病，或多产房劳，肾气不足，精亏血少；大病、久病、产后失血，或脾虚生化不足，冲任血少；情态失调，精神过度紧张，或受刺激，气血不畅；肥胖之人，多痰多湿，痰湿阻滞冲任等引起。现代女性由于生活、工作压力过大等，也可引起月经不调，甚至闭经。

女性在闭经后，千万不要紧张，只要每天坚持按揉关元、气海、三阴交、足三里、血海等穴位就可以把病治好了。

【方法】

1. 病人仰卧位

（1）点按关元、气海、三阴交、足三里、血海，每穴约1分钟。

（2）摩法。医者两手掌指相叠，以肚脐为中心，沿着升、横、降结肠，按顺时针方向按摩5分钟，以腹部有热感为宜。

（3）拿提法。医者两手掌指着力，分别置于腹部两侧，自上而下、自外向内沿任脉将腹部肌肉挤起，然后两手交叉扣拢拿提，反复施术7次。

2. 病人俯卧位

（1）点按肝腧、肾腧、膈俞、胃腧，每穴约5分钟。

（2）推揉法。医者两手指掌分别置于背、腰骶部膀胱经和督脉上，边推边揉反复施术3分钟。

（3）擦法。医者两手交替进行，一手全掌着力置于腰骶部及八髎穴处，反复擦摩至皮肤微红、有热感为宜。

经穴按摩治疗功能失调引起的闭经，效果尚佳，但必须与早期妊娠鉴别。

需要注意的是，如果患者是由严重贫血、肾炎、心脏病、子宫发育不全、肿瘤等引起的闭经，则不宜采取以上手法治疗，而应咨询专业医师进行相应的专业治疗。

多多拍打带脉，不再烦恼带下病

一般来说，女性自身的泌雌性激素会分泌白带滋润阴道，正常的白带应该是透明、色微白、无异味，一般在月经结束后的量比较大，且不会使女性产生任何不适的感觉。但如果女性阴道分泌物明显增多，色黄、气味腥臭，则是白带异常的表现，极可能患上了带下病。带下病是女性健康的"晴雨表"，如不及时治疗会引发多种妇科炎症，如盆腔炎、宫颈炎、附件炎、子宫内膜炎等。

中医认为，带下病多是由饮食不节，劳倦过度，或忧思气结，损伤脾气，或房事不节，年老久病，损伤肾气，脾肾不能运化水湿，带脉失约，以及恣食厚味酿生湿热，或情志不畅，肝郁脾虚，湿热下注，或感受湿毒、寒湿等引起。因此在治疗时主张根据不同病症表现选取不同的组穴，按压穴位以健脾益肾、清热利湿的目的。当然，不管引起带下病的原因是什么，在治疗时都离不开带脉和足太阴经穴。

1. 湿热下注

带下量多，色黄绿如脓，或挟有血液，或混浊如米泔，臭秽；阴中瘙痒，口苦咽干，小便短赤；舌红苔黄，脉滑数。

选取穴位：中极、阴陵泉、下髎。

2. 肾阳亏虚

带下清冷，量多，色白，质稀薄，终日淋漓不断；小腹冷，大便溏薄，小便清长，夜间尤甚；舌淡苔白，脉沉迟，尺脉尤甚。

选取穴位：肾腧、关元、命门、次髎。

3. 脾虚湿困

带下量多，色白或淡黄，质黏稠，无臭味，淋漓不断；伴面色暗黄，纳少便溏，精神疲倦，四肢倦怠；舌淡苔白腻，脉缓弱。

选取穴位：气海、脾腧、阴陵泉、足三里。

4. 阴虚挟湿

带下量不甚多，色黄，质黏稠或有臭气；阴部干涩不适，或灼热感，五心烦热，腰膝酸软，头晕耳鸣，失眠多梦；舌红，苔少或黄腻，脉细数。

选取穴位：肾腧、太溪、次髎、阴陵泉。

总之，只要女性养成良好的卫生习惯，做好自身的清洁工作，并避免不洁性行为，定期进行妇科检查，就能有效预防带下病。

治疗不孕症，按压穴位就能让你如愿以偿

当育龄妇女结婚 2 年以上，丈夫生殖功能正常，夫妇同居有正常性生活且未采取避孕措施，仍然不见怀孕迹象，就可能是女性患上了不孕症，主要是因为女性卵巢功能低下或卵巢内分泌障碍、黄体功能不全，以及下丘脑、垂体、卵巢之间内分泌平衡失调所致。中医认为不孕症与肾的关系密切。肾虚不能温煦胞宫，或肾虚精血不足、肝郁气血不调，皆致胞脉失养而致不孕。

按压疗法可根据不同病症表现选取组穴。

1. 肾阳亏虚

婚后不孕，月经后期或闭经，经量少色淡，腰脊酸软，形寒肢冷，小腹冷坠，头晕耳鸣。舌淡苔白，脉沉迟。

按压穴位疗法：取任督脉、足少阴肾经经穴进行治疗。

按压手法要求：力度逐渐加大，动作平稳和缓，按患处或穴位深处，每穴按压时间要稍长，可持续按压30—60秒，并可逆时针揉动，穴下刺激感要小，以达补虚祛病之效。

选用穴位：肾腧、气海、关元、命门、阴交、曲骨、太溪、照海。

2. 肝郁血虚

婚后不孕，经行先后不定期，经血紫红有块，量少，面色暗黄，胸胁乳房胀痛，情志不畅。舌淡苔薄白，脉细弦。

按压穴位疗法：取足厥阴肝经、足太阴脾经、足阳明胃经穴进行治疗。

按压手法要求：力度逐渐加大，动作平稳和缓，抵患处或穴位深处，每穴按压时间要稍长，可持续按压30—60秒，并可逆时针揉动，穴下刺激感要小，以达补虚祛病之效。

选用穴位：关元、气户、子宫、太冲、肝腧、中极、足三里、三阴交。血虚身热加血海；头晕心悸者，加百会、神门。

3. 瘀滞胞宫

经期错后，经行涩滞不畅，小腹隐痛，经血夹有紫块。舌质暗或有紫斑，苔薄黄，脉滑或涩。

按压穴位疗法：取任脉、足太阴脾经、足阳明胃经穴进行治疗。

按压手法要求：用力适中，平补平泻，可按不同方向旋转揉动，每穴按压10—40秒，穴下要有一定刺激感，以产生治疗效果。

选用穴位：中极、气冲、丰隆、气海、血海。

总之，当女性怀疑自己患上不孕症后，应到专业的医院进行专业的检查确认，切不可妄下结论从民间搜集一些偏方来试用，更不可因身体不好而随便对身体进行一次大滋补。

按揉气海、关元和血海，治疗慢性盆腔炎最有效

当女性常常出现低热、易疲乏、精神不振、身体不适、失眠、下腹部坠胀、疼痛及腰骶部酸痛等症状，且持续时间较长，这可能是慢

性盆腔炎的征兆，而且容易在劳累、性交后及月经前后加剧。此外，患者还可出现月经增多和白带增多。

慢性盆腔炎可以通过穴位特效疗法来缓解和治疗。

【方法】

患者仰卧，双膝屈曲，先进行常规腹部按摩数次，再点按气海、关元、血海、三阴交各半分钟，然后双手提拿小腹部数次。痛点部位多施手法。

患有慢性盆腔炎的女性在生活中还要注意几个方面：

（1）注意个人卫生。加强经期、产后、流产后的个人卫生，勤换内裤及卫生巾；避免受风寒，不宜过度劳累；尽量避免不必要的妇科检查，以免扩大感染，引起炎症扩散。

（2）多喝水，多吃清淡的食物。多食有营养的食物，如鸡蛋、豆腐、赤豆、菠菜等。忌食生、冷和刺激性的食物。

（3）经期避免性生活。月经期忌房事，以免感染。月经期要注意清洁卫生，最好用消毒卫生巾。

太冲和膻中穴是乳腺疾病的克星

近年来，随着乳腺疾病发病率的日益升高，越来越多的女性开始关注自身的乳房健康。一般来说，乳腺病都会有乳房包块的症状，但并非所有摸起来像包块的感觉都意味着患了乳腺疾病。青春期未婚的女子可能因发育尚未完成，因此导致乳腺的腺体和结缔组织有厚薄不均的现象，于是摸起来有疙疙瘩瘩或有颗粒状的感觉，这大多是正常的。而对于青春发育期后的妇女来说，如果乳房新长出了包块，就应及时去医院检查，以免延误治疗。

从中医的角度看，乳腺系统疾病都是肝经惹的祸。肝经经过乳房，当情绪不好，肝气郁结，气不通畅，影响乳络，各种乳腺病就发生了，比如乳腺炎、乳腺增生甚至是癌变等。因此，治疗乳腺疾病首先要疏通肝经，让心情好起来。下面我们就分别介绍一下乳腺炎和乳腺增生的经络疗法。

1. 患了乳腺炎，用太冲和膻中来治

做妈妈是女人一生莫大的幸福，但也经常会面临这样的情况：给宝宝喂奶一个月左右，乳头就开始皲裂、胀痛，感觉特别疼，不敢喂奶，一喂奶就感觉很疼，严重时都不敢碰，一碰就胀疼。其实这就是

乳腺炎的症状，一般以初产妇较多见，发病多在产后 3—4 周。如不及时处理，则易发展为蜂窝组织炎、化脓性乳腺炎。

如果你不小心得了乳腺炎，一定要及时采用按摩和辅助疗法进行治愈，以防疾病恶化。

【方法】

坚持每天 15—17 点按揉太冲和膻中穴 3—5 分钟，然后捏拿乳房，用右手五指着力，抓起患侧乳房，一抓一松揉捏，反复 10—15 次，重点放在有硬块的地方，坚持下去就能使肿块柔软。

按摩之外，还有热敷疗法。将仙人掌或者六神丸捣碎加热后外敷 5 分钟。

女性朋友还要常备逍遥丸。感到乳房胀痛时，吃上一袋。平时用橘核或者玫瑰花泡水喝，也可以疏理肝气。

此外，哺乳时期的新妈妈要穿棉质内衣，因为很多化纤材料的内衣，易引起乳房炎症。

2. 按压行间和膻中，可有效防止乳腺增生

乳腺增生在成年女性中极为常见，多见于 25–45 岁女性，其本质上是一种生理增生与复旧不全造成的乳腺正常结构的紊乱，症状是双侧乳房同时或相继出现肿块，经前肿痛加重，经后减轻。在我国，囊性改变少见，多以腺体增生为主，故多称乳腺增生症。

很多患了乳腺增生的女士非常紧张，生怕和乳腺癌挂上钩。其实，大可不必这么紧张，由乳腺增生演变成癌症的概率很小，只要注意调整自己的情绪，舒缓压力，再配合一些按摩治疗，乳腺增生是不会威胁健康的。

【方法】

每次月经前 7 天开始，每天用手指按压两侧行间穴 2 分钟，或者从行间向太冲推，临睡前按揉膻中 2 分钟，或者沿着前正中线从下向上推。月经来后停止。可以解除乳房胀痛，防止乳腺增生。

此外，女性还应保持良好的生活习惯，适当发泄压力，改善心理状态，并注意防止乳房部的外伤，才能有效预防乳腺疾病的发生。

内分泌失调，从三焦经寻找出路

当女性身体常常出现肌肤干燥、暗淡无光、月经紊乱、带下异常、乳房松弛、局部肥胖、失眠多梦、情绪波动、烦躁忧虑等情况时，多是内分泌失调的表现，而内分泌失调不仅仅影响容貌，还可能威胁女性健康。

那如何让内分泌回归平衡状态呢？不妨揉揉自己的三焦经，三焦经是人体健康的总指挥，它主一身之气，是调气的一个通道。比如有人内分泌失调，但不能检查出具体患病原因和确切的结果，这时就可以调一下三焦经，以保证身体正常运行。三焦经的循行路线，是从无名指外侧指甲旁边 1 厘米开始，然后顺着手背、顺着胳膊的背部上头，到耳旁绕一圈，最后到眉毛旁边。下面就介绍几个容易操作的穴位。

1. 液门（荥水穴）

即津液之门，在无名指、小指缝间。此穴最善治津液亏少之症，如口干舌燥、眼涩无泪。"荥主身热"，液门还能解头面烘热、头痛目赤、齿龈肿痛、暴怒引发的耳聋诸症。此穴还治手臂红肿、烦躁不眠、眼皮沉重难睁、大腿酸痛等症。

2. 中渚（腧木穴）

此穴在手背侧，四、五掌骨间。腧主"体重节痛"，木气通于肝，肝主筋，所以此穴最能舒筋止痛，腰膝痛、肩膀痛、臂肘痛、手腕痛、坐骨神经痛，都是中渚穴的适应证。此穴还可治偏头痛、牙痛、耳痛、胃脘痛、急性扁桃体炎。此外，四肢麻木、腿脚抽筋、脸抽眼跳等肝风内动之症，都可掐按中渚来调治。

3. 外关（络穴）

此穴非常好找，在腕背横纹上 2 寸。外关即与外界相通的门户，胸中郁结之气可由此排出，外感风寒或风热可由此消散。此穴络心包经，因此外关可以引心包经血液以通经活络，可治落枕、肩周炎、感冒、中耳炎、痄腮、结膜炎。此穴更善调情志病，与胆经阳陵泉同用，有逍遥丸之效。与胆经丘墟穴配伍，有小柴胡汤之功。此穴还能疏肝利胆、散郁解忧，可治月经不调、心烦头痛、厌食口苦、胸胁胀满、五心烦热、失眠急躁之症。若脚踝扭伤，用力点按外关穴，可即时缓解症状。平日多揉外关穴，还可以防治太阳穴附近长黄褐斑和鱼尾纹，以及青少年的假性近视。外关穴功效众多，且又是防止衰老的要穴，不可小视。

4. 支沟穴

此穴在外关上 1 寸，所以与外关穴的功用较为类似，也可疏肝解郁、化解风寒，同时还善治急性头痛、急性腰扭伤、胆囊炎、胆石症、小儿抽动症。古书皆言其善治便秘，但其最为特效是治疗"肋间神经痛"，俗称"岔气"。当岔气时，用拇指重力点按支沟穴，即时见效。